妇产科疾病
手术治疗

郭孝云等　主编

江西科学技术出版社

江西·南昌

图书在版编目（CIP）数据

妇产科疾病手术治疗 / 郭孝云等主编.-- 南昌：
江西科学技术出版社，2019.12（2024.1 重印）
ISBN 978-7-5390-7014-8

Ⅰ. ①妇… Ⅱ. ①郭… Ⅲ. ①妇产科病 – 诊疗②妇科
外科手术③产科外科手术 Ⅳ. ① R71

中国版本图书馆 CIP 数据核字（2019）第 229009 号

选题序号：ZK2019160

责任编辑：宋　涛

妇产科疾病手术治疗
FUCHANKE JIBING SHOUSHU ZHILIAO

郭孝云等　主编

封面设计	卓弘文化	
出　　版	江西科学技术出版社	
社　　址	南昌市蓼洲街 2 号附 1 号	
	邮编：330009　　电话：（0791）86623491　　86639342（传真）	
发　　行	全国新华书店	
印　　刷	三河市华东印刷有限公司	
开　　本	880mm × 1230mm　　1/16	
字　　数	292 千字	
印　　张	9	
版　　次	2019 年 12 月第 1 版　　2024年1月第1版第2次印刷	
书　　号	ISBN 978-7-5390-7014-8	
定　　价	88.00 元	

赣版权登字：-03-2019-326

编 委 会

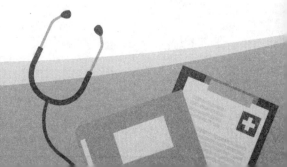

前　言

　　妇产科学分为妇科学、产科学，其具有共同的基础，均面对妇女的特殊生理和病理，两科的疾病多有因果关系，一些妇科疾病常是产科问题所造成的，同时许多妇科疾病也可以影响妊娠和分娩。近年来，随着医学模式的转变及传统医学观念的不断更新，现代医学基础理论和临床技术迅速发展，为妇产科学注入了许多新概念、新观点和新技术，使妇产科学从理论到技术、方法和手段，都有了深刻的变化。为此编撰一本融汇妇产科学新进展、新技术、和新观念的参考书籍，势在必行。

　　本书首先介绍了女性生殖系统生理、妇产科检查、妇产科内镜检查等基础内容，然后详细介绍了妇科急腹症、妇科炎症、子宫肿瘤、卵巢肿瘤、输卵管肿瘤、分娩期并发症等疾病。重点介绍了妇产科基础知识及妇产科常见疾病的病因、病理、临床表现、诊断和治疗等内容。

　　此书是由各位作者结合自己多年丰富的临床经验，并参考大量有关书籍和文章，深入总结，加以汇总而成的，内容新颖，简明扼要，实用性强，有助于临床医师对疾病做出准确的判断与恰当的处理，可为各基础医院的住院医生、主治医生及医学院本科生、研究生提供参考。

　　由于参编人数较多，文笔不尽一致，加上篇幅和编者水平有限，书中难免会存在缺点和错误，殷切希望读者予以批评指正，也欢迎读者在使用本书的过程中提出宝贵的意见和建议，以便再版时修订。

编　者

2019 年 12 月

目　录

第一章

女性生殖系统生理

女性一生各个系统、各个阶段具有不同的生理特征，其中以生殖系统的变化最为显著、最为突出，掌握女性生殖系统正常的生理变化，是诊治女性生殖内分泌相关疾病的基础。

第一节　女性一生各阶段生理特点

女性的一生按照年龄，可以划分为新生儿期、儿童期、青春期、性成熟期、围绝经期和老年期几个阶段。每个时期都有其各自不同的特点。

一、新生儿期

出生后 4 周内称为新生儿期（neonatal period）。个体从胎儿内生活到胎外生活的过渡阶段。出生后头几天，大部分时间呈睡眠状态，出生后两周末，在醒着和舒适的时候，自发的整体性动作开始活跃，并产生明显的条件反射。

二、儿童期

从出生 4 周到 10 岁左右称为儿童期（child hood），是儿童体格快速增长和发育的时期，但生殖器发育缓慢。卵巢的卵泡大量生长，但仅低度发育即萎缩、退化。子宫小，宫颈较长，约占子宫全长的 2/3，子宫肌层较薄。输卵管弯曲细长。阴道狭长，上皮薄，细胞内缺乏糖原，阴道酸度低，抵抗力弱，容易发生炎症。约 10 岁起，卵巢内的卵泡受垂体促性腺激素的影响有一定发育并分泌性激素，子宫、输卵管及卵巢逐渐向骨盆腔内下降，卵巢形态逐步变为扁卵圆形，女性第二性征开始呈现，乳房开始发育，皮下脂肪增多。

三、青春期

人类青春期（adolescence or puberty）是开始具有生育能力的时期，生殖器官成熟、第二性征发育、生长加速、情感发生变化、女性出现月经初潮是青春期的标志。人类进入青春期由两个生理性过程驱动：性腺功能初现（gonadarche）和肾上腺功能初现（adrenarche）。性腺功能初现包括性腺的发育和成熟，并伴有性甾体激素分泌增加，女性开始有卵泡发育和排卵，以及乳房开始发育和月经初潮。

青春期启动的年龄和青春期发育的速度取决于许多因素。卵巢和肾上腺性甾体激素分泌的增加导致青春期的体征表现，乳房和阴毛开始发育。通常这些变化发生在 8～13 岁。月经初潮是一次无排卵周期的月经，通常发生在乳房开始发育后 2～3 年内。初潮后第一年内月经周期常不规律，而且无排卵，周期为 21 ～ 45 天。初潮后 5 年内，多数月经周期变得规律，周期为 21 ～ 35 天。

四、性成熟期

性成熟期（sexual maturity）又称生育期。其卵巢功能成熟并分泌性激素，一般自 18 岁左右开始，约 30 年。此期生殖器各部和乳房也均有不同程度的周期性改变，出现周期性的排卵、月经，并且具有生育能力。受孕以后，身体各器官发生很大变化，生殖器官的改变尤为突出。

五、围绝经期

围绝经期（peri – menopausal）指卵巢功能开始衰退至停止，从生育期过渡到老年期的一个特殊生理阶段，指 40 岁后任何时期开始出现与绝经有关的内分泌、生物及临床表现至停经后 12 个月，是妇女由成熟期进入老年期的一个过渡时期。此期间卵巢功能逐渐衰退，排卵变得不规律，直到不再排卵。月经渐趋不规律，最后完全停止。

六、老年期

老年期（senility）指妇女 60 岁以后，机体所有内分泌功能普遍低落，卵巢功能已衰竭，主要表现为雌激素水平低落，不足以维持女性第二性征。除整个机体发生衰老改变外，生殖器官进一步萎缩老化。易感染发生老年性阴道炎和尿道炎及骨质疏松，容易发生骨折。

第二节　月经及月经期的临床表现

月经（menstruation）是女性生殖功能成熟的重要标志，是指在卵巢激素的周期性调节下，子宫内膜周期性的脱落及出血。

一、月经血的特征

正常月经血呈不凝状暗红色，内含血液、子宫内膜碎片、宫颈黏液、脱落的阴道上皮细胞及炎性细胞。因含大量纤溶酶的子宫内膜坏死脱落时，出血中的纤维蛋白原被纤溶酶溶解，故月经血呈高纤溶状态。当出血量过多过快时，纤溶酶来不及全部溶解血液中的纤维蛋白原，会使月经血中出现血块。

二、正常月经的临床表现

自月经来潮的第一天算起，两次月经第一天之间的间隔成为一个月经周期（menstrual cycle）。月经周期长度的中位数为 28 天，正常范围为 21 ～ 35 天。虽然在 36 ～ 40 岁月经周期的间隔会缩短，但在生育年龄的绝大多数时间内，月经周期的长度很少有变化。初潮后的短期和近绝经期，不同个体间及个体内，月经周期的间隔长度变化大。不同妇女之间及同一妇女随着年龄的增长将出现月经周期长度的不确定改变，周期长度主要取决于卵泡期长度的变化。周期的黄体期长度相对固定，95% 在 10 ～ 16 天。在卵泡期，B 超监测最大卵泡的直径，平均每天增长大约 2mm 直至排卵。同时，雌二醇水平逐渐升高，随之子宫内膜的厚度逐渐增厚。

月经的持续时间因人而异，一般在 3 ～ 6 天，可从 1 ～ 2 天到 7 ～ 8 天不等。经血量通常以用多少纸垫及浸透程度来做粗略的估计，如果失血总量超过 80mL 者为异常。

经期一般无特殊不适。因经期盆腔充血，有些妇女感下腹部或腰骶部不适，也有少数妇女出现胃肠道功能紊乱，头痛及轻度神经系统不稳定的表现。

第三节　卵巢周期及卵巢激素

卵巢是一个充满活力的器官，卵泡是其中最主要的内分泌和生殖单位，是不可再生的组织结构，其数量决定生殖潜能和生育期限。卵泡单位分泌性甾体激素，为妊娠做好准备，垂体做出程序化的反应以促进卵泡成熟，当卵泡完全成熟时产生排卵 LH 峰，并维持黄体。尽管许多卵泡启动发育，但是只有很少（<1%）完成了到排卵的全部过程。

一、卵泡的发育

卵泡（follicle）是卵巢基本功能单位。卵泡的各个级别主要是由卵泡的大小和颗粒细胞的数量所决定，它们代表着卵泡向成熟发育过程中连续的阶段。从始基卵泡到优势卵泡的成熟过程可能需要大概 1 年的时间。一般认为卵泡在这段漫长时期的大部分时间内（大约 300 天）是以促性腺激素非依赖的方式生长；促性腺激素影响成熟过程中的最后 50 天。卵泡的生长过程见图 1-1。

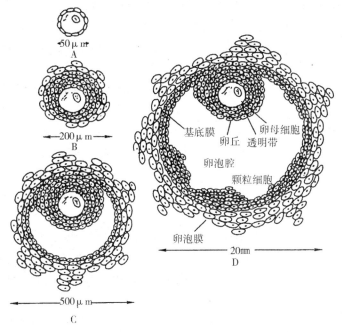

图 1-1　卵泡的生长过程

A. 始基卵泡；B. 窦前卵泡；C. 窦腔卵泡；D. 排卵前卵泡

1. 始基卵泡的形成　始基卵泡（primitive follicle）是由初级卵母细胞与其周围单层的梭形颗粒前体细胞所组成。卵巢皮质内形成的始基卵泡不断地移向卵巢的髓质，为下个周期的卵泡发育提供来源。

2. 窦前卵泡生长　当初级卵母细胞周围的颗粒细胞前体分化成单层立方状的颗粒细胞时，初级卵泡（primary follicle）就形成了。初级卵泡的细胞数不断增加，发展为复层，由此卵泡进一步增大，形成了次级卵泡（secondary follicle）。与此同时颗粒细胞进一步增殖和分化、卵泡膜细胞变得肥大及卵母细胞的生长共同导致了正在成熟中的卵泡进一步增大。这些次级卵泡构成了窦前卵泡池（preantral），为依赖于 FSH 的卵泡征集提供卵泡来源。

此阶段出现卵泡生长发育所必备的三种特异性受体：促卵泡激素（follicle stimulating hormone，FSH）、雌二醇（estradiol，E_2）及睾酮（testosterone，T）受体。卵泡基底膜附近的梭形细胞形成两层卵泡膜，即卵泡内膜与卵泡外膜，这时的卵泡称生长卵泡（developing follicle）。

3. 窦状（腔）卵泡　"募集"一词用于描述卵泡从静止池分离出来开始生长的这种过程。选择指这样一个过程，即成熟卵泡群被减少至合乎种属特异性排卵定额的数目。该过程需要对次要卵泡进行消极选择，以及对将要确立优势地位的卵泡进行积极的选择。超声研究提示有多个卵泡发育波发生。

早卵泡期中已选择的卵泡与卵泡群的其他健康成员没有显著的形态学差别。不过，领先卵泡可以通过其大小和其颗粒细胞的高有丝分裂指数同其他成员区分开来。只有在领先卵泡的卵泡液中可检测到 FSH。领先卵泡的雌二醇水平比其他卵泡高很多，这是被选择卵泡的特点。选择并不保证一定会排卵，但是由于确定选择与排卵时间临近，因此排卵通常会发生。

优势化表示指定排卵卵泡的地位，其作用是调节排卵的数额。在上一个周期的黄体退化 5～7 天之后，指定排卵的卵泡完成优势化。卵泡期卵泡的发育主要依赖于促性腺激素的刺激。在早卵泡期，FSH 刺激颗粒细胞芳香化酶活性，使卵泡产生雌激素明显增加，雌激素增加同时，又增强了卵泡对 FSH 的摄取，由此增加卵泡对 FSH 的敏感性。到中卵泡期，几个卵泡中的某个可能产生更多的雌激素，便成了优势卵泡。于卵泡期的后半期，伴随雌激素分泌的进一步增加，负反馈作用结果使血中 FSH 水平下落，这使其他非优势卵泡产生雌激素减少，对 FSH 反应的敏感性也下降，停止了进一步发育。黄体生成素（luteinizing hormone，LH）、前列腺素（prostaglandin，PG）及催乳激素（prolactin，PRL）受体的产生。

4. **成熟卵泡**　在卵泡发育的最后阶段，大多数窦状卵泡发生退化，成熟卵泡的卵泡液急骤增加，卵泡腔增大，直径可达 14～20mm，卵泡移行向卵巢表面突出。其结构从外向内依次为：①卵泡外膜：由致密的卵巢间质组织形成，与卵巢间质无明显界限。②卵泡内膜：由卵巢皮质层间质细胞衍化而来的多边形细胞形成，血管丰富。③颗粒细胞：呈立方形，与卵泡内膜层间有一基底膜，无血管存在，其营养来自外围的卵泡内膜。④卵泡腔：颗粒细胞分泌的大量清亮的卵泡液将卵母细胞和周围的颗粒细胞挤到卵泡一侧，形成卵泡腔。⑤卵丘：颗粒细胞包绕卵细胞，突出于卵泡腔，形成卵丘。⑥放射冠：直接围绕卵细胞的卵丘颗粒细胞，呈放射状排列而得名。⑦透明带：在放射冠与卵细胞之间还有一层很薄的透明膜，是由颗粒细胞产生并分泌的黏多糖物质形成的，称为透明带。

5. **排卵**　卵细胞及其周围的颗粒细胞一起被排出的过程称排卵（ovulation）。排卵前增大的卵泡接近卵巢皮质，卵泡壁和腹腔仅有一层上皮细胞。此时卵泡壁变薄、水肿、血液循环增加，但卵泡内压力并未增加，蛋白溶解酶、活化胶原酶及前列腺素消化卵泡壁的蛋白质并使周围的平滑肌收缩，上皮细胞坏死，释放水解酶、蛋白酶，排卵孔形成，卵泡破裂，卵母细胞、小部分卵丘内的颗粒细胞与放射冠一起称为卵冠丘复合物（oocyte corona cumulus complex，OCCC），同时排出。

当接近周期中期时，优势卵泡释放雌激素激发 LH 峰，以及一个较小幅度的 FSH 峰。这触发了减数分裂的再启动、排卵和黄素化。排卵前 LH 峰大约出现在卵泡破裂之前 36h。LH 诱导卵丘细胞和颗粒细胞内透明质酸合成酶 -2 表达，血清 inter-α-胰蛋白酶抑制物重链与葡萄糖胺聚糖共价耦联，以及前列腺素 E_2 诱导透明质酸结合蛋白 TSG-6 的表达。

6. **黄体形成及退化**　排卵后，破裂的卵泡重新组织成黄体。这个重新组织体的一个显著特征为建立了一个富含血管的网状结构。卵泡破裂后出血，血液进入卵泡腔，伴随有来自于周围基质的毛细血管和成纤维细胞的增殖和渗透。黄体发育中血管的生成使由血液运送的大分子，例如 LDL（提供合成黄体酮需要的胆固醇物质）到达颗粒和膜黄体细胞，而且分泌产物会被有效地转运到血液循环中去。黄体血供的发育与黄体酮的产生相平行。人类黄体的甾体激素生成细胞在大小和功能方面具有异质性。黄体化的颗粒细胞和膜细胞是两种代表。颗粒-黄体细胞较为主要的功能是产生黄体酮，并且由于其表达芳香化酶，因此是黄体雌激素合成的可能位点。

在非受孕周期，黄体的功能性寿命通常是 14 天加减 2 天。除非发生妊娠，否则它将转化成为无血管的瘢痕，称为白体。黄体的退化，即黄体溶解，包括功能改变（例如内分泌改变，最显著的是黄体酮生成降低）以及结构改变（例如凋亡和组织退化）。

二、卵巢产生的性激素

卵巢主要合成及分泌两种性激素，即雌激素和孕激素，同时亦会分泌少量雄激素。除卵巢外，肾上腺皮质亦能分泌少量雌激素和孕激素。

卵巢能利用经血运而来的胆固醇合成孕烯醇酮，再经两种途径合成雄烯二酮（androstenedione），烯二酮经 17β 羟甾脱氢酶的催化，生成 T-雄烯二酮和 T 在 P450 芳香化酶的作用下，转化为 E_1、E_2。

雌激素的生物合成需要颗粒细胞和它们邻近的膜细胞协同作用。这两种类型细胞以及它们各自主要的促性腺激素（FSH 和 LH），被归纳为卵巢雌激素生物合成的两细胞/两促性腺激素模型。LH 刺激膜细胞合成的雄激素为颗粒细胞 FSH 依赖性的芳香化酶提供底物。

颗粒细胞，如同膜-基质细胞，在 LH 峰之后就做好了孕激素生物合成的准备，LH 峰触发了编码

StAR、P450scc、2 型 3β - 羟甾脱氢酶的基因表达，这三种蛋白质的组合是有效合成孕激素所需要的。

对分离的人膜细胞的研究说明，膜层是卵泡雄激素的主要来源。膜层表达的 StAR、P450scc、P450c17、2 型 3β - 羟甾脱氢酶，均受 LH 调节。相反地，不管添加促性腺激素与否，由培养分离的人颗粒细胞所产生的雄激素可以忽略不计。

（一）雌、孕激素的代谢

1. 雌激素　卵巢主要合成 E_2 和 E_1 两种激素。在血液循环内尚有雌三醇，它是雌二醇和雌酮的降解产物。雌二醇生物活性最强，雌三醇活性最弱。

2. 孕激素　黄体酮是卵巢分泌具有生物活性的主要孕激素。它在血液中亦主要以和蛋白质相结合的状态存在。甾体激素主要都在肝代谢，黄体酮在肝内降解为孕二醇，从尿中排出。

（二）雌、孕激素的周期性变化

育龄妇女性周期激素的分泌随着卵巢周期而变化。

1. 雌激素　在卵泡开始发育时，雌激素分泌量很少，随着卵泡渐趋成熟，雌激素分泌也逐渐增加，于排卵前形成一高峰，排卵后分泌稍减少，在排卵后 7 ~ 8 日黄体成熟时，形成又一高峰，但第二高峰较平坦，峰的均值低于第一高峰。排卵后 9 ~ 10 天黄体开始萎缩时，雌激素水平急剧下降，在月经前降至最低水平。

2. 孕激素　在排卵前黄体酮的产生较少，主要来自肾上腺；于排卵后孕激素的分泌量开始增加，在排卵后 7 ~ 8 日黄体成熟时，分泌量达最高峰，以后逐渐下降，到月经来潮时恢复到排卵前水平。

（三）雌、孕激素的生理作用

1. 雌激素的生理作用如下所述

（1）子宫肌层：促使子宫发育，肌层变厚，增加子宫血液循环，使子宫收缩力增强，提高平滑肌对催产素的敏感性。

（2）子宫内膜：使子宫内膜增生或（增殖期）变化。

（3）子宫颈：使宫颈口松弛，宫颈黏液分泌增加，内含的水分、盐类及糖蛋白增加，有利于精子的存活和穿透。

（4）输卵管：促进输卵管肌层的发育，加强输卵管节律性收缩的振幅，使管腔上皮细胞分泌增加及纤毛增长。

（5）阴道：使阴道黏膜增厚及成熟，上皮细胞增生和角化，细胞内糖原储存；阴唇发育、丰满。

（6）乳腺：使乳腺管增生，乳头、乳晕着色。促进其他第二性征的发育。

（7）卵巢：雌激素对卵巢的卵泡发育是必需的，从原始卵泡发育到成熟卵泡，均起一定的作用；有助于卵巢积储胆固醇。

（8）下丘脑、垂体：雌激素通过对下丘脑的正负反馈调节，控制脑垂体促性腺激素的分泌。

（9）代谢：促进水钠潴留；降低总胆固醇，降低胆固醇与磷脂的比例，扩张血管，维持血管张力，保持血流稳定，有利于防止冠状动脉硬化症。

（10）骨骼：促进骨中钙的沉积，儿童期雌激素能促进长骨生长，加速骨成熟，可使骨骺闭合。能直接促进成骨细胞功能，抑制破骨细胞分化，抑制骨吸收及骨转换。

2. 孕激素的生理作用如下所述

（1）子宫肌层：孕激素能抑制子宫肌层的收缩，使子宫肌松弛，活动能力降低，对外界刺激的反应能力低落；降低妊娠子宫对催产素的敏感性，有利于受精卵在子宫腔内生长发育。

（2）子宫内膜：使增生期子宫内膜转化为分泌期内膜，为受精卵着床做好准备。

（3）子宫颈：使宫颈口闭合，抑制宫颈黏液分泌，使黏液减少、变稠，拉丝度减少，不利于精子穿透。

（4）输卵管：抑制输卵管肌节律性收缩的振幅，抑制上皮纤毛生长，调节孕卵运行。

（5）阴道：使阴道上皮细胞脱落加快，角化细胞减少，中层细胞增多。

（6）乳腺：在已有雌激素影响的基础上，促进乳腺腺泡发育。大量孕激素抑制乳汁分泌。

（7）下丘脑、垂体：孕激素通过对下丘脑的负反馈作用，影响脑垂体促性腺激素的分泌。

（8）体温中枢：通过中枢神经系统起升温作用，正常妇女在排卵后基础体温可升高 0.3 ～ 0.5℃，这种基础体温的改变，可作为排卵的重要指标，亦即排卵前基础体温低，排卵后由于孕激素作用基础体温升高。

（9）代谢：孕激素能促进水与钠的排泄。

（四）雌激素与孕激素的协同和拮抗作用

1. 协同作用　雌激素的作用主要在于促使女性生殖器和乳房的发育，而孕激素则在雌激素作用的基础上，进一步促使它们的发育，为妊娠准备条件。

2. 拮抗作用　子宫的收缩、输卵管的蠕动、宫颈黏液的变化、阴道上皮细胞角化和脱落以及钠和水的潴留与排泄等。

（五）雄激素

雄激素是维持女性正常生殖功能的重要激素。肾上腺皮质是女性雄激素的主要来源。长期使用外源性雄激素可出现男性化的表现。雌激素虽能使生殖器官发育完善，与孕激素协同作用可使月经周期的各种特征完整地表现出来，但这并不意味雌激素和孕激素能代表全部卵巢功能，少量雄激素为正常妇女的阴毛、腋毛、肌肉及全身发育所必需的。

雄激素可减缓子宫及其内膜的生长及增殖，抑制阴道上皮的增生和角化，促使阴蒂、阴唇的发育。雄激素对机体的代谢功能有重要的影响。其在外周血中不易测出，但作用很强，能促进蛋白质合成，使基础代谢率增加，并刺激骨髓中红细胞增生。在性成熟期前，促使长骨骨基质生长和钙的保留，性成熟后可导致骨骺的关闭。它可促进肾远曲小管对 Na^+、Cl^- 的重吸收而引起水肿。

三、卵巢产生的蛋白质激素

1. 抑制素　是 TGF - β 蛋白超家族的一个成员，相对分子质量为 32 000，是由两个亚基组成的异二聚体糖蛋白，亚基分别为 α（18 000）和 β（12 000），由二硫键连接。α 亚基是相同的，而 β 亚基不同，分别为 βA 和 βB。αβA 和 αβB 异二聚体分别称为抑制素 A 和抑制素 B。尽管不少组织产生抑制素，但是主要产生的部位是生殖腺。在卵巢内，抑制素的主要来源是颗粒细胞。抑制素的主要内分泌作用是抑制垂体 FSH 的产生，它由此被发现和命名。在体外，它增强 LH 和 IGF 刺激膜细胞产生雄激素。

尽管抑制素两种亚型的生物学性质看起来相似，但是在卵泡期和黄体期对它们合成的调节不同。抑制素 B 主要在早卵泡期分泌，在中卵泡期其水平下降，LH 峰之后则不能检测到。抑制素 A 在卵泡期的前半期浓度低，但是在卵泡期中期增加，于黄体期达到峰值。抑制素 A 的分泌由促性腺激素调节，但是抑制素 B 的产生显然与之不同。对抑制素 A 和抑制素 B 生成的调节不同，一个例证是：在对不同大小卵泡进行的测定显示，抑制素 A 存在于小于 6mm 的卵泡内，其水平随着卵泡的增大而升高；相反地，抑制素 B 的水平与卵泡大小或成熟状态无关。

2. 松弛素　是一种可能有促进内膜蜕膜化和抑制子宫肌层收缩活性作用的激素，由黄体中的大黄体细胞产生。免疫组化研究揭示，从黄体早期到晚期，它有一个渐进性累积的过程，黄体晚期的黄体含有染色密度最大的细胞。松弛素循环水平在妊娠 3 个月时达到峰值，随后下降大约 20%，并在整个孕期保持这个水平。

四、卵巢衰退

伴随着年龄增长，卵泡池和卵母细胞的质量和数量都呈下降趋势。采用直线外推法（linear extrapolation）预测有规律月经妇女的卵泡消耗，到 50 岁，每个卵巢将会存有 2 500 ～ 4 000 个始基卵泡。因为绝经后的卵巢多半缺乏卵泡，卵泡消耗在生育期最后 10 年内明显加速。在平均年龄 45 ～ 46 岁时，达到低于几千个卵泡的临界数量，月经不规律发生。在一些研究中，切除单侧卵巢和未产与早绝经有关，产次增加与晚绝经有关。

第四节 子宫内膜及其他生殖器的周期性变化

子宫内膜及其他女性生殖器随卵巢的周期性变化而发生改变，其中，子宫内膜的周期性变化最为显著。

一、子宫内膜的周期性变化

子宫内膜分为基底层和功能层，基底层与子宫肌层相连，不受卵巢激素周期性变化的影响，月经期不发生脱落。功能层靠近子宫腔，受卵巢周期性变化的调节，在月经期脱落坏死。子宫内膜的周期性变化一般分为三期，即增殖期、分泌期、月经期。

1. 增殖早期 在增殖早期，子宫内膜的厚度通常不超过 2mm。基底层细胞和上皮的增殖在子宫下部及子宫角处持续进行，使腔上皮在月经周期第 5 天时修复。此时，子宫腺上皮和基质细胞的有丝分裂活动非常活跃。显然，这种反复的"伤口愈合"过程在正常情况下不会产生疤痕。子宫内膜增殖早期的腺体窄、直、呈管状，由砥柱状细胞排列而成，这种细胞的细胞核呈圆形、位于细胞的基底部。

2. 增殖晚期 在增殖晚期，由于腺体的增生和基质细胞外基质的增加，子宫内膜增厚。接近子宫内膜表面的腺体被宽松地隔开，而在较深层的子宫内膜腺体变得更拥挤、更弯曲。随着排卵时间的临近，子宫腺上皮细胞变高，并形成假复层。

3. 分泌早期 尽管在增殖期子宫内膜腔上皮和腺上皮细胞也有分泌活性，但是仍然以排卵作为子宫内膜周期性分泌期开始的标志。上皮细胞和基质细胞的有丝分裂活动仅限于排卵后前 3 天内，之后很少能再观察到。在分泌早期，腺上皮细胞和基质细胞核出现异染色质。腺上皮细胞开始在细胞的基底部聚集富含糖原的空泡，将细胞核推移到柱状细胞的中央。基质水肿使子宫内膜变得越来越厚。

4. 分泌中期 周期中此期的特征性表现为螺旋动脉的发育。由于这些血管的增长速度比子宫内膜增厚快，所以变得越来越卷曲。子宫腺体在分泌中晚期变得弯曲。它们的分泌活性在排卵后 6 天达到最大，表现为细胞质中的空泡散失。

5. 月经前期 月经前期的主要组织学特征包括：由基质金属蛋白酶催化的基质网的降解、基质内多形核白细胞和单核白细胞的浸润、子宫内膜腺体"分泌耗竭"，此时上皮细胞的核位于基底部。颗粒淋巴细胞核的形态学变化被认为是月经期来临的前兆之一，这种形态学变化包括提示细胞凋亡的核溶解和核碎裂。这些变化发生在细胞外基质降解和白细胞浸润之前。在腺上皮细胞中，分泌早期和中期形成的核仁管道系统和巨大线粒体均消失。月经形成之前，内膜萎缩，部分是由于分泌活性消失和细胞外基质降解。

6. 月经期 雌激素和孕激素的撤退导致月经到来，标志着为获得妊娠的一次失败，需要脱落掉子宫腔面被覆的自发蜕膜化的子宫内膜。

二、子宫颈的周期性变化

子宫颈作为一个生物瓣膜，控制着精子和微生物进入子宫腔。在妊娠期，它还有助于保留胎儿、胎儿附属物以及宫腔内的液体直至分娩。宫颈内被覆高柱状纤毛细胞和无纤毛的分泌细胞。颈管内上皮下是丰富的细胞外基质，由胶原纤维、弹性纤维、成纤维细胞和部分平滑肌细胞（约占 10%）组成。在颈管内没有真正的腺体，但有一些隐窝或小沟组成的复杂系统。这些宫颈管细胞与宫颈阴道部有一条非常明显的分界线，宫颈的阴道部被覆复层扁平上皮。

育龄期妇女的宫颈管内分泌细胞平均一天能产生 20 ~ 60mg 黏液。在月经期中期，这个产量会增加10 ~ 20 倍。宫颈黏液是水、电解质和黏蛋白的混合物，卵巢排卵时水的含量会增加到 98%。无机盐约占黏液重量的 1%。在围排卵期黏蛋白形成水化胶——一种有大筛孔的网状结构，它有利于运动的精子穿过。排卵前期，宫颈黏液量多、稀薄、透明无细胞，pH 大于 7.0。通过评价宫颈黏液的量，包括拉丝能力和蕨样变能力的流变学特点的半定量评分表和宫颈、宫颈口的外观表现，来判断女性雌激素水平的状态。

三、输卵管的周期性变化

输卵管的形态和功能在雌孕激素的周期性调节下发生变化。排卵时输卵管伞部变得充血和肿胀，出现脉冲性波浪式运动。雌激素主要促进纤毛产生，而孕激素主要促进上皮细胞的萎缩和去纤毛化。在雌、孕激素的协同作用下，受精卵在输卵管内正常运行达子宫腔。

第五节 月经周期的调节

正常妇女生殖功能包括周期性卵泡发育、排卵和内膜变化，后者为可能发生在本周期的妊娠着床做准备。这种规律的排卵周期是通过对下丘脑、垂体和卵巢发出的刺激和抑制信号进行功能精确和即时的整合而达到的（图1-2）。

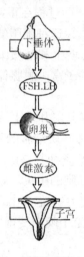

图1-2下　丘脑－垂体－卵巢轴

月经周期的调控是一个非常复杂的过程，受下丘脑－垂体－卵巢轴的支配。卵巢功能受垂体控制，而垂体的功能又受下丘脑的调节，下丘脑又接受大脑皮质的支配。但卵巢所产生的激素还可以反过来影响下丘脑与垂体的功能，即反馈作用。在中枢神经系统的影响及这些器官之间的相互协调作用下，卵巢才能发挥正常的生理功能。内、外因素的刺激均能影响这些相互协调的作用。子宫内膜之所以有周期性变化，是受卵巢激素的影响而产生周期性变化。生殖系统通过下面这种经典的内分泌模式发挥功能，由下丘脑向垂体门脉系统脉冲式地分泌促性腺激素释放激素（GnRH）所启动。GnRH调节FSH和LH在垂体前叶的合成和随后释放进入血液循环。FSH和LH刺激卵巢卵泡的发育、排卵和黄体形成。生殖系统的神经、内分泌控制需要促性腺激素的脉冲式分泌并释放入垂体门脉系统，刺激促性腺细胞合成与分泌LH和FSH。接下来，促性腺激素刺激卵泡发育和性腺甾体激素或肽类的分泌；后者负反馈作用于下丘脑和垂体，抑制促性腺激素的分泌。在月经中期，雌二醇水平升高的正反馈作用产生排卵前促性腺激素峰值。这个系统的一个关键部分是卵巢甾体激素和抑制素对促性腺激素分泌的调节作用，这种调节作用或是直接作用于垂体水平，或是通过改变GnRH分泌的幅度和频率来实现。FSH分泌的负反馈约束对于人类生殖周期独特的单个成熟卵细胞的发育是至关重要的。除了负反馈控制，月经周期在内分泌系统中的独特之处还在于依赖雌激素－正反馈产生排卵前的LH峰，后者对排卵是基本要素。

月经周期的卵泡期始于月经第一天，包括多个卵泡的募集、优势卵泡的出现和内膜的增殖，在排卵前LH高峰出现日结束。黄体期，始于LH高峰出现后，以黄体形成、分泌黄体酮为特征，并协调内膜的一系列改变为着床做准备，若未发生妊娠，内膜将随着黄体的萎缩失去血供，发生脱落。E_2对下丘脑产生两种不同的反馈作用，即负反馈和正反馈作用。随卵泡的发育，其产生的E_2反馈作用于下丘脑抑制GnRH的释放从而实现对促性腺激素脉冲分泌的抑制作用即负反馈作用。随着卵泡发育成熟，当E_2的分泌达到阈值（250～450pg/mL），并维持达2天时，E_2就可发挥正反馈作用，刺激LH和FSH分泌出现高峰。一旦达到域值，促性腺激素分泌的高峰就不受E_2浓度是否进一步增高所影响。

在黄体期，高浓度的P对促性腺激素的脉冲分泌产生抑制作用。黄体失去促性腺激素的支持而萎缩，由其产生的两种卵巢激素也随之减少。子宫内膜因失去卵巢性激素的支持而萎缩、坏死、出血、剥脱，促成月经来潮。在卵巢性激素减少的同时，解除了对下丘脑的抑制，下丘脑得以再度分泌有关释放激素，于是又开始另一个新的周期。如此反复循环，使月经能按期来潮（图1-3）。

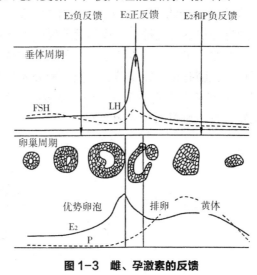

图1-3 雌、孕激素的反馈

第六节 其他内分泌腺及前列腺素对生殖系统影响

一、前列腺素

前列腺素和相关的脂类介质均被归类于二十碳烷酸（花生酸）类物质。花生酸类是由二十碳多不饱和脂肪酸酶衍生的，特别是哺乳动物的二十碳（花生）四烯酸。在受到激素刺激或机械创伤时，身体内几乎所有的细胞均可产生该类物质。它们能以极低的浓度在不同的组织中（包括生殖系统）激发广泛的连锁生物反应。花生酸类活性的组织特异性是由生物合成酶的选择性表达以及细胞膜花生酸类物质受体（可能是核受体）来决定的。因推测花生酸类可自发或代谢性地失活，故认为它们的寿命短暂。并认为它们可能是细胞功能的自分泌或旁分泌的调节物。

几方面的证据提示，正是COX-2的主要产物PGE_2介导排卵过程。首先，随着LH峰的到来，卵巢PGE_2的产生增加。PGE_2在排卵前卵泡的卵丘细胞有特异性表达，支持它在排卵和受精中的作用，这是受促性腺激素的刺激而发生的上调。已认为PGE_2是有介导COX-2依赖的胚胎着床和子宫蜕膜化作用的花生酸类物质。此外研究者还推测PGE_2在这些过程中的作用是通过核PRARδ受体介导的。已发现在着床和蜕膜化部位含量最大的前列腺素成分就是PGE_2，且在妊娠第5～8天，有时可发现存在PGE_2合酶的转录并且在着床部位呈上调表现。痛经是一种妇科疾患，表现为与月经相伴的疼痛发生。在痛经妇女的子宫内膜和经血中，$PGF_{2\alpha}$及PGE_2水平升高，$PGF_{2\alpha}$与PGE_2比值升高。在内膜异位症组织中可测到明显升高的PGE_2，它的升高会引起内膜异位症患者痛觉敏感并对痛经的发生起重要作用。另外子宫腔内应用$PGF_{2\alpha}$可以引起子宫收缩和痛经样疼痛。在妊娠过程中，母亲和胎儿组织均可产生PGE_2和$PGF_{2\alpha}$，不论在体内及体外，它们均可刺激子宫收缩，此外宫门也能促发相应的炎性反应以导致宫颈的扩张和变薄。

二、肾上腺

肾上腺是除卵巢外合成并分泌甾体激素最重要的器官。肾上腺皮质，该器官在组织学以及功能上都有明显的分区，这些分区决定了盐皮质激素、糖皮质激素和肾上腺雄激素的相对产生速度。球状带合成盐皮质激素，束状带合成糖皮质激素，而网状带和胎儿的肾上腺皮质产生雄激素。

三、甲状腺

甲状腺分泌的三碘甲状腺原氨酸（triiodothyronine，T_3）和甲状腺素（thyroxine，T_4）是参与机体各种物质的新陈代谢的重要激素，对机体组织的分化、生长发育起重要的作用并直接参与生殖过程，对性腺的发育成熟、维持正常的月经和生殖功能均十分必要。甲状腺功能低下可导致先天性女性生殖器官畸形、先天性无卵巢、原发性闭经、月经初潮延迟等。性成熟后若发生甲状腺功能低下，表现为月经过少、稀发，甚至闭经，由于影响排卵及受孕，患者可并发不孕，自然流产和畸胎的发生率增加。

当甲状腺功能亢进时，初期对下丘脑起正反馈调节，雌激素的分泌与释放增多，内膜发生过度增生，临床表现月经过多、过频，或月经不规则。当病情发展至中、重度时，雌孕激素的分泌、释放及代谢等过程受抑制，临床表现为月经稀发、月经血量减少或闭经。

微信扫码
◆临床科研
◆医学前沿
◆临床资讯
◆临床笔记

第二章

妇产科一般检查

第一节　妇科基础检查

体格检查应在采取病史后进行。检查范围包括全身检查、腹部检查和盆腔检查，除急诊外，应按上列先后顺序进行。盆腔检查为妇科所特有，又称为妇科检查。男性实习医生或男医师不宜对女患者单独进行体格检查，应在女医师或护士或其家属陪同下进行为宜。

一、全身检查

（1）全身一般状况：神志、精神状态、面容、体态、全身发育、毛发分布、皮肤等。

（2）头部器官、颈、乳房、心、肺、脊柱及四肢，以及淋巴结（特别注意左锁骨上和腹股沟淋巴结）和各部分发育以及有无包块、分泌物等。

（3）常规测量：体温、脉搏、呼吸、血压、体重和身高。

二、腹部检查

腹部检查系妇科体格检查的重要组成部分，应在盆腔检查前进行。

（一）视诊

腹部有无隆起或呈蛙腹、瘢痕、静脉曲张、妊娠纹、腹壁疝、腹直肌分离等。

（二）触诊

腹壁厚度，肝、脾、肾有无增大或触痛，腹部有无压痛、反跳痛、肌紧张，有无包块及其大小、性质、压痛形状、活动度、表面光滑度等，若为妊娠，注意子宫底高低或胎位等。

（三）叩诊

有无鼓音、浊音、移动性浊音，以及其分布范围，肝、肾区有无叩击痛。

（四）听诊

肠鸣音，若并发妊娠则听取胎心音。

三、盆腔检查

（一）检查器械

无菌手套、阴道窥器、鼠齿钳、长镊、子宫探针、宫颈刮板、玻片、棉拭子、消毒液、液状石蜡或肥皂水、生理盐水等。

（二）基本要求

（1）检查者应关心体贴检查患者，态度严肃，语言亲切，检查仔细，动作轻柔。

（2）除尿失禁患者外，检查前应排空膀胱，必要时导尿。大便充盈者应先排便或灌肠。

（3）每检查一人，应由医务人员更换置于被检查者臀部下面的垫单（纸），其他器械也均须每次更换，防止交叉感染。

（4）一般盆腔检查时均取膀胱截石位，检查者面向患者，立在患者两脚间。重危者、不宜搬动者在病床上或担架上检查。

（5）月经期不做检查，若有异常阴道出血，检查前应先消毒外阴。

（6）未婚者忌做双合诊及窥阴器检查，仅做直肠腹部联合诊。若确实要做妇科检查应征得本人及家属同意后方可进行。

（7）对腹壁肥厚、高度紧张或未婚患者，在盆腔检查不满意时，宜肌内注射盐酸哌替啶（杜冷丁）或骶管麻醉下进行。

（三）检查方法

1. 外阴部检查具体如下

（1）外阴发育及阴毛分布（女性为倒置三角形分布）、阴毛多少，有无畸形、水肿、皮炎、溃疡、赘生物、肿块，皮肤黏膜色泽，有无增厚、变薄、萎缩。

（2）戴消毒手套的拇指和示指分开小阴唇，暴露阴道前庭、尿道口和阴道口。

（3）未婚者处女膜应完整未破，其阴道口勉强可容示指；已婚者阴道口能容两指；经产妇处女膜仅残余痕迹，或见会阴侧切瘢痕。

（4）检查时应嘱患者用力向下屏气，观察有无阴道前壁或后壁膨出，有无尿失禁或漏尿等。

2. 阴道窥器检查具体如下

（1）根据阴道松弛程度选用适当大小的窥阴器。未婚者非经本人同意，禁用窥阴器。

（2）先将窥阴器两叶合拢，旋紧其中部螺丝，放松侧部螺丝，用液状石蜡或肥皂液润滑两叶前端；若做宫颈刮片或阴道上 1/3 段涂片细胞学检查，则不用润滑剂，以免影响检查结果。

（3）置入阴道前先用左手示指和拇指分开两侧小阴唇，暴露阴道口，右手持预先准备好的窥阴器，直接沿阴道侧后壁缓慢插入阴道内，然后向上向后推进，在推进中徐徐将两叶展平，并逐渐张开两叶，直至完全暴露宫颈为止。置入时注意防止窥阴器顶端碰伤宫颈，以免出血。

（4）取出窥阴器前，应旋松侧部螺丝，待两叶合拢再取出。

3. 视诊具体如下

（1）检查宫颈：暴露宫颈后，暂时旋紧窥阴器侧部螺丝，使窥阴器固定在阴道内。观察宫口大小、色泽、外口形状，有无糜烂、撕裂、外翻、息肉、腺囊肿、肿块，宫颈管内有无出血、分泌物。宫颈刮片或培养的标本均于此时采集。

（2）检查阴道：旋松窥阴器侧部螺丝，转动窥阴器。观察阴道前后、两侧壁黏膜颜色、皱襞，有无溃疡、赘生物、囊肿以及有无阴道隔等先天畸形。阴道内分泌物量、色泽、性状，有无臭味。白带异常者取分泌物做涂片或培养，找滴虫、念珠菌、淋球菌及线索细胞，以及测定阴道 pH、白带清洁度等。

4. 双合诊检查具体如下

（1）检查者一手的二指（示指和中指）或一指（示指）放入阴道，另一手在腹部配合检查，称为双合诊。

（2）目的是扪清阴道、宫颈、宫体、输卵管、卵巢、子宫韧带和宫旁结缔组织，以及盆腔内其他器官和组织是否有异常。

（3）惯用右手（或左手）戴好手套，示、中指涂润滑剂后，轻轻通过阴道口，沿后壁放入阴道，检查阴道通畅度、深度，有无畸形、瘢痕、结节、肿块，有无触痛。

（4）再扪及宫颈大小、形状、硬度、宫颈外口形态，有无接触性出血、拨动宫颈有无疼痛（称宫颈举痛），宫颈周围穹隆情况。

（5）根据宫颈及外口朝向估计子宫位置（宫颈外口方向朝后时宫体多为前倾，朝前时宫体多为后倾，宫颈外口朝前且阴道内手指伸达后穹隆顶部即可触及宫体时，子宫为后屈）。

（6）扪清子宫情况后，将阴道内两指由宫颈后方移至侧穹隆，尽可能往上向盆腔深部扪诊，与此同时，另一手从同侧下腹壁髂嵴水平开始，由上往下按压腹壁，与阴道内手指相互对合，以触及子宫附件有无肿块、增厚、压痛。若扪及肿块应注意其位置、大小、形状、软硬度、活动度，与子宫关系，有无压痛。输卵管正常不能扪及，卵巢偶可扪及。

5. 三合诊 具体如下。

（1）三合诊检查即腹部、阴道、直肠联合检查，一手示指放入阴道，中指放入直肠，另一手放在腹部联合检查。

（2）目的是弥补双合诊的不足，特别注意子宫后壁、直肠子宫凹陷、宫骶韧带、盆腔后部的病变，肿瘤与盆壁关系，阴道直肠隔，骶前或直肠内有无病变。

6. 肠腹部诊 具体如下。

（1）一手示指伸入直肠，另一手在腹部配合检查，称直肠 – 腹部诊。

（2）可用于未婚、阴道闭锁或其他原因不宜进行双合诊的患者。

（四）记录

通过盆腔检查，应将检查结果按下列解剖部位先后顺序记录。

（1）外阴：发育情况，婚产式（未婚、已婚或经产术），有异常发现时详加描述，如阴毛分布、稀疏或炎症、畸形等。

（2）阴道：是否通畅，黏膜情况，分泌物量、色、性状，以及有无臭味。

（3）宫颈：大小、硬度，有无糜烂、撕裂、息肉、腺囊肿，有无接触性出血、举痛等。

（4）宫体：位置、大小、硬度、活动度、有无压痛等。

（5）附件：有无块物、增厚、压痛。若扪及包块，记录其位置、大小、硬度、表面光滑与否、活动度、有无压痛等，左右分别记录。

第二节 产科基础检查

一、早期妊娠的诊断

早期妊娠指 12 周末以前的妊娠。确诊早期妊娠主要依靠临床症状、体征和实验室检查。

（一）症状

（1）停经：健康育龄妇女月经周期正常，一旦月经过期，应首先想到妊娠。

（2）早孕反应：约于停经 6 周开始出现头晕、乏力、嗜睡、喜酸食、流涎、恶心、晨起呕吐，至妊娠 12 周多能自行消失。

（3）乳房胀痛：多发生在妊娠 8 周以后，初孕妇明显。

（4）尿频：妊娠 10 周起，增大的前位子宫压迫膀胱所致。当妊娠 12 周以后，子宫进入腹腔，尿频症状自行消失。

（二）体征

（1）乳头及乳晕着色，乳晕周围出现深褐色的蒙氏结节。

（2）外阴色素沉着，阴道黏膜及宫颈充血，呈紫蓝色且变软。

（3）双合诊触及子宫峡部极软，宫颈与宫体似不相连，即黑加征（Hegar sign）。

（4）双合诊触及子宫体增大变软，开始前后径变宽略饱满，于妊娠 5 ~ 6 周子宫体呈球形，至妊娠 8 周时子宫体约为非孕时的两倍。

（三）实验室检查

1. 超声检查具体如下

（1）B 型超声：于妊娠 5 周在增大子宫轮廓中见到圆形光环（妊娠环），其中间为液性暗区（羊水），环内见有节律的胎心搏动，可确诊为早期妊娠、活胎。

（2）超声多普勒：在子宫区听到有节律、单一高调的胎心音，每分钟 150～160 次，可确诊为早期妊娠、活胎。

2. 妊娠试验　检测受检者尿液中绒毛膜促性腺激素值，采用免疫学方法，近年国内最常应用的是早孕（停经 42 日以内的妊娠）诊断试验法。

（1）方法：取受检者尿液置于尿杯中，将试纸标有 MAX 的一端浸入尿液中，注意尿液面不得超过 MAX 线。一日内任何时间均可测试，但以晨尿最佳。经 1～5 分钟即可观察结果，10 分钟后的结果无效。

（2）结果判定：在白色显示区上端仅出现一条红色线，为阴性结果，未妊娠。在白色显示区上端出现两条红色线，为阳性结果，妊娠。若试纸条上端无红线时，表示试纸失效或测试方法失败。上端为对照测试线，下端为诊断反应线，试纸反应线因标本中所含 HCG 浓度多少可呈现出颜色深浅变化。

（3）协助诊断：早期妊娠的准确率高达 98%。

3. 宫颈黏液检查　早期妊娠时，宫颈黏液量少，质稠，涂片干燥后光镜下见排列成行的椭圆体。

4. 黄体酮试验　利用孕激素在体内突然消退能引起子宫出血的原理，肌内注射黄体酮注射液 20mg 连续 3 日，停药后 7 日内未出现阴道流血，早期妊娠的可能性很大。

5. 基础体温测定　双相型体温的妇女，停经后高温相超过 18 日不下降，早期妊娠的可能性很大。必须指出，若妇女就诊时停经日数尚少，症状、体征及实验室检查结果还不能确诊为早期妊娠时，应嘱 1 周后复查。

（四）鉴别诊断

容易和早期宫内妊娠相混淆的疾病主要有：

（1）子宫肌瘤：正常妊娠和典型子宫肌瘤不难鉴别。但受精卵着床位置偏于一侧，则该侧子宫角部明显突出，使子宫表面不平及形状不对称，双合诊有可能将早期妊娠的子宫误诊为子宫肌瘤，特别是肌瘤囊性变的病例。借助 B 型超声和尿妊娠试验极易区分开。

（2）卵巢囊肿：有些早期妊娠的妇女，早孕反应不明显，双合诊因黑加征误将子宫颈部当作整个子宫，将子宫体误诊为卵巢囊肿。有些患者出现停经且伴有盆腔肿块时，易误诊为早期妊娠子宫，若仔细行双合诊，可发现卵巢囊肿多偏向一侧，活动范围较大，甚至可在一侧下腹部触及。

（3）假孕：系因盼子心切所致的幻想妊娠。在精神因素影响下，出现停经、早孕样反应，若仅依据主诉及症状描述极易误诊。双合诊检查子宫正常大，不软，尿妊娠试验阴性，可以排除妊娠。

二、中、晚期妊娠的诊断

中期妊娠是指第 13～27 周末的妊娠。晚期妊娠是指第 28 周及其后的妊娠。妊娠中期以后，子宫明显增大，摸到胎体，感到胎动，听到胎心，容易确诊。

（一）诊断依据

（1）有早期妊娠的经过，并逐渐感到腹部增大和自觉胎动。

（2）子宫增大，以手测宫底高度和尺测耻骨上子宫长度，判断与妊娠周数是否相符（表 2-1）。

表 2-1　不同妊娠周数的宫底高度及子宫长度

妊娠周数	手测宫底高度	尺测子宫长度 /cm
12 周末	耻上 2～3 横指	
16 周末	脐耻之上	
20 周末	脐下 1 横指	18
24 周末	脐上 1 横指	24
28 周末	脐下 3 横指	26

续表

妊娠周数	手测宫底高度	尺测子宫长度/cm
32周末	脐与剑突之间	29
36周末	剑突下2横指	32
40周末	脐与剑突之间或略高	33

（3）胎动指胎儿在子宫内的活动，是胎儿情况良好的表现。孕妇多数于妊娠18～20周开始自觉胎动，胎动每小时3～5次，妊娠周数越多，胎动越活跃，但至妊娠末期胎动逐渐减少，有时在腹部检查时能看到或触到胎动。

（4）胎心于妊娠18～20周用听诊器经孕妇腹壁能够听到。胎心呈双音，速度较快，每分钟120～160次，需与其他音响相鉴别：子宫杂音、腹主动脉音、胎盘杂音均与孕妇脉搏数相一致；脐带杂音与胎心率一致的吹风样低音响；胎动音及肠鸣音呈杂乱无章音响；听到胎心可确诊妊娠且为活胎。

（5）胎体在妊娠20周后经腹壁能够触及，胎头、胎背、胎臀和胎儿肢体在妊娠24周后能够区分清楚。胎头圆而硬且有浮球感；胎背宽而平坦；胎臀宽而软，形状略不规则；胎儿肢体小且有不规则活动。

（二）实验室检查

最常用的是B型超声，能对腹部检查不能确定的胎儿数目、胎位、有无胎心搏动以及胎盘位置产生作用，也能测量胎头双顶径、股骨长度等多条径线，并可观察胎儿有无体表畸形。超声多普勒法则能探出胎心音、胎动音、脐血流音及胎盘血流音。

三、产前检查

（一）定期产前检查的意义

进行定期产前检查（包括全身检查和产科检查）的意义，在于能够全面、系统地了解和掌握孕妇及胎儿在妊娠期间的动态变化，是贯彻预防为主、保障孕妇和胎儿健康、做到安全分娩的必要措施。

（1）产前检查能全面了解孕妇在妊娠期间的健康状况，及早发现妊娠并发症，如妊娠高血压综合征、妊娠并发心脏病等，并予以合理的治疗。

（2）产前检查通过多种途径，能较全面地了解胎儿在母体子宫内的安危和胎儿的成熟程度，提供正确处理的依据，对降低围生儿死亡率和早期发现遗传性疾病、先天缺陷等，均有重要作用。

（3）产前检查能系统地掌握妊娠过程，早期发现妊娠的异常变化（如异常胎位等），及时予以纠正，并能及早决定分娩方式。

（4）产前检查能对孕妇进行必要的孕期卫生指导，使孕妇对妊娠、分娩有正确的认识，消除不必要的疑虑。

（二）产前检查的时间

产前检查应从确诊为早期妊娠时开始，应在妊娠12周前进行一次全面检查，填写在孕产妇保健手册（卡）上，经检查未发现异常者，应于妊娠20周起进行产前系列检查，于妊娠20、24、28、32、36、37、38、39、40周共做产前检查9次，若为高危孕妇，应酌情增加产前检查次数。

（三）产前检查时的病史询问

（1）年龄：年龄过大，特别是35岁以上的初孕妇，因在妊娠期和分娩期较易发生妊娠高血压综合征、胎儿畸形、产力异常等并发症。年龄过小易发生难产。

（2）职业：接触有毒物质的孕妇，应定期检测血常规及肝功能。从事体力劳动、精神高度紧张工作（如建筑高空作业、汽车司机等）及高温作业的孕妇，应在妊娠晚期调换工作。

（3）月经史及孕产史：问清末次月经第一日，计算出预产期，问清胎产次，既往孕产情况，有无流产、早产、死胎、死产、胎儿畸形、妊娠并发症、手术产、产前出血、产后出血、胎盘滞留、产褥感染等病史。问清末次分娩或流产的日期、处理经过及新生儿情况。

（4）本次妊娠过程：妊娠期间有无病毒感染及用药史，有无阴道流血、头晕、头痛、眼花、心悸、气短、下肢水肿等症状。

（5）既往史：着重询问有无高血压、心脏病、结核病、血液病、肝肾疾病等。询问接受过何种手术。

（6）家族史及丈夫健康状况：询问家族及丈夫有无高血压、结核病、双胎妊娠、糖尿病及遗传性疾病等。

（四）产前检查时的全身检查

应注意孕妇的发育、营养及精神状态，心肺情况，肝、脾、甲状腺有无肿大，双肾区有无叩击痛。化验应查血常规、血小板计数、血型、乙型肝炎病毒的两对半检查、尿常规。一年内未做胸透者，在妊娠20周以后必要时行胸部透视。

（1）身高与步态：身高小于140cm应注意有无骨盆狭窄；步态异常应注意脊柱、骨盆及下肢有无畸形。

（2）体重：每次产前检查时均应测体重。从妊娠5个月起体重增加较快，但每周体重平均增加不应超过0.5kg，体重增加过快者常有水肿或隐性水肿。

（3）血压：每次产前检查时均应测血压。血压不应超过18.7/12kPa（140/90mmHg），或不超过基础血压4/2kPa（30/15mmHg），超过者应视为病态。在孕中期应行妊娠高血压综合征预测方法的血压检查（如平均动脉压、翻身试验）。

（4）水肿：每次产前检查时，均应检查孕妇体表有无水肿。

（5）乳房：检查乳房发育情况，有无肿块及慢性病变。注意乳头大小，有无内陷。若有乳头内陷应在妊娠期间予以纠正。

（五）推算预产期的方法

卵子受精是妊娠的开始。鉴于确切的受精日期无法获得，又知妊娠后不再来月经，故通常均以末次月经第一日作为妊娠开始来计算。妊娠全过程实为266日，应加14日相当于9个月零7日。为了能预先计算出分娩的可能日期，每位孕妇均应确切知道自己的预产期。

1. 一般方法　推算预产期的方法为月份减3（末次月经第一日的月份在4月份及以后者）或加9（末次月经第一日的月份在4月份以前者），若超过12月需增加1年。日数加7，日数超过该月份的日数须进位1个月。

2. 其他方法　若孕妇已记不清末次月经第一日的日期，或于哺乳期无月经来潮而受孕者，可根据早孕反应出现的日期或胎动开始出现的日期估计。

（1）根据早孕反应出现的日期估计预产期：早孕反应多数出现在停经6周左右，预产期该在早孕反应开始出现日期再加上34周（34×7 =238日）。举例：孕妇只知早孕反应开始出现日期为1998年4月8日，估算：4月余22日，5月31日，6月30日，7月及8月均31日，9月30日，10月31日，11月30日，12月加2日共238日，故估计预产期为1998年12月2日。

（2）根据胎动开始出现的日期估计预产期：初孕妇胎动开始出现在停经20周（经产妇则以18周居多）时，预产期该在胎动开始出现日期再加上20周（20×7= 140日）。举例：孕妇只知胎动开始出现日期为1998年4月8日。估计：4月余22日，5月31日，6月30日，7月31日，8月加26日共140日，故估计预产期为1998年8月26日。必须指出，上述推算或估计预产期的方法均属概算，与实际分娩日期可能有1～2周的出入。

（六）胎儿大小的估计

正确估计胎儿大小，对判断胎儿是否成熟以及提高新生儿存活率，具有重要意义。

1. 以子宫增大程度估计胎儿大小　单胎、羊水量正常的胎儿大小，与子宫增大程度通常是一致的，故可以利用子宫增大程度是否与妊娠周数相符来估计胎儿大小。

（1）手测宫底高度的方法：宫底高度是指以子宫底部与耻骨联合、脐或剑突的距离估计妊娠周数，借以判断胎儿大小，详见表2-1。

（2）尺测耻上子宫长度的方法：以软尺测量耻骨联合上缘至子宫底的弯曲长度估计妊娠周数，借以判断胎儿大小，详见表2-1。也可用公式计算：子宫长度 = 妊娠周数 ×5/6。

2. 外测量法估计胎儿大小　此法较上法更准确些，主要是测量胎儿坐高径。坐高径是指屈曲姿势的胎儿头顶至臀部尖端的距离。足月胎儿的坐高径为24～25cm，约为胎儿身长的一半。以特殊的骨盆计一端伸入孕妇阴道内达先露部胎头顶端，另一端置于腹壁上子宫底顶点。将实测数值加倍后，再减去腹壁软组织厚度 2cm 即为胎儿身长。胎儿身长除以 5 即为妊娠月份。其公式为：

胎儿身长 = 胎儿坐高径（cm）×2

妊娠月份 = 胎儿身长 ÷5

举例：测得胎儿坐高径值为 20cm，乘以 2 为 40，减去 2 为 38，再除以 5 为 76 个月，此胎儿约为妊娠 30 周。

3. B 型超声测量胎头双顶径值估计胎儿大小 此法是近年最常用的方法，其优点是简便、安全、准确度高。胎头各径线的增长与胎儿体重的增加是一致的，其中以胎头双顶径更有价值。已知胎头双顶径（BPD）值大于 8.5cm，约有 90% 的胎儿体重大于 2500g，大于 8.7cm 时约有 98% 的胎儿体重大于 2500g，故通常以 BPD 值 8.7cm 作为胎儿成熟的标准。此法另一优点是能够连续测量，于妊娠 28 周以后，每周 BPD 值约增加 2mm，若增加数值小于 1.7mm 则可判断为低体重儿。B 型超声测得 BPD 值后，按下列公式计算出胎儿体重的近似值。

Thompson 公式：BPD 值（cm）×1 060 −6 675（误差 ±480g）

Hellman 公式：BPD 值（cm）×722.2 −3 973（误差 ±382g）

Kohom 公式：BPD 值（cm）×623−2 569（误差 ±382g）

Sabbagha 公式：BPD 值（cm）×933.1−5 497.8（误差 ±404g）

中泽忠明公式：BPD 值（cm）×838.3−4 411（误差 ±654g）

简便计算公式 I：BPD 值（cm）×900−5 200

简便计算公式 II：BPD 值（cm）×370

值得注意的是，上述各法均有误差。随着孕周的增加，绘制出 BPD 值增长曲线，若能和子宫长度曲线、母体体重曲线相对照，更能较准确地推测出胎儿大小。

（七）四步触诊法

产科检查通过四步触诊法，能够检查子宫大小、胎产式、胎先露、胎方位，以及先露部是否衔接。在做前 3 步手法时，检查者应面向孕妇；在做第 4 步手法时，检查者应面向孕妇足端。

第 1 步手法：检查者双手置于子宫底部，向下稍加按压，了解子宫外形并摸清子宫底高度，估计胎儿大小与妊娠周数是否相符。然后用双手指腹触摸，判断子宫底部的胎儿部分是胎头还是胎臀。若为胎头，则圆而硬，容易推动且有浮球感（用手指经腹壁或经阴道轻轻触动胎儿某部分，得到胎儿漂动又回弹的感觉），仔细触摸有时能触到胎头与胎背之间有一沟状区域，推动胎头时胎背不动。若为胎臀则较宽且软，形状略不规则，活动度不大，推动胎臀时胎身也随之而动。若为肩先露，子宫底高度较妊娠月份低，宫底处空虚，摸不到胎头或胎臀。

第 2 步手法：检查者两手分别放于腹部两侧。一手固定，另一手轻轻向对侧深按。两手交替操作，仔细分辨胎背和胎儿肢体的位置。若触及平坦饱满部分为胎背，并需确定胎背方向——向前、侧方或向后；若触及高低不平、可变形部分则为胎儿肢体，有时可以感觉到胎儿肢体在活动。

第 3 步手法：检查者右手拇指与其余四指分开，放在耻骨联合上方握住先露部，再次复核是胎头或胎臀，并左右推动判断是否衔接。根据胎头与胎臀形态不同加以区别。若胎先露部未入盆可被推动，若已衔接则不能被推动。

第 4 步手法：检查者的两手分别放在先露部的两侧，沿着骨盆入口方向向下深插，核对先露部入盆程度。完全入盆时，若胎先露为胎头，在两手下插过程中，一手可顺利进入骨盆入口，另一手被胎头隆起部阻挡不能继续深插，该部位称为胎头隆突。若与胎儿肢体同侧有阻挡，为胎头处于俯屈位置的枕先露，胎头隆突为额骨。若与胎背同侧有阻挡，为胎头处于仰伸位置的面先露，胎头隆突为枕骨。通过产科检查四步触诊法对胎先露部是胎头还是胎臀难以确定时，可行肛诊、B 型超声协助诊断。

（八）骨盆外测量

骨盆大小及形状是决定胎儿能否经阴道分娩的重要因素之一，故骨盆测量是产前检查不可缺少的项目。骨盆外测量虽不能直接测量出骨盆内径，但可以从骨盆外测量各径线的比例中，间接判断骨盆大小及形态，由于操作简便，临床至今仍广泛利用，使用骨盆测量器测量以下 6 个径线和耻骨弓角度。

（1）髂棘间径：测量两髂前上棘外缘的距离，正常值为 23 ～ 26cm。

（2）髂嵴间径：测量两髂嵴最宽外缘的距离，正常值为 25 ～ 28cm。以上两径线能间接推测骨盆入口横径长度。

（3）粗隆间径：测量两股骨粗隆外缘的距离，正常值为 28 ～ 31cm。此径线能间接推测中骨盆横径长度。测量上述 3 条径线时，孕妇均取伸腿仰卧位。

（4）骶耻外径：孕妇取左侧卧位，右腿伸直，左腿屈曲。测量第 5 腰椎棘突下至耻骨联合上缘中点的距离，正常值为 18 ～ 20cm。第 5 腰椎棘突下相当于米氏菱形窝的上角，此径线能间接推测骨盆入口前后径长度，是骨盆外测量中最重要的径线。骶耻外径值与骨质厚薄相关，此值减去 1/2 尺桡周径（围绕右侧尺骨茎突及桡骨茎突测得的前臂下端周径）值，即相当于骨盆入口前后径值。

（5）坐骨结节间径：取仰卧位，两腿弯曲，双手抱双膝。测量两坐骨结节内侧缘的距离，正常值为 8.5 ～ 9.5cm。也可用检查者拳头测量，若其间能容纳成人手拳，则大于 8.5cm 即属正常。此径线直接测得骨盆出口横径长度。若此径值小于 8.5cm，应测量出口后矢状径。

（6）出口后矢状径：检查者将戴指套的右手食指伸入孕妇肛门后，指腹向骶骨方向，拇指置于孕妇体表骶尾部，两指共同找到骶骨尖端，尺放于坐骨结节径线上，汤姆斯出口测量器一端放于坐骨结节间径的中点，一端放在骶骨尖端处，看测量器刻度数字即是出口后矢状径长度，正常值为 8 ～ 9cm。出口后矢状径不小，能弥补坐骨结节间径稍小。只要出口后矢状径与坐骨结节间径之和大于 15cm 时，表示骨盆出口无明显狭窄。

（7）耻骨弓角度：用两手拇指指尖斜着对拢，放于耻骨联合下缘，左右两拇指平放在耻骨降支上。测量两拇指间的角度即耻骨弓角度，正常值为 90°，小于 80° 为不正常。此角度能反映骨盆出口横径长度。

（九）骨盆内测量

骨盆内测量能较准确地经阴道测知骨盆大小，对估计骨盆类型较骨盆外测量更有价值，适用于骨盆外测量有狭窄者，或临床怀疑有头盆不称者。测量时孕妇取截石仰卧位，外阴部消毒，检查者戴消毒手套，涂润滑油，动作要轻柔，主要测量的径线有：

（1）对角径：测量骶岬上缘中点至耻骨联合下缘中点的距离，正常值为 12.5 ～ 13.0cm。此值减去 1.5 ～ 2.0cm 即为骨盆入口前后径长度（又称真结合径）。测量方法：检查者一手食、中指伸入阴道，用中指尖触骶岬上缘中点，食指上缘紧贴耻骨联合下缘，另手食指正确标记此接触点，抽出阴道内的手指，测量中指尖至此接触点的距离即为对角径。若测量时，阴道内的中指尖触不到骶岬上缘，表明对角径大于 12.5cm。

（2）坐骨棘间径：测量两坐骨棘间的距离，正常值为 10cm 左右。测量方法：以一手示、中指放入阴道内，分别触及两侧坐骨棘，估计其间的距离。准确的方法是用中骨盆测量器。伸入阴道内的左手食、中指稍压阴道后壁，右手将测量器合拢放入，在阴道内手指的引导下张开测量器，将两端分别固定在坐骨棘上，读出的厘米数即坐骨棘间径长度。

（3）坐骨切迹宽度：测量坐骨棘与骶骨下部间的距离，即骶棘韧带长度，代表中骨盆后矢状径。将阴道内食、中指并排放于骶棘韧带上，若能容纳 3 横指（5.0 ～ 5.5cm）为正常，若小于 2 横指提示中骨盆狭窄。

第三节　生殖道细胞学检查

女性生殖道细胞包括来自阴道、宫颈、子宫和输卵管的上皮细胞。生殖道脱落细胞包括阴道上段、宫颈阴道部、子宫、输卵管及腹腔的上皮细胞，其中以阴道上段、宫颈阴道部的上皮细胞为主。临床上常通过生殖道脱落细胞检查来反映其生理及病理变化。生殖道上皮细胞受性激素的影响出现周期性变化，因此，检查生殖道脱落细胞可反映体内性激素水平。此外，此项检查还可协助诊断生殖器不同部位的恶性肿瘤及观察其治疗效果，既简便又经济实用。但是，生殖道脱落细胞检查找到恶性细胞只能作为初步筛选，不能定位，还需要进一步检查才能确诊。

一、生殖道细胞学检查取材、制片及相关技术

（一）涂片种类及标本采集

采取标本前 24 小时内禁止性生活、阴道检查、灌洗及阴道用药，取材用具必须清洁干燥。

1. 阴道涂片　主要目的是了解卵巢或胎盘功能。对已婚妇女，一般在阴道侧壁上 1/3 处用小刮板轻轻刮取浅层细胞（避免将深层细胞混入影响诊断），薄而均匀地涂于玻片上；对未婚阴道分泌物极少的女性，可将卷紧的已消毒棉签先经生理盐水浸湿，然后伸入阴道，在其侧壁上 1/3 处轻轻卷取细胞，取出棉签，在玻片上向一个方向涂片。涂片置固定液内固定后显微镜下观察。值得注意的是，因棉签接触阴道口可能影响涂片的正确性。

2. 宫颈刮片　是筛查早期宫颈癌的重要方法。取材应在宫颈外口鳞柱状上皮交接处，以宫颈外口为圆心，将木质铲形小刮板轻轻刮取 1 周，取出刮板，在玻片上向一个方向涂片，涂片经固定液固定后显微镜下观察。注意应避免损伤组织引起出血而影响检查结果。若白带过多，应先用无菌干棉球轻轻擦净黏液，再刮取标本。该取材方法获取细胞数目较少，制片也较粗劣，故目前应用已逐渐减少。1996 年美国 FDA 批准了改善的制片技术——薄层液基细胞学（liquid – based cytology）技术，以期改善由于传统巴氏涂片上存在着大量的红细胞、白细胞、黏液及脱落坏死组织等而造成的 50% ~ 60% 假阴性。目前有 Thinprep 和 Auto Cyte Prep 两种方法，两者原理类似。液基细胞学与常规涂片的操作方法不同在于，它利用特制小刷子刷取宫颈细胞，标本取出后立即洗入有细胞保存液的小瓶中，通过高精密度过滤膜过滤，将标本中的杂质分离，并使滤后的上皮细胞呈单层均匀地分布在玻片上，这种制片方法几乎保存了取材器上所有的细胞，且去除了标本中杂质的干扰，避免了细胞的过度重叠，使不正常细胞更容易被识别。利用薄层液基细胞学技术可将识别宫颈高度病变的灵敏度和特异度提高至 85% 和 90% 左右。此外，该技术一次取样可多次重复制片并可供作 HPV DNA 检测和自动阅片。

3. 宫颈管涂片　疑为宫颈管癌，或绝经后的妇女由于宫颈鳞 – 柱交接处退缩到宫颈管内，为了解宫颈管情况，可行此项检查。先将宫颈表面分泌物拭净，用小型刮板进入宫颈管内，轻刮一周作涂片。此外，使用特制"细胞刷"（cytobrush）获取宫颈管上皮细胞的效果更好。将"细胞刷"置于宫颈管内，达宫颈外口上方 10mm 左右，在宫颈管内旋转 360° 取出，旋转"细胞刷"将附着于其上的细胞均匀地涂于玻片上，立即固定。小刷子取材效果优于棉拭子，而且其刮取的细胞被宫颈管内的黏液所保护，不会因空气干燥造成细胞变性。

4. 宫腔吸片　怀疑宫腔内有恶性病变时，可采用宫腔吸片检查，较阴道涂片及诊刮阳性率高。选择直径 1 ~ 5mm 不同型号塑料管，一端连于干燥消毒的注射器，另一端用大镊子送入宫腔内达宫底部，上下左右转动方向，轻轻抽吸注射器，将吸出物涂片、固定、染色。应注意的是，取出吸管时停止抽吸，以免将宫颈管内容物吸入。宫腔吸片标本中可能含有输卵管、卵巢或盆腹腔上皮细胞成分。另外，还可通过宫腔灌洗获取细胞。用注射器将 10mL 无菌生理盐水注入宫腔，轻轻抽吸洗涤内膜面，然后收集洗涤液，离心后取沉渣涂片。此项检查既简单、取材效果好，与诊刮相比患者痛苦小，易于接受，适合于绝经后出血妇女。

5. 局部印片　用清洁玻片直接贴按病灶处作印片，经固定、染色、镜检。常用于外阴及阴道的可疑病灶。

（二）染色方法

细胞学染色方法有多种，如巴氏染色（papanicolaou stain）法、邵氏染色法及其他改良染色法。常用的为巴氏染色法，该法既可用于检查雌激素水平，也可用于查找癌细胞。

（三）辅助诊断技术

包括免疫细胞化学、原位杂交技术、影像分析、流式细胞测量及自动筛选或人工智能系统等。

二、正常生殖道脱落细胞的形态特征

（一）鳞状上皮细胞

阴道及宫颈阴道部被覆的鳞状上皮相仿，均为非角化性的分层鳞状上皮。上皮细胞分为表层、中层

及底层，其生长与成熟受雌激素影响。因而女性一生中不同时期及月经周期中不同时间，各层细胞比例均不相同，细胞由底层向表层逐渐成熟。鳞状细胞的成熟过程是：细胞由小逐渐变大；细胞形态由圆形变为舟形、多边形；胞浆染色由蓝染变为粉染；胞浆由厚变薄；胞核由大变小，由疏松变为致密。

1. 底层细胞　相当于组织学的深棘层，又分为内底层细胞和外底层细胞。

（1）内底层细胞：又称生发层，只含一层基底细胞，是鳞状上皮再生的基础。其细胞学表现为：细胞小，为中性多核白细胞的 4 ~ 5 倍，呈圆形或椭圆形，巴氏染色胞浆蓝染，核大而圆。育龄妇女的阴道细胞学涂片中无内底层细胞。

（2）外底层细胞：细胞 3 ~ 7 层，圆形，比内底层细胞大，为中性多核白细胞的 8 ~ 10 倍，巴氏染色胞浆淡蓝，核为圆形或椭圆形，核浆比例 1：2 ~ 1：4。卵巢功能正常时，涂片中很少出现。

2. 中层细胞　相当于组织学的浅棘层，是鳞状上皮中最厚的一层。根据其脱落的层次不同，形态各异。接近底层者细胞呈舟状，接近表层者细胞大小与形状接近表层细胞；胞浆巴氏染色淡蓝，根据储存的糖原多寡，可有多量的嗜碱性染色或半透明胞浆；核小，呈圆形或卵圆形，淡染，核浆比例低，约 1：10。

3. 表层细胞　相当于组织学的表层。细胞大，为多边形，胞浆薄，透明；胞浆粉染或淡蓝，核小固缩。核固缩是鳞状细胞成熟的最后阶段。表层细胞是育龄妇女宫颈涂片中最常见的细胞。

（二）柱状上皮细胞

又分为宫颈黏膜细胞及子宫内膜细胞。

1. 宫颈黏膜细胞　有黏液细胞和带纤毛细胞两种。在宫颈刮片及宫颈管吸取物涂片中均可找到。黏液细胞呈高柱状或立方状，核在底部，呈圆形或卵圆形，染色质分布均匀，胞浆内有空泡，易分解而留下裸核。带纤毛细胞呈立方形或矮柱状，带有纤毛，核为圆形或卵圆形，位于细胞底部，胞浆易退化融合成多核，多见于绝经后。

2. 子宫内膜细胞　较宫颈黏膜细胞小，细胞为砥柱状，为中性多核白细胞的 1 ~ 3 倍；核呈圆形，核大小、形状一致，多成堆出现；胞浆少，呈淡灰色或淡红色，边界不清。

（三）非上皮成分

如吞噬细胞、白细胞、淋巴细胞、红细胞等。

三、生殖道脱落细胞在内分泌检查方面的应用

阴道鳞状上皮细胞的成熟程度与体内雌激素水平成正比，雌激素水平越高，阴道上皮细胞分化越成熟。因此，阴道鳞状上皮细胞各层细胞的比例可反映体内雌激素水平。临床上常用四种指数代表体内雌激素水平，即成熟指数、致密核细胞指数、嗜伊红细胞指数和角化指数。

（一）成熟指数（maturation index，MI）

是阴道细胞学卵巢功能检查最常用的一种。计算方法是在低倍显微镜下观察计算 300 个鳞状上皮细胞，求得各层细胞的百分率，并按底层 / 中层 / 表层顺序写出，如底层 5、中层 60、表层 35、MI 应写成 5/60/135。若底层细胞百分率高称左移，提示不成熟细胞增多，即雌激素水平下降；若表层细胞百分率高称右移，表示雌激素水平升高。一般有雌激素影响的涂片，基本上无底层细胞；轻度影响者表层细胞 <20%；高度影响者表层细胞 >60%。在卵巢功能低落时则出现底层细胞；轻度低落底层细胞 <20%；中度低落底层细胞占 20% ~ 40%；高度低落底层细胞 >40%。

（二）致密核细胞指数（karyopyknotic index，KI）

即鳞状上皮细胞中表层致密核细胞的百分率。计算方法为从视野中数 100 个表层细胞及其中致密核细胞数目，从而计算百分率。例如其中有 40 个致密核细胞，则 KI 为 40%。KI 越高，表示上皮细胞越成熟。

（三）嗜伊红细胞指数（eosinophilic index，EI）

即鳞状上皮细胞中表层红染细胞的百分率。通常红染表层细胞在雌激素影响下出现，所以此指数可以反映雌激素水平，指数越高，提示上皮细胞越成熟。

（四）角化指数（cornification index，CI）

是指鳞状上皮细胞中的表层（最成熟的细胞层）嗜伊红性致密核细胞的百分率，用以表示雌激素的

水平。

四、阴道涂片在妇科疾病诊断中的应用

（一）闭经

阴道涂片可协助了解卵巢功能状况和雌激素水平。若涂片检查有正常周期性变化，提示闭经原因在子宫及其以下部位，如子宫内膜结核、宫颈或宫腔粘连等；若涂片中中层和底层细胞多，表层细胞极少或无，无周期性变化，提示病变在卵巢，如卵巢早衰；若涂片表现不同程度雌激素低落，或持续雌激素轻度影响，提示垂体或以上或其他全身性疾病引起的闭经。

（二）功血

1. 无排卵型功血　涂片表现中至高度雌激素影响，但也有较长期处于低至中度雌激素影响。雌激素水平高时右移显著，雌激素水平下降时，出现阴道流血。

2. 排卵性功血　涂片表现周期性变化，MI 明显右移，中期出现高度雌激素影响，EI 可达 90% 左右。但排卵后，细胞堆积和皱褶较差或持续时间短，EI 虽有下降但仍偏高。

（三）流产

1. 先兆流产　由于黄体功能不足引起的先兆流产表现为 EI 于早孕期增高，经治疗后 EI 下降提示好转。若再度 EI 增高，细胞开始分散，流产可能性大。若先兆流产而涂片正常，表明流产非黄体功能不足引起，用孕激素治疗无效。

2. 过期流产　EI 升高，出现圆形致密核细胞，细胞分散，舟形细胞少，较大的多边形细胞增多。

（四）生殖道感染性疾病

1. 细菌性阴道病　常见的病原体有阴道嗜酸杆菌、球菌、加德纳尔菌和放线菌等。涂片中炎性阴道细胞表现为：细胞核呈豆状，核破碎和核溶解，上皮细胞核周有空晕，胞浆内有空泡。

2. 衣原体性宫颈炎　涂片上可见化生的细胞胞浆内有球菌样物及嗜碱性包涵体，感染细胞肥大多核。

3. 病毒性感染　常见的有单纯疱疹病毒 Ⅱ 型（HSV - Ⅱ）和人乳头状瘤病毒（HPV）。

（1）HSV 感染：①早期表现为：感染细胞的核增大，染色质结构呈"水肿样"退变，染色质变得很细，散布在整个胞核中，呈淡的嗜碱性染色，均匀，有如毛玻璃状，细胞多呈集结状，有许多胞核。②晚期可见嗜伊红染色的核内包涵体，周围可见一清亮晕环。

（2）HPV 感染：鳞状上皮细胞被 HPV 感染后具有典型的细胞学改变。在涂片标本中见挖空细胞、不典型角化不全细胞及反应性外底层细胞。典型的挖空细胞表现为上皮细胞内有 1～2 个增大的核，核周有透亮空晕环或壁致密的透亮区，提示有 HPV 感染。

五、生殖道脱落细胞在妇科肿瘤诊断上的应用

（一）癌细胞特征

主要表现在细胞核、细胞及细胞间关系的改变。

1. 细胞核的改变　表现为核增大，核浆比例失常；核大小不等，形态不规则；核深染且深浅不一；核膜明显增厚、不规则，染色质分布不均，颗粒变粗或凝聚成团；因核分裂异常，可见双核及多核；核畸形，如分叶、出芽、核边内凹等不规则形态；核仁增大变多以及出现畸形裸核。

2. 细胞改变　细胞大小不等，形态各异。胞浆减少，染色较浓，若变性则内有空泡或出现畸形。

3. 细胞间关系改变　癌细胞可单独或成群出现，排列紊乱。早期癌涂片背景干净清晰，晚期癌涂片背景较脏，见成片坏死细胞、红细胞及白细胞等。

（二）宫颈/阴道细胞学诊断的报告形式

主要为分级诊断及描述性诊断两种。目前我国多数医院仍采用分级诊断，临床常用巴氏 5 级分类法。

1. 巴氏分类法　具体如下。

（1）阴道细胞学诊断标准

①巴氏Ⅰ级：正常。为正常阴道细胞涂片。

②巴氏Ⅱ级：炎症。细胞核普遍增大，淡染或有双核，也可见核周晕或胞浆内空泡。一般属良性改变或炎症。临床分为ⅡA及ⅡB。ⅡB是指个别细胞核异质明显，但又不支持恶性；其余为ⅡA。

③巴氏Ⅲ级：可疑癌。主要是核异质，表现为核大深染，核形不规则或双核。对不典型细胞，性质尚难肯定。

④巴氏Ⅳ级：高度可疑癌。细胞有恶性特征，但在涂片中恶性细胞较少。

⑤巴氏Ⅴ级：癌。具有典型的多量癌细胞。

（2）巴氏分级法的缺点

①以级别来表示细胞学改变的程度易造成假象，似乎每个级别之间有严格的区别，使临床医生仅根据分类级别来处理患者，实际上Ⅰ、Ⅱ、Ⅲ、Ⅳ级之间的区别并无严格的客观标准，主观因素较多。

②对癌前病变也无明确规定，可疑癌是指可疑浸润癌还是CIN不明确，不典型细胞全部作为良性细胞学改变也欠妥，因为偶然也见到CINⅠ伴微小浸润癌的病例。

③未能与组织病理学诊断名词相对应，也未包括非癌的诊断。因此巴氏分级法正逐步被新的分类法所取代。

2. TBS分类法及其描述性诊断内容　为了使妇科生殖道细胞学的诊断报告与组织病理学术语一致，使细胞学报告与临床处理密切结合，1988年美国制定宫颈/阴道细胞学TBS（the Bethesda system）命名系统。国际癌症协会于1991年对宫颈/阴道细胞学的诊断报告正式采用了TBS分类法。TBS分类法改良了以下三方面：将涂片制作的质量作为细胞学检查结果报告的一部分；对病变的必要描述；给予细胞病理学诊断并提出治疗建议。这些改良加强了细胞病理学医师与妇科医师间的沟通。TBS描述性诊断报告主要包括以下内容。

（1）感染

①原虫：滴虫或阿米巴原虫阴道炎。

②细菌：a.球杆菌占优势，发现线索细胞，提示细菌性阴道炎。b.杆菌形态提示放线菌感染。c.衣原体感染：形态提示衣原体感染，建议临床进一步证实。d.其他。

③真菌：a.形态提示念珠菌感染。b.形态提示纤毛菌（真菌样菌）。c.其他。

④病毒：a.形态提示疱疹病毒感染。b.形态提示巨细胞病毒感染。c.形态提示HPV感染（HPV感染包括鳞状上皮轻度不典型增生，应建议临床进一步证实）。d.其他。

（2）反应性细胞的改变：①细胞对炎症的反应性改变（包括化生细胞）。②细胞对损伤（包括活组织检查、激光、冷冻和电灼治疗等）的反应性改变。③细胞对放疗和化疗的反应性改变。④宫内节育器（IUD）引起上皮细胞的反应性改变。⑤萎缩性阴道炎。⑥激素治疗的反应性改变。⑦其他。前3种情况下亦可出现修复细胞或不典型修复细胞。

（3）鳞状上皮细胞异常：①不明确诊断意义的不典型鳞状上皮细胞（atypical squamous cell undermined significance，ASCUS）。②鳞状上皮细胞轻度不典型增生（LSIL），宫颈上皮内瘤变（CIN）Ⅰ级。③鳞状上皮细胞中度不典型增生，CINⅡ，④鳞状上皮细胞重度不典型增生（HSIL），CINⅢ。⑤可疑鳞癌细胞。⑥肯定癌细胞，若能明确组织类型，则按下述报告：角化型鳞癌；非角化型鳞癌；小细胞型鳞癌。

（4）腺上皮细胞异常：①子宫内膜细胞团-基质球。②子宫内膜基质细胞。③未明确诊断意义的不典型宫颈管柱状上皮细胞。④宫颈管柱状上皮细胞轻度不典型增生。⑤宫颈管柱状上皮细胞重度不典型增生。⑥可疑腺癌细胞。⑦腺癌细胞（高分子腺癌或低分化腺癌）。若可能，则判断来源：颈管、子宫内膜或子宫外。

（5）不能分类的癌细胞。

（6）其他恶性肿瘤细胞。

（7）激素水平的评估（阴道涂片）。TBS报告方式中提出了一个重要概念——不明确诊断意义的不典型鳞状上皮细胞（ASCUS），即既不能诊断为感染、炎症、反应性改变，也不能诊断为癌前病变和恶变的鳞状上皮细胞。ASCUS 包括不典型化生细胞、不典型修复细胞、与萎缩有关的不典型鳞状上皮细胞、角化不良细胞以及诊断 HPV 证据不足，又不除外者。ASCUS 术语因不同的细胞病理学家可能标准亦不够一致，但其诊断比例不应超过低度鳞状上皮内病变的 2 ～ 3 倍。TBS 报告方式要求诊断 ASCUS，指出可能为炎症等反应性或可能为癌前病变，并同时提出建议。若与炎症、刺激、宫内节育器等反应性有关者，应于 3 ～ 6 个月复查；若可能有癌前病变或癌存在，但异常细胞程度不够诊断标准者，应行阴道镜活检。

（三）PAPNET 电脑涂片系统

近年来，PAPNET 电脑涂片系统，即计算机辅助细胞检测系统（computer - assisted cytology test，CCT），在宫颈癌早期诊断中得到广泛应用。PAPNET 电脑涂片系统装置包括三部分，即自动涂片系统、存储识别系统和打印系统，是利用电脑及神经网络软件对涂片进行自动扫描、读片、自动筛查，最后由细胞学专职人员做出最后诊断的一种新技术，其原理是基于神经网络系统在自动细胞学检测这一领域的运用。

PAPNET 可通过经验来鉴别正常与不正常的巴氏涂片。具体步骤为：在检测中心，经过上机处理的细胞涂片每百张装入片盒送入计算机房；计算机先将涂片分为 3 000 ～ 5 000 个区域不等，再对涂片上 30 万～ 50 万个细胞按区域进行扫描，最后筛选出 128 个最可疑细胞通过数字照相机进行自动对焦录制到光盘上，整个过程需 8 ～ 10 分钟；然后将光盘送往中间细胞室，经过一套与检测中心配套的专业高分辨率解像设备，由细胞学家复验。如有异议或不明确图像，可在显示器帮助下，显微镜自动找到所需观察位置，细胞学家再用肉眼观察核实。最后，采用 1991 年 TBS 分类法做出诊断报告及治疗意见，并附有阳性图片供临床医生参考。PAPNET 方法具有高度敏感性和准确性，并能克服直接显微镜下读片因视觉疲劳造成的漏诊，省时省力，适用于大量人工涂片检测的筛选工作。

第四节 生殖器官活组织检查

活组织检查是指在机体的可疑病变部位或病变部位取出少量组织进行冰冻或常规病理检查，简称为活检。在多数情况下，活检结果可以作为最可靠的术前诊断依据，是诊断的金标准。妇科常用的活组织检查主要包括外阴活检、阴道活检、子宫颈活检、子宫内膜活检、诊断性子宫颈锥形切除及诊断性刮宫。有时出于术中诊断的需要也可进行卵巢组织活检、盆腔淋巴结活检、大网膜组织活检以及盆腔病灶组织活检等，本节不作赘述。

一、外阴活组织检查

1. 适应证 具体如下。

（1）外阴部赘生物或溃疡需明确病变性质，尤其是需排除恶变者。

（2）外阴色素减退性疾病需明确其类型或排除恶变。

（3）疑为外阴结核、外阴尖锐湿疣及外阴阿米巴病等外阴特异性感染需明确诊断者。

（4）外阴局部淋巴结肿大原因不明。

2. 禁忌证 具体如下。

（1）外阴急性炎症，尤其是化脓性炎。

（2）疑为恶性黑色素瘤。

（3）疑为恶性滋养细胞疾病外阴转移。

（4）尽可能避免在月经期实施活检。

3. 方法 患者取膀胱截石位，常规外阴消毒，铺无菌孔巾，准备活检区域组织用 0.5% 利多卡因作局部浸润麻醉。根据需要选取活检部位，以刀片或剪刀剪取或切取适当大小的组织块，有蒂的赘生物可以剪刀自蒂部剪下，小赘生物也可以活检钳钳取。一般只需局部压迫止血，出血多者可电凝止血或缝扎止血。标本根据需要做冰冻切片检查或以 10% 甲醛或 95% 酒精固定后作常规组织病理检查。

4. 注意事项 具体如下。

（1）所取组织须有足够大小，一般要求须达到直径 5mm 以上。

（2）表面有坏死溃疡的病灶，取材须达到足够深度以达到新鲜有活性的组织。

（3）有时需作多点活检。

（4）所取组织最好包含部分正常组织，即在病变组织与正常组织交界处活检。

二、阴道活组织检查

1. 适应证　具体如下。

（1）阴道壁赘生物或溃疡需明确病变性质。

（2）疑为阴道尖锐湿疣等特异性感染需明确诊断。

2. 禁忌证　具体如下。

（1）外阴阴道或宫颈急性炎症。

（2）疑为恶性黑色素瘤。

（3）疑为恶性滋养细胞疾病阴道转移。

（4）月经期。

3. 方法　患者取膀胱截石位，常规外阴消毒，铺无菌孔巾，阴道窥器暴露取材部位并再次消毒，剪取或钳取适当大小的组织块，有蒂的赘生物可以剪刀自蒂部剪下，小赘生物可以活检钳钳取。局部压迫止血、电凝止血或缝扎止血，必要时阴道内需填塞无菌纱布卷以压迫止血。标本根据需要作冷冻切片检查或以 10% 甲醛或 95% 乙醇固定后作常规组织病理检查。

4. 注意事项　阴道内填塞的无菌纱布卷须在术后 24 ～ 48 小时取出，切勿遗忘；其余同外阴活检。

三、宫颈活组织检查

1. 适应证　具体如下。

（1）宫颈糜烂接触性出血，疑有宫颈癌需确定病变性质。

（2）宫颈细胞学涂片 TBS 诊断为鳞状细胞异常者。

（3）宫颈脱落细胞涂片检查巴氏Ⅲ级或以上。

（4）宫颈脱落细胞涂片检查巴氏Ⅱ级，经抗感染治疗后反复复查仍为巴氏Ⅱ级。

（5）肿瘤固有荧光检查或阴道镜检查反复可疑阳性或阳性。

（6）宫颈赘生物或溃疡需明确病变性质。

（7）疑为宫颈尖锐湿疣等特异性感染需明确诊断。

2. 禁忌证　具体如下。

（1）外阴阴道急性炎症。

（2）月经期、妊娠期。

3. 方法　具体如下。

（1）患者取膀胱截石位，常规外阴消毒，铺无菌孔巾。

（2）阴道窥器暴露宫颈，拭净宫颈表面黏液及分泌物后行局部消毒。

（3）根据需要选取取材部位，剪取或钳取适当大小的组织块。有蒂的赘生物可以用剪刀将白蒂部剪下；小赘生物可以活检钳钳取；有糜烂溃疡的可于肉眼所见的糜烂溃疡较明显处或病变较深处以活检钳取材；无明显特殊病变或必要时以活检钳在宫颈外口鳞状上皮与柱状上皮交界部位选 3，6，9，12 点处取材；为提高取材的准确性，可在宫颈阴道部涂以复方碘溶液，选择不着色区取材；也可在阴道镜或肿瘤固有荧光诊断仪的指引下进行定位活检。

（4）局部压迫止血、出血多时可电凝止血或缝扎止血，手术结束后以长纱布卷压迫止血。

（5）标本根据需要做冰冻切片检查或以 10% 甲醛或 95% 乙醇固定后作常规组织病理检查。

4. 注意事项　具体如下。

（1）阴道内填塞的长纱布卷须在术后 12 小时取出，切勿遗忘。

（2）外阴阴道炎症可于治愈后再做活检。

（3）妊娠期原则上不做活检，以避免流产、早产，但临床高度怀疑宫颈恶性病变者仍应检查，做好预防和处理流产与早产的前提下做活检，同时须向患者及其家属讲明活检的必要性以及可能后果，取得理解和同意后方可施行。

（4）月经前期不宜做活检，以免与活检处出血相混淆，且月经来潮时创口不易愈合，并增加内膜在切口种植的机会。

四、诊断性刮宫与子宫内膜活检

诊断性刮宫简称诊刮，其目的是刮取宫腔内容物（子宫内膜及宫腔内其他组织）做病理组织检查以协助诊断。若要同时除外宫颈管病变，则需依次刮取宫颈管内容物及宫腔内容物进行病理组织学检查，称为分段诊断性刮宫（简称"分段诊刮"）。有时仅需从宫腔内吸取少量子宫内膜组织作检查，称为子宫内膜活检。子宫内膜活组织检查不仅能判断有无排卵和分泌期子宫内膜的发育程度，而且能间接反映卵巢的黄体功能，并有助于子宫内膜疾患的诊断。

1. 适应证具体如下

（1）月经失调或闭经，需了解子宫内膜变化及其对性激素的反应或需要紧急止血。

（2）子宫异常出血或绝经后阴道流血，需明确诊断。

（3）阴道异常排液，需检查子宫腔脱落细胞或明确有无子宫内膜病变。

（4）不孕症，需了解有无排卵或疑有子宫内膜结核。

（5）影像检查提示宫腔内有组织残留，需证实或排除子宫内膜癌、子宫内膜息肉或流产等疾病。

2. 禁忌证

（1）外阴阴道及宫颈急性炎症，急性或亚急性盆腔炎。

（2）可疑妊娠。

（3）急性或严重全身性疾病，不能耐受小手术者。

（4）手术前体温 >37.5℃。

3. 方法

（1）取材时间：不同的疾病应有不同的取材时间。

①需了解卵巢功能：月经周期正常前 1 ~ 2 日或月经来潮 12 小时内取材。

②闭经：随时可取材。

③功血：如疑为子宫内膜增生过长，应于月经前 1 ~ 2 日或月经来潮 24 小时内取材；如疑为子宫内膜剥脱不全，则应于月经第 5 ~ 7 日取材。

④不孕症需了解有无排卵：于月经期前 1 ~ 2 日取材。

⑤疑有子宫内膜癌：随时可取材。

⑥疑有子宫内膜结核：于月经期前 1 周或月经来潮 12 小时内取材，取材前 3 日及取材后 3 日每日肌内注射链霉素 0.75g 并口服异烟肼 0.3g，以防引起结核扩散。

（2）取材部位：一般于子宫前、后壁各取一条内膜，如疑有子宫内膜癌，另于宫底再取一条内膜。

4. 手术步骤

（1）排尿后取膀胱截石位，外阴、阴道常规消毒。

（2）做双合诊，了解子宫大小、位置及宫旁组织情况。

（3）用阴道窥器暴露宫颈，再次消毒宫颈与宫颈管，钳夹宫颈，子宫探针缓缓进入，探明子宫方向及宫腔深度。若宫颈口过紧，可根据所需要取得的组织块大小用宫颈扩张器扩张至小号刮匙或中、大号刮匙能进入为止。

（4）阴道后穹隆处置盐水纱布一块，以收集刮出的内膜碎块。用刮匙由内向外沿宫腔四壁及两侧宫角有次序地将内膜刮除，并注意宫腔有无变形及高低不平。

（5）取下纱布上的全部组织固定于 10% 甲醛溶液或 95% 乙醇中，送病理检查。检查申请单上注明末次月经时间。

5. 注意事项

（1）阴道及宫颈、盆腔的急性炎症者应治愈后再做活检。

（2）出血、子宫穿孔、感染是最主要的并发症，术中术后应注意预防液体。有些疾病可能导致术中大出血，应于术前建立通路，并做好输血准备，必要时还需做好开腹手术准备；哺乳期、产后、剖宫产术后、绝经后、子宫严重后屈等特殊情况下尤应注意避免子宫穿孔的发生；术中严格无菌操作，术前、术后可给予抗生素预防感染，一般术后 2 周内禁止性生活及盆浴，以免感染。

（3）若刮出物肉眼观察高度怀疑为癌组织时，不应继续刮宫，以防出血及癌扩散；若肉眼观在未见明显癌组织时，应全面刮宫，以防漏诊及术后因宫腔组织残留而出血不止。

（4）应注意避免术者在操作时唯恐不彻底，反复刮宫而伤及子宫内膜基底层，甚至刮出肌纤维组织，造成子宫内膜炎或宫腔粘连，导致闭经的情况。

五、诊断性子宫颈锥切

宫颈锥切术是指锥形切除部分宫颈组织，包括宫颈移形带，以及部分或全部宫颈管组织。宫颈锥切术包括诊断性宫颈锥切术和治疗性宫颈锥切术，临床主要用于宫颈病变的明确诊断以及保守性治疗。近年，随着宫颈癌三级预防的不断推行，宫颈上皮内瘤样病变（CIN）患者日趋年轻化，致使宫颈病变治疗趋向保守。宫颈锥切术作为一种能够保留生育功能的治疗方法而被临床广泛应用。同时，宫颈锥切术在诊断宫颈病变方面也显示出其特有的临床价值。

1. 适应证　具体如下。

（1）诊断性宫颈锥切的主要指征

①发现宫颈上皮细胞异常，尤其是细胞学诊断为重度鳞状上皮内病变（HSIL）或轻度鳞状上皮内病变（LSIL），而宫颈上未见肉眼病灶或是阴道镜检查无明显异常。

②阴道镜无法看到宫颈病变的边界，或主要病灶位于宫颈管内，超出阴道镜能检查到的范围。

③对于细胞学异常的患者，阴道镜检查不满意，主要是无法看清整个宫颈移形带，包括鳞柱交接区域。

④有细胞学或是组织学证据表明宫颈腺上皮存在癌前病变或是癌变。

⑤宫颈管诊刮术所得标本病理报告为异常或不能肯定。

⑥细胞学、阴道镜和活组织检查结果不一致。

⑦细胞学、阴道镜或活检可疑宫颈浸润癌。

⑧宫颈活检病理诊断为 CIN，但无法明确排除宫颈微小浸润癌或浸润癌。

⑨宫颈管诊刮发现 CIN 或宫颈微小浸润癌。只要有以上任何一种状况，都应做宫颈锥切以作进一步诊断。

（2）治疗性宫颈锥切的指征

① CINI 伴阴道镜检查不满意、CIN Ⅱ 或 CIN Ⅲ。

②宫颈原位鳞癌。

③宫颈原位腺癌。

④有生育要求的 IA 期宫颈浸润癌。

2. 禁忌证　具体如下。

（1）生殖器官急慢性炎症。

（2）有出血倾向者。

3. 方法　目前应用的锥切方法多种多样，有冷刀法、激光法和环行电切法。

（1）暴露术野，宫颈涂碘。

（2）12、3、6、9 点丝线缝合做牵引。

（3）切缘周边注射 1 ∶ 2 000 肾上腺素生理盐水。

（4）海格式棒逐步扩宫口至 8 号，可作颈管搔刮。

（5）在病灶外 0.5cm 处用冷刀环切宫颈口，按 30°～ 50° 角度向内侧作宫颈锥形切除。深度根据不同的病变可选择 1～ 2.5cm。

（6）宫颈锥切标本在 12 点处做标记，送病理。

（7）电凝止血创面，可吸收缝线左右两个八字缝合宫颈。

（8）阴道内置入长纱条一根。留置导尿管。

4. **注意事项**　具体如下。

（1）宫颈锥切手术最好在月经干净后 3～ 7 天内实施，以免术后经血污染手术创面。

（2）手术后 4～ 6 周应探查宫颈管有无狭窄。

（3）诊断性宫颈锥切可用冷刀或 LEEP 刀，最好避免用电刀，以免破坏组织切缘，从而影响诊断。

第五节　输卵管通畅检查

输卵管通畅检查的主要目的是检查输卵管是否通畅，了解子宫和输卵管腔的形态及输卵管的阻塞部位。常用的方法有输卵管通气术、输卵管通液术、子宫输卵管造影术和选择性子宫输卵管造影术。其中输卵管通气术因有发生气栓的潜在危险，且准确性仅为 45%～ 50%，故临床上已逐渐被其他方法取代。近年来，随着介入技术的发展和内窥镜的临床应用，已普遍采取选择性输卵管造影术和采用腹腔镜直视下输卵管通液术来进一步明确输卵管的通畅情况，并根据输卵管阻塞部位的不同而进一步通过输卵管介入治疗或腹腔镜治疗改善其通畅程度。此外，还有宫腔镜下经输卵管口插管通液试验和宫腹腔镜联合检查等方法。

一、输卵管通液术

输卵管通液术（hydrotubation）是检查输卵管是否通畅的一种方法，并具有一定的治疗功效。即通过导管向宫腔内注入液体，根据注射液体阻力大小、有无回流及注入液体量和患者感觉等判断输卵管是否通畅。由于操作简便，无需特殊设备，广泛用于临床。

1. **适应证**

（1）不孕症，男方精液正常，疑有输卵管阻塞者。

（2）检查和评价输卵管绝育术、输卵管再通术或输卵管成形术的效果。

（3）对输卵管黏膜轻度粘连有疏通作用。

2. **禁忌证**

（1）内外生殖器急性炎症或慢性炎症急性或亚急性发作者。

（2）月经期或有不规则阴道出血者。

（3）可疑妊娠者。

（4）严重的全身性疾病：如心、肺功能异常等，不能耐受手术者。

（5）体温高于 37.5℃者。

3. **术前准备**

（1）月经干净 3～ 7 日，禁性生活。

（2）术前半小时肌内注射阿托品 0.5mg，解痉。

（3）患者排空膀胱。

4. **方法**

（1）器械：阴道窥器、宫颈钳，长弯钳、宫颈导管、20mL 注射器、压力表、Y 形导管等。

（2）常用液体：生理盐水或抗生素溶液（庆大霉素 8 万 U、地塞米松 5mg、透明质酸酶 1 500U，注射用水 20～ 50mL），可加用 0.5% 的利多卡因 2mL 以减少输卵管痉挛。

（3）操作步骤

①患者取膀胱结石位，外阴、阴道、宫颈常规消毒，铺无菌巾，双合诊了解子宫的位置及大小。

②放置阴道窥器充分暴露子宫颈，再次消毒阴道穹隆部及宫颈，以宫颈钳钳夹宫颈前唇。沿宫腔方向置入宫颈导管，并使其与宫颈外口紧密相贴。

③用 Y 形管将宫颈导管与压力表、注射器相连，压力表应高于 Y 形管水平，以免液体进入压力表。

④将注射器与宫颈导管相连，并使宫颈管内充满生理盐水，缓慢推注，压力不可超过 160mmHg。观察推注时阻力大小、经宫颈注入的液体是否回流，患者下腹部是否疼痛。

⑤术毕取出宫颈导管，再次消毒宫颈、阴道，取出阴道窥器。

5. 结果评定。

（1）输卵管通畅：顺利推注 20mL 生理盐水无阻力，压力维持在 60～80mmHg 以下，或开始稍有阻力，随后阻力消失，无液体回流，患者也无不适感，提示输卵管通畅。

（2）输卵管阻塞：勉强注入 5mL 即感有阻力，压力表见压力持续上升而不见下降，患者感下腹胀痛，停止推注后液体又回流至注射器内，表明输卵管阻塞。

（3）输卵管通而不畅：注射液体有阻力，再经加压注入又能推进，说明有轻度粘连已被分离，患者感轻微腹痛。

6. 注意事项。

（1）所用无菌生理盐水温度以接近体温为宜，以免液体过冷造成输卵管痉挛。

（2）注入液体时必须使宫颈导管紧贴宫颈外口，防止液体外漏。

（3）术后 2 周禁盆浴及性生活，酌情给予抗生素预防感染。

二、子宫输卵管造影术

子宫输卵管造影术（hysterosalpingography，HSG）是通过导管向子宫腔及输卵管注入造影剂，在 X 线下透视及摄片，根据造影剂在输卵管及盆腔内的显影情况了解子宫腔的形态、输卵管是否通畅、阻塞的部位、输卵管结扎部位及盆腔有无粘连等，尤其是评价输卵管的最佳方法。该检查损伤小，能对输卵管阻塞做出较正确诊断，准确率可达 80%，且具有一定的治疗作用。

1. 适应证

（1）了解输卵管是否通畅及其形态、阻塞部位。

（2）了解宫腔形态，确定有无子宫畸形及类型，有无宫腔粘连、子宫黏膜下肌瘤、子宫内膜息肉及异物等。

（3）内生殖器结核非活动期。

（4）不明原因的习惯性流产，于排卵后做造影了解宫颈内口是否松弛，宫颈及子宫是否畸形。

2. 禁忌证

（1）内、外生殖器急性或亚急性炎症。

（2）严重的全身性疾病，不能耐受手术者。

（3）妊娠期、月经期。

（4）产后、流产、刮宫术后 6 周内。

（5）碘过敏者。

3. 术前准备

（1）造影时间以月经干净 3～7 天为宜，最佳时间为月经干净的 5～6 天，当月经干净后禁性生活。

（2）做碘过敏试验，阴性者方可造影；如果使用非离子型含碘造影剂不要求做碘过敏试验。

（3）术前半小时可肌内注射阿托品 0.5mg，有助于解痉。

（4）术前排空膀胱，便秘者术前行清洁灌肠，以使子宫保持正常位置，避免出现外压假象。

4. 方法

（1）设备及器械：X 线放射诊断仪或数字多功能 X 线胃肠机、子宫导管、阴道窥器、宫颈钳、长弯钳、20mL 注射器。

（2）造影剂：目前国内外均使用含碘造影剂，分油溶性和水溶性两种。水溶性造影剂又分为离子型和非离子型。油溶性造影剂分为国产碘化油和进口的超液化碘油；油剂（40%碘化油）密度大，显影效果好，刺激小，过敏少，但检查时间长，吸收慢，易引起异物反应，形成肉芽肿或形成油栓；水溶性造影剂（离子型：76%泛影葡胺注射液；非离子型：碘海醇注射液或碘氟醇注射液等多种）中，非离子型造影剂应用较多，其吸收快，检查时间短，可以不做碘过敏试验，有时子宫输卵管边缘部分显影欠佳，细微病变不易观察，但随着碘当量的提高，造影效果明显改善，已经有逐渐取代油剂的趋势。

（3）操作步骤

①患者取膀胱截石位，常规消毒外阴、阴道，铺无菌巾，检查子宫位置及大小。

②以窥阴器扩张阴道，充分暴露宫颈，再次消毒宫颈及阴道穹隆部，用宫颈钳钳夹前唇，探查宫腔。

③将40%碘化油或非离子型水剂（如碘海醇、碘氟醇等）充满宫颈导管，排除空气，沿宫腔方向将其置入宫颈管内，徐徐注入造影剂，在X线透视下观察造影剂流经宫颈管、宫腔及输卵管情况并摄片。24小时（油剂）或20分钟（水剂）后再摄盆腔延迟片，以观察腹腔内有无游离造影剂及造影剂在腹腔内的涂抹或弥散情况、输卵管内造影剂残留情况，进而判断输卵管的通畅程度。

④注入造影剂后子宫角圆钝，而输卵管不显影，则考虑输卵管痉挛，可保持原位，肌内注射阿托品0.5mg或针刺合谷、内关穴，20分钟后再透视、摄片；或停止操作，下次摄片前使用解痉挛药物或行选择性输卵管造影。

5. 结果评定

（1）正常子宫、输卵管：宫腔呈倒三角形，双输卵管显影，形态柔软，24小时或20分钟后摄片，盆腔内见造影剂散在均匀分布。

（2）宫腔异常：患宫腔结核时子宫常失去原有的倒三角形，内膜呈锯齿状不平；患子宫黏膜下肌瘤时可见宫腔充盈缺损；有子宫畸形时有相应显示。

（3）输卵管异常：患输卵管结核时显示输卵管形态不规则、僵直或呈串珠状，有时可见钙化点或盆腔钙化淋巴结；有输卵管积水时输卵管远端呈气囊状扩张，远端呈球形；24小时或20分钟后延迟摄片，盆腔内未见散在造影剂分布，说明输卵管不通；输卵管发育异常，可见过长或过短的输卵管、异常扩张的输卵管、输卵管憩室等。

6. 注意事项

（1）造影剂充盈宫颈管时，必须排尽空气，以免空气进入宫腔造成充盈缺损，引起误诊。

（2）宫颈导管与子宫颈外口必须紧贴，以防造影剂流入阴道内。

（3）导管不要插入太深，以免损伤子宫或引起子宫穿孔。

（4）注入造影剂时用力不要过大，推注不可过快，防止造影剂进入间质、血管。

（5）透视下发现造影剂进入血管或异常通道，同时患者出现咳嗽，应警惕发生油栓，立即停止操作，取头低脚高位，严密观察。

（6）造影后2周禁盆浴及性生活，可酌情给予抗生素预防感染。

（7）有时可因输卵管痉挛而造成输卵管不通的假象，必要时重复进行造影或做选择性输卵管造影。

三、选择性输卵管造影术

选择性输卵管造影术（selective salpingography，SSG）是通过将输卵管造影导管经宫颈、宫腔插至输卵管内口注入造影剂，在X线下透视及摄片，根据造影剂在输卵管及盆腔内的显影情况了解输卵管是否通畅、阻塞的部位及排除HSG时输卵管痉挛导致的输卵管未显影。该检查损伤小，能对HSG造成的假阳性做出更准确的判断，同时根据输卵管阻塞或通畅程度不同采取进一步的介入治疗即输卵管再通术（FTR），准确率可达90%～95%，且具有较好的治疗作用。

1. 适应证

（1）输卵管通而不畅或极不畅，要求治疗。

（2）HSG中输卵管未显影或部分显影，为区别输卵管痉挛还是张力高阻塞不通。

（3）HSG显示输卵管近端阻塞，区别是粘连完全阻塞，还是疏松粘连或分泌物较多之阻塞，此时可作再通术治疗。

2. 禁忌证

（1）内、外生殖器急性或亚急性炎症。

（2）严重的全身性疾病，不能耐受手术者。

（3）妊娠期、月经期。

（4）产后、流产、刮宫术后 6 周内。

（5）碘过敏者：除以上禁忌证外，还包括①明显输卵管积水，伞端明显包裹。②结核性输卵管阻塞。③全身发热 37.5℃以上。

3. 术前准备

（1）选择性输卵管造影时间以月经干净 3 ～ 7 天为宜，最佳时间为月经干净的 5 ～ 6 天，当月月经干净后禁性生活。

（2）做碘过敏试验，阴性者方可造影；如果使用非离子型含碘造影剂不要求做碘过敏试验。

（3）术前半小时肌内注射阿托品 0.5mg，有助于解痉。

（4）术前排空膀胱，便秘者术前行清洁灌肠，以使子宫保持正常位置，避免出现外压假象。

4. 方法

（1）设备及器械：数字多功能 X 线胃肠机或数字减影血管造影机（DSA）、输卵管造影导管及外套管、导丝，阴道窥器、宫颈钳、长弯钳、20mL 注射器。

（2）造影剂：目前国内外均使用含碘造影剂，分为离子型（如 76% 泛影葡胺注射液）和非离子型（如碘海醇注射液或碘氟醇注射液等多种）。

（3）相关药品：庆大霉素 16 万 U、地塞米松 10mg 等。

（4）操作步骤

①患者取膀胱截石位，常规消毒外阴、阴道，铺无菌巾检查子宫位置及大小。

②以窥阴器扩张阴道，充分暴露宫颈，再次消毒宫颈及阴道穹隆部，用宫颈钳钳夹前唇，探查宫腔。

③在透视下将输卵管导管插入外套管中，置外套管于颈管内口，然后轻轻将导管送入输卵管开口处。

④注入造影剂，输卵管显影后，注入治疗药液，再观察输卵管内有否残留和造影剂弥散盆腔情况。

⑤若 SSG 显示输卵管近端阻塞，则可用导丝插入内导管直至输卵管口，透视下轻柔推进导丝，如手感有明显阻力或患者疼痛时停止，然后再注入造影剂显示输卵管再通情况。

⑥术中密切观察有无手术反应，并及时处理。

5. 结果评定

（1）输卵管通畅：双输卵管显影，形态柔软，造影剂从输卵管伞端迅速弥散至盆腔，推注药液后输卵管内无造影剂残留，盆腔内见造影剂散在均匀分布。

（2）输卵管积水：输卵管近端呈气囊状扩张，远端呈球形。

（3）输卵管不通：输卵管不显影，盆腔内未见散在造影剂分布。

（4）输卵管发育异常：可见过长或过短的输卵管、异常扩张的输卵管、输卵管憩室等。

6. 注意事项

（1）导管进入宫腔时，动作要轻柔，尽量减少疼痛和导管对内膜损伤。

（2）注入造影剂时用力不要过大，推注不可过快，防止造影剂进入间质、血管。

（3）如果输卵管近端阻塞，尝试用输卵管介入导丝再通时，要分清导丝的头端，操作轻柔的同时询问患者的感受和透视下监视尤为重要，防止造成输卵管穿孔。

（4）造影后 2 周禁盆浴及性生活，可酌情给予抗生素预防感染。

四、妇产科内镜输卵管通畅检查

近年来，随着妇产科内镜的大量采用，为输卵管通畅检查提供了新的方法，包括腹腔镜直视下输卵管通液检查、宫腔镜下经输卵管口插管通液试验和宫腹腔镜联合检查等方法，其中腹腔镜直视下输卵管通液检查准确率可达 90% ~ 95%。但由于内镜手术对器械要求较高，且腹腔镜仍是创伤性手术，故并不推荐作为常规检查方法，通常在对不孕、不育患者行内镜检查时例行输卵管通液（加用亚甲蓝染液）检查。内镜检查注意事项同上。

微信扫码
◆临床科研
◆医学前沿
◆临床资讯
◆临床笔记

第三章

妇产科内镜检查

第一节　宫腔镜检查

宫腔镜是将子宫腔镜经子宫颈管插入子宫腔，主要观察子宫腔内病变、形态、输卵管开口、子宫内膜有无赘生物以及子宫颈管有无病变，必要时可取组织作病理学检查，借以明确诊断，同时也可配以各种不同的特殊器械，在直视下进行各种手术操作，作相应治疗。宫腔镜已成为诊断和治疗某些妇科疾病的重要诊治手段之一。宫腔镜目前有直型和可弯型两种，也可分诊断用宫腔镜和诊断、治疗两种功能均具有的宫腔镜。

一、宫腔镜诊断的适应证

（1）各种异常子宫出血的诊断。

（2）子宫颈管和子宫腔内赘生物性质的检查和鉴别，如子宫黏膜下肌瘤、息肉等。

（3）不孕症原因的检查，有无子宫内膜结核、宫腔粘连、宫腔畸形或黏膜下肌瘤或其他赘生物等。

（4）子宫内膜癌的诊断和鉴别。

（5）宫内节育器的定位和取出。

（6）重新评估子宫输卵管碘油造影的异常结果。

（7）评估超声检查的异常宫腔回声和占位病变。

（8）宫腔镜手术后随访，也可评估手术后的效果。

（9）观察月经周期不同阶段的子宫内膜变化，间接了解卵巢内分泌变化和子宫内膜的变化。

二、宫腔镜治疗的适应证

（1）宫腔镜下疏通输卵管（宫腔注射）。

（2）宫腔镜下输卵管通液试验。

（3）宫腔镜下注药，治疗输卵管妊娠。

（4）宫腔镜下粘堵输卵管绝育术。

（5）子宫内膜电切割、摘除息肉，黏膜下肌瘤切除。

（6）电凝止血，子宫内膜切除。

（7）宫腔粘连分离术。

（8）子宫纵隔切除术。

（9）宫腔、宫颈粘连闭锁切除。

（10）输卵管内人工授精或孕卵移植术。

（11）子宫颈内赘生物的切除、电凝止血等。

三、操作步骤

（1）一般不需麻醉，精神紧张者术前肌内注射哌替啶 50mg，若行宫腔镜下手术，则需麻醉，常采用硬膜外麻醉或骶麻，也有全身麻醉者。

（2）排空膀胱取膀胱截石位，外阴阴道常规消毒，阴道窥器暴露宫颈，再次消毒用宫颈钳牵持。

（3）以子宫探针探明子宫曲度和深度。

（4）用 Hegar 扩张器扩张宫颈口到 7 号。

（5）将宫腔镜顺宫腔方向送入子宫颈内口，先用生理盐水冲洗宫腔。

（6）宫腔镜接上膨宫液管，注入膨宫液（10% 羟甲基纤维素钠中分子右旋糖酐液或 5% 葡萄糖液），充盈宫腔，顺序观察宫腔，先观察四壁，再观察输卵管开口，最后观察宫颈管内膜，再徐徐将宫腔镜退出颈管。

（7）若宫腔镜下治疗，则选用各种不同器械，可作切、割、摘除、诊刮子宫内膜及电凝等各种操作。

（8）检查或操作后观察 1 小时，酌情应用抗生素预防感染。

四、注意事项

（1）术前询问病史，全身检查，包括腹部和妇科检查，常规宫颈刮片和阴道分泌物检查。

（2）检查时间宜在月经干净后 5 ～ 10 天内进行，特殊情况例外。

（3）注意无菌观察，严格无菌操作，防止上行性感染。

（4）防止并发症发生，如盆腔感染、损伤、出血、宫颈裂伤、子宫穿孔等。

（5）膨宫液个别患者有过敏。

（6）扩张宫颈时注意是否引起迷走神经反射。

（7）宫腔镜下手术，为防止穿孔、损伤等，可在 B 超或腹腔镜监视下进行。

（8）宫颈癌、瘢痕子宫、宫颈裂伤或松弛者不宜行宫腔镜操作。

第二节　腹腔镜检查

腹腔镜检查是将腹腔镜自腹部插入腹腔（妇科主要为盆腔）内观察病变的形态、部位、必要时取有关组织作病理学检查，借以明确诊断的方法。辅以各种不同的特殊器械，同时可在腹腔镜下进行手术操作，此称腹腔镜手术。

一、临床应用

（1）各种原因不明的盆腔疼痛的诊断和鉴别。

（2）盆腔肿块的诊断。

（3）生殖器畸形的诊断如子宫畸形、两性畸形等。

（4）异位妊娠的诊断和鉴别诊断。

（5）盆腔子宫内膜异位症的诊治镜下电凝，分离粘连，抽吸卵巢子宫内膜囊肿等。

（6）盆腔恶性肿瘤：盆腔液抽吸、细胞学、染色体和生化检测。

（7）滋养细胞疾病：卵巢黄素囊肿囊内液的抽吸，黄素囊肿扭转的复位，子宫病灶内抗癌药物注射等。

（8）计划生育中应用：绝育术包括 Falope 圈、Hulk 夹和电凝输卵管绝育术；穿孔后异位的宫内节育器的取出；子宫穿孔的检查和电凝或缝合治疗，复孕手术后评价等。

（9）不孕症患者的诊治：输卵管通畅性、粘连的检查和评价及其有关治疗。

（10）辅助生育技术：采卵，配子输卵管移植至输卵管壶腹部。

二、禁忌证

（1）严重心血管疾病，肺功能不全者。

（2）脐疝、膈疝。

（3）腹壁广泛粘连或其他原因所致腹腔粘连者。

（4）腹腔肿块大于妊娠 4 个月或中、晚期妊娠者。

（5）相对禁忌证为肥胖、晚期恶性肿瘤、腹腔手术史等。

（6）年龄大于 60 岁妇女。

三、方法

（1）术前准备：同一般腹部手术的术前准备。包括病史和有关检查，特别强调心电图、胸部 X 线检查和肝功能检查，术前晚少食，检查前 4 小时禁食，术前晚灌肠，术前排尿或留置导尿管。外阴及阴道消毒、冲洗。

（2）麻醉：硬脊膜外麻醉（单次或持续）或全身麻醉为宜。不提出单用局部麻醉。

（3）膀胱截石位：消毒外阴、阴道，放置阴道窥器，再消毒宫颈和阴道后，置入举宫器或 Rubin 探头，可使子宫随意运动或子亚甲蓝注入等，观察输卵管通畅程度。

（4）腹部皮肤常规消毒：在脐缘下作一小切口，约 1cm，插入 Veress 针进入腹腔，行人工气腹，注入 CO_2 气体，压力不超过 2.94kPa（30cmH$_2$O），充气总量达 2 000 ~ 3 000mL。

（5）插入套管针，拔出套管芯，将腹腔镜自套管插入盆腔，接上光源，即可顺序观察盆腔。

（6）观察时寻找子宫、输卵管、卵巢、直肠子宫陷凹或盆、腹腔内病灶，观察其性状、部位，必要时嘱手术台下助手移动举宫器或注入亚甲蓝液。

（7）若需操作，则可在脐耻中点下或双侧脐与髂前上棘连线中、外 1/3 交界处穿刺第二套或第三套管针，抽出套芯，置入各种不同器械，可作有关操作。

（8）操作结束，取出窥镜前，先排出 CO_2 气体，再拔除套管。

（9）术后 4 小时内严密观察血压、脉搏和呼吸。

四、并发症

（1）腹部气肿，形成假气腹。

（2）腹部血肿或大网膜血管损伤或盆、腹腔内大血管损伤所致内出血。

（3）脏器损伤（肠管、子宫、膀胱损伤等）。

（4）心律不齐，血压下降，心搏骤停。

（5）气体栓塞。

（6）腹壁和腹腔感染。

第三节　羊膜镜检查

羊膜镜检查是在胎膜完整未破前以窥镜插入子宫颈，在强光照射下观察羊水的色泽、量的技术。

一、适应证

（1）妊娠期高血压疾病：因妊娠期高血压疾病的病理变化，使胎盘缺血、梗死，包蜕膜血管壁呈现粥样化及纤维素样坏死，易导致胎盘功能不良，引起胎儿宫内窘迫，甚至胎死宫内。羊膜镜检查时，约 3% ~ 5% 的患者发现羊水内胎粪，或羊水出现黄绿色，尤其是羊水 II 度以上污染时，是终止妊娠的指征。

（2）过期妊娠：过期妊娠时胎盘有各种病理变化，过期儿易呈缺氧状态，故产前羊水粪染率很高，约 20%～40%。而用羊膜镜检测时，胎粪的发现率也可高达 10%～20%。

（3）临产孕妇：足月妊娠入院待产而未破膜者，也宜进行一次羊膜镜检查，以发现虽无高危因素的隐性胎盘宫内不全病例，也能检查前因素中有无脐带，以防破膜后引起脐带脱垂。

（5）诊断胎膜早破：对有移动流液而 pH 试纸及其他检查不能确定是否破膜者，可作羊膜镜检查。

（5）羊膜镜下人工破膜：在先露高浮时，破膜前先作羊膜镜检查，然后用细针高位破膜，控制羊水流出，以防脐带脱垂。

二、操作步骤

（1）受检查者排空膀胱，取膀胱截石位，消毒外阴，铺巾。

（2）先行阴道检查，经穹隆触摸先露部位，除外前置胎盘可能，同时检查子宫颈的位置、方向及软硬，子宫颈开大情况以及先露下降程度，同时也注意前羊水中及羊膜囊中有无脐带。

（3）根据宫口开大情况及软硬度，分别选不同直径的已消毒的羊膜镜。

（4）以阴道检查的手指导入羊膜镜，放入子宫颈管内，逐渐深入宫颈内口，通过内口后再进入约 1cm 然后取出探芯，连接冷光源，即可检查。若有宫颈黏液或血性分泌物，则用消毒棉球擦净。正常羊水澄清或半透明，或可见有胎脂在羊水中漂浮，或因胎脂的细小浮浊化呈乳白色。当发现羊水为黄色、褐色或绿色，或胎膜紧贴胎头，看不到羊水，这些均为羊膜镜检查阳性发现，有其临床意义。

三、注意事项

（1）凡外阴、阴道有炎症，宫颈重度糜烂同时伴有活动性出血，前置胎盘，性播疾病，子宫颈癌，子痫发作或未控制和稳定时，均不宜行羊膜镜检查。

（2）检查前、中、后均应注意外阴、阴道消毒，以及羊膜镜的严格消毒和无菌观念，防止感染。

（3）检查动作必须轻柔，防止因羊膜镜检查时硬质金属器械使胎膜破裂或引起出血，动作粗暴也易引起宫缩，甚至引起早产等。

微信扫码
◆临床科研
◆医学前沿
◆临床资讯
◆临床笔记

第四章

妇科急腹症

第一节　卵巢破裂

卵巢破裂（ovariorrhexis）是指卵巢的成熟卵泡、黄体、黄体囊肿、子宫内膜异位囊肿或肿瘤在某些因素作用下发生破裂，导致卵巢血管破裂出血或卵巢囊内液溢出等，严重者可造成腹腔内大量出血。其发生率为 3% 左右。最常见的是卵巢黄体破裂，约占卵巢破裂的 80%，其他还可见滤泡囊肿、卵巢巧克力囊肿及卵巢肿瘤破裂等。

卵巢破裂多为外界诱因所致，也可为自发性，还有一部分为医源性损伤。常见的诱因主要是外力因素，如腹部遭重击（拳打、脚踢、撞击等）、妇科检查、性交、B 超检查、穿刺抽吸、腹部针刺治疗等均可引起卵巢破裂。卵巢黄体囊肿、巧克力囊肿、肿瘤及卵巢过度刺激综合征患者增大的卵巢等可因囊内压增大、肿瘤侵蚀囊壁等发生自发性破裂。医源性卵巢破裂多见于子宫附件手术时引起卵巢损伤和不同程度的卵巢破裂；辅助生殖治疗中的卵泡穿刺、取卵均可致卵巢破裂。

一、卵巢黄体囊肿破裂

卵巢黄体囊肿破裂（rupture of ovarian corpus luteum cyst）是临床上最为常见的卵巢破裂疾病。卵巢在排卵后形成黄体，正常成熟黄体直径 2～3cm，若黄体腔内有大量的积液，使腔的直径超过 3cm 形成黄体囊肿，在外力作用或其他因素影响下可引起囊肿破裂、出血，甚至引起急腹症。

（一）病因

在卵巢黄体血管化时期，容易破裂，一般先在内部出血，使囊内压增加，继而引起破裂出血。原有基础性疾病如血液病者，凝血机制异常，易出血且不易止血。此外，外伤、性交、妇检、卵巢受直接或间接外力作用、盆腔炎症等其他因素均可导致黄体囊肿破裂。

（二）临床表现

1. 症状　可发生于已婚或未婚妇女，以育龄期妇女最常见。一般在黄体期，常有性交、外伤等诱因，突然出现下腹疼痛，一侧开始，逐渐蔓延至整个腹腔，伴恶心、呕吐、大小便频繁感。重者可出现口干、心悸、头晕、眼花、晕厥等休克症状。亦有少数患者无明显诱因，腹痛发生于月经中期。

2. 体征　痛苦面容，腹肌轻度紧张，压痛反跳痛，宫颈举痛，后穹隆饱满、触痛，子宫一侧可扪及界限不清的包块，早期如嫩豆腐感，晚期质硬、不活动、触痛明显。出血多者可出现贫血貌、脉率快、四肢湿冷、血压下降等休克表现，腹部叩诊移动性浊音阳性。

（三）诊断与鉴别诊断

1. 一般根据病史、症状、体征能明确诊断下列化验和辅助检查有助于诊断和鉴别诊断。

（1）血常规：血红蛋白下降。

（2）血或尿 hCG 测定：阴性，但妊娠黄体破裂为阳性。

（3）B 超：患侧卵巢增大或包块形成，盆腹腔积液。

（4）阴道后穹隆穿刺：抽出不凝的暗红色血液。

（5）腹腔镜检查：是确诊的金标准，可见腹腔内积血，卵巢破裂有血块附着或活动性出血。

2. 鉴别诊断　主要与以下疾病相鉴别。

（1）异位妊娠破裂或流产：腹痛、少许阴道流血、腹腔内出血体征与卵巢黄体囊肿破裂相似，但该病有停经史、早孕反应，做妊娠试验即可鉴别。

（2）急性阑尾炎：有转移性右下腹痛，体温升高，腹膜刺激征明显，白细胞升高；但无腹腔内出血症状体征，妇科检查宫颈无举痛或轻微举痛可以鉴别。

（3）卵巢巧克力囊肿破裂：一侧腹痛开始，常发生于月经后半期与本病相似，但其有痛经、盆腔包块史或明确的子宫内膜异位症病史，腹腔内出血的症状体征不明显，阴道后穹隆穿刺出淡咖啡色液体有助鉴别。腹腔镜检查可见卵巢巧克力囊肿及其他子宫内膜异位病灶。

（四）治疗

1. 保守治疗　适用于出血少者，主要措施是卧床休息和应用止血药物。

2. 手术治疗　适用于出血多者，若并发休克，应在积极纠正休克的同时手术治疗。现首选腹腔镜手术，吸尽积血，电凝或缝合止血，术式选择的原则是尽量保留卵巢功能，尤其是有生育要求的患者。若出血迅猛或无腹腔镜手术条件者，也可行开腹手术。术后纠正贫血。

二、卵巢巧克力囊肿破裂

卵巢巧克力囊肿破裂（rupture chocolate cyst of ovary）是常见的妇科急腹症之一，据文献报道发生率在 4.2% ~ 7.3%。是由于卵巢巧克力囊肿即子宫内膜异位囊肿在外力作用下或自发破裂，囊液溢入盆腔刺激腹膜所致。常引起剧烈腹痛、恶心呕吐，甚至血压下降和休克表现，需急诊手术处理。

（一）病因和发病机制

子宫内膜异位症患者，卵巢最易被异位内膜侵犯，约 80% 病变累及一侧，累及双侧占 50%。随病变发展，异位内膜侵犯卵巢皮质并在其内生长，反复周期性出血，长期形成子宫内膜异位囊肿，在月经期内出血增多，腔内压力增大，整个囊肿迅速增大，囊液为褐色黏稠血液。囊肿可自发破裂，多在月经期前后囊内反复出血囊内压急剧增高所致；也可在外力作用下发生破裂，常见于妇科检查、性交及腹部撞击等；少数情况下，卵巢巧克力囊肿恶变，囊壁血供不足，侵蚀、穿破囊壁发生自发性破裂。卵巢巧克力囊肿破裂时，若破口小，仅少许囊液溢出，刺激局部腹膜发生局部炎性反应和组织纤维化，使裂口自行封闭，但也造成卵巢与邻近脏器紧密粘连，致使卵巢固定在盆腔内，活动度差，可借此与其他出血性卵巢囊肿鉴别。若破口较大，囊液流出多，则引起严重腹膜刺激征，出现剧烈腹痛、恶心呕吐及肛门坠胀等症状。若破裂时累及囊壁血管，还可并发内出血，也是形成急腹症的因素之一。

（二）临床症状

1. 症状

（1）多发生在月经前和月经周期后半期（黄体期），常有性交、妇科检查或外力撞击等诱因，也可无明显诱因而自发发生。

（2）突发下腹剧痛，开始于一侧，继之整个腹部疼痛，伴恶心、呕吐和肛门坠胀。

（3）偶有血压下降和休克症状。

2. 体征

（1）腹部有明显的腹膜刺激症状，有明显压痛、反跳痛及肌紧张。

（2）偶有移动性浊音。

（3）妇科检查于盆腔一侧或双侧可触及边界不清的包块，常与子宫后壁紧贴，不活动，有触痛。

（三）诊断与鉴别诊断

1. 诊断　根据有痛经和盆腔包块史或明确的子宫内膜异位症病史，结合症状与体征，一般不难诊断。若在直肠子宫陷凹扪及触痛结节；B超提示卵巢囊肿，囊壁厚，囊液内见反光增强的细点或分隔状；阴道后穹隆穿刺出咖啡色样液体可以确诊。腹腔镜检查是目前诊断的最佳方法，可同时手术治疗。

2. 鉴别诊断　主要与以下疾病鉴别。

（1）异位妊娠破裂：一侧下腹剧烈腹痛后累及全腹，腹部明显压痛反跳痛，妇科检查附件扪及边界不清的包块等表现与卵巢巧克力囊肿破裂相似，但有停经史、早孕反应，阴道后穹隆穿刺出不凝血，妊娠试验阳性可鉴别。

（2）卵巢黄体破裂：均由一侧腹痛开始，常发生于月经后半期，但腹腔内出血的症状体征较明显，阴道后穹隆穿刺出不凝血有助鉴别。

（3）卵巢囊肿扭转：常发生于体位、腹压剧变后或孕中期、产后，腹膜刺激征不明显，B超提示盆腔无积液或少许积液可以鉴别。

（4）急性阑尾炎：有转移性右下腹痛，腹膜刺激征明显，麦氏点压痛反跳痛，常伴体温升高、白细胞升高，B超提示无盆腔积液，不难鉴别。

（四）治疗

（1）确诊后宜立即手术，因流出的囊液可引起盆腔粘连、不孕或异位的内膜再次播散和种植。首选腹腔镜手术，术中彻底冲洗吸引溢入盆腔内的囊液，做囊肿剥除术，尽量减少正常卵巢组织损伤，维持卵巢功能，减少不孕机会。

（2）若囊肿与周围组织致密粘连，原则上应尽量剥除囊肿。有文献报道，当卵巢周围粘连严重，强行剥除易损伤脏器时，则可切开放液，并反复冲洗囊腔，行囊壁电凝术，并使用防粘剂，术后辅以药物治疗。

（3）对年龄较大且已有子女者，若疑有卵巢巧克力囊肿恶变者，可考虑做患侧附件切除。

（4）术后一般宜服用治疗子宫内膜异位症的药物，以防止肉眼未能检出的病灶或囊液污染盆腔引起新的播散和种植。常用药物包括促性腺激素释放激素激动剂（GnRH –a）、达那唑和内美通、口服避孕药、米非司酮、含孕激素的宫内节育器等。

三、卵巢肿瘤破裂

卵巢肿瘤破裂（rupture of ovarian tumor）是卵巢肿瘤常见并发症之一，约3%卵巢肿瘤会发生破裂。

（一）病因

1. 自发性卵巢肿瘤破裂　肿瘤迅速侵蚀性生长，囊壁血供不足，侵蚀、穿破囊壁薄弱部分导致。

2. 外伤性卵巢囊肿破裂　常由外力，如腹部重击（拳打、脚踢、撞击等）、分娩、性交、妇科检查、B超检查及穿刺等引起肿瘤壁破裂。

（二）临床表现

1. 症状　症状轻重取决于破裂口大小、流入腹腔的囊液性质和量。小囊肿或单纯性浆液性囊腺瘤破裂时，仅感轻微或中等度腹痛；大囊肿或成熟型畸胎瘤破裂后，常致剧烈腹痛、恶心呕吐，有时导致内出血，腹膜炎或休克。

2. 体征　腹膨隆，压痛反跳痛，腹肌紧张，有时有移动性浊音；妇科检查和腹部检查发现原有肿瘤消失或缩小，子宫和肿块有漂浮感。不同卵巢肿瘤破裂后，溢入盆腔的囊液性质不同可产生不同的后果和症状体征。如卵巢黏液性囊腺瘤或癌的黏液性物质，可形成腹膜黏液瘤及肠粘连；囊性畸胎瘤的皮脂、角蛋白溢入盆腔，可造成腹膜油脂肉芽肿等，更主要是恶性卵巢肿瘤破裂易致盆腹腔转移。

（三）诊断

原有卵巢肿瘤者，在腹部重压、妇科检查、性交、B超检查或穿刺等诱因后，突然出现腹痛、腹膜刺激征，妇科和腹部检查肿块消失或缩小，甚至腹部膨隆、休克等症状，应考虑是否有卵巢肿瘤破裂。B超提示有液性暗区，阴道后穹隆穿刺出囊内容物或血性液体有助于诊断。腹腔镜检查是确诊手段。

（四）治疗

凡疑有或确诊卵巢治疗破裂者，应立即手术治疗。可选择腹腔镜或直接开腹手术。术中应尽量吸净囊液，清洗盆腹腔，并涂片行细胞学检查，切除标本送病理学检查，尤其注意破口边缘有无恶性病变。若疑为卵巢恶性肿瘤破裂需做冷冻切片检查，确定为卵巢恶性肿瘤后按恶性肿瘤处理原则处理。

第二节　卵巢囊肿或肿瘤扭转

卵巢囊肿或肿瘤扭转是常见的妇科急腹症之一，居妇科急腹症第五位，也是卵巢囊肿最常见的一种并发症，约 10% 卵巢囊肿或肿瘤发生蒂扭转。卵巢囊肿或肿瘤的蒂由骨盆漏斗韧带、卵巢固有韧带和输卵管组成。当蒂沿一个方向旋转时，供应卵巢囊肿或肿瘤的血管发生扭曲，使卵巢囊肿缺血，甚至坏死破裂，引起剧烈腹痛。蒂扭转好发于瘤蒂长、中等大小、活动度良好、重心偏于一侧的肿瘤（如囊性畸胎瘤、黏液性及浆液性囊腺瘤等），多发生在体位突然变动时、妊娠期或产褥期子宫位置发生改变时。青年女性比较常见，但也可以发生于绝经后妇女及少年儿童，甚至新生儿。

卵巢扭转是指卵巢因各种原因导致扭转的一种疾病，多见于 10 岁左右的女孩。卵巢扭转轻者于短时间内可自行缓解，但易反复发作，重症卵巢扭转不易恢复，卵巢扭转后血管梗死，组织缺血，进一步发展也可发生破裂。

（一）病因

卵巢囊肿或肿瘤扭转的原因多与腹压的突然改变有关。卵巢囊肿或卵巢肿瘤若蒂部较长，囊实部位不一，重心和极性改变，在体位突然改变时，如跳跃、转身、翻滚、倒立等动作或从事某一劳动突然停止时，身体运动停止而引起瘤蒂的扭转。此外膀胱充盈、排空、咳嗽或肠蠕动，也可引起扭转。妊娠期，卵巢囊肿或肿瘤随增大的空间升入腹腔，有较大的活动空间，或产后子宫骤然缩小，腹壁松弛，子宫的推移和牵引也可发生蒂扭转。卵巢扭转多由于先天性异常，如输卵管或卵巢系膜过长，常呈螺旋形而发生；其次是先天性生殖器官异常，如单角子宫，两侧不对称可能是卵巢扭转的诱因。因右侧盲肠蠕动较多，盆腔有较大的活动空间，卵巢扭转以右侧多见。近年来随着辅助生殖技术的开展，卵巢过度刺激造成卵巢扭转的发生率有所上升。

（二）病理变化

卵巢肿瘤扭转沿着蒂的方向发生，为顺时针或为逆时针。发生蒂扭转可有不同程度，可有扭转轻微、90°、180°、360° 或扭转数圈不等。扭转不足 360° 时称不全扭转，有自然松解回复的可能；如扭转 360° 以上则称完全扭转，此时不能恢复。卵巢肿瘤蒂或卵巢发生急性扭转后，瘤体的血液循环发生障碍，可压迫瘤蒂中的静脉，静脉回流受阻，而动脉继续供血，瘤内高度充血或血管破裂，致使瘤体急剧增大，瘤内出血，肿瘤呈紫褐色，蒂部进一步扭转可使动脉血流闭塞受阻，肿瘤发生缺血、坏死变为紫黑色，易破裂和继发感染。

（三）临床表现

典型症状是突然发生一侧下腹剧痛，常伴恶心、呕吐甚至休克，系腹膜牵引绞窄引起。一般无放射性疼痛。若是不全扭转，则出现轻微疼痛或间歇性疼痛，有时扭转自行复位，则疼痛随之缓解。部分患者既往自己曾扪及下腹可活动的包块，或既往妇科检查发现有附件包块，并可有类似疼痛发作的历史。若在体位改变后发生下腹部剧痛，或原有附件包块在体位改变后出现剧烈腹痛，应考虑扭转的可能。腹部检查时，下腹一侧可有不同程度的压痛、反跳痛或肌紧张，但不一定在腹部触及肿块。盆腔检查时可触及包块，位于子宫旁，子宫与肿块连接处即蒂扭转处触痛明显。扭转发生数小时后有体温升高、白细胞计数增高和血沉略增快等。B 型超声检查可发现盆腔包块，结合临床也有助于诊断。

（四）诊断及鉴别诊断

本病的典型症状与体征：既往有附件肿块病史的患者突发性一侧下腹剧痛，呈持续性、阵发性加剧，常伴恶心、呕吐甚至休克。妇科检查扪及附件区肿块张力大，压痛，以瘤蒂部最明显。超声检查可以探及附件区肿物回声。典型病例诊断多无困难。但并非所有的病例都有明显的触痛点，因为扭转的蒂部可能位置较深，有时不全扭转可以自然复位，腹痛可随之缓解。此外，一些患者延迟就诊，或者误以为外科疾患，是临床漏诊或误诊的原因。为了提高诊断符合率，及早诊断和治疗，应仔细询问病史，详细查体，结合辅助检查，做出正确诊断。超声对卵巢扭转的诊断除了二维超声所提供的卵巢形态学改变外，主要依靠对扭转血管蒂的识别。超声图像显示，不完全性蒂扭转时，囊性肿块的壁因水肿而增厚；完全蒂扭转时，囊性肿块的无回声区内可因出血坏死有光团出现，扭转的蒂部回声杂乱，蒂长者扭转时同侧附件区出现双肿块图像，即近子宫的"实性肿块"系肿块的蒂将输卵管、阔韧带、血管或肠管扭转而成，形态不规则，轮廓欠清晰。彩色多普勒超声可显示扭转血管蒂所形成的低回声包块，不全性扭转的血管蒂直径较完全性扭转的血管蒂直径小，临床症状轻，有时可自行缓解，CDFI 于扭转的蒂内、囊肿的周边或肿瘤内实性区仍可检出少量动、静脉血流信号，超声确诊相对较难。完全性扭转因动脉血流受阻而易发生卵巢坏死或肿瘤坏死破裂或继发感染，盆腔有炎性渗出液，且 CDFI 在扭转的蒂部、卵巢周边及内部均未见动、静脉血流，因此诊断较为容易。该疾病在临床表现上需与卵巢囊肿破裂、黄体破裂、异位妊娠破裂、急性阑尾炎、急性盆腔炎及输尿管结石相鉴别（表 4-1）。

表 4-1　鉴别表

	输卵管妊娠破裂	卵巢黄体破裂	卵巢囊肿扭转	卵巢巧克力囊肿破裂	急性阑尾炎
既往史	不育、慢性盆腔炎、绝育或宫内避孕器	无特殊	下腹肿块	子宫内膜异位症或盆腔肿块	慢性阑尾炎
发病诱因	无特殊	无特殊	常发生于体位、腹压剧变后或孕中期、产后	无特殊	无特殊
发病时间和月经变化	常有闭经，继之少量出血	多发生于月经周期后半期	（-）	多发生于经期或月经后半期	（-）
腹痛	下腹一侧→全下腹→全腹	下腹一侧→全下腹→全腹	下腹一侧	下腹一侧→全下腹	上腹或脐周→右下腹
休克	多见	部分病人有	（-）	（-）	（-）
腹部体征	饱满、压痛、反跳痛	饱满、压痛、反跳痛	一侧压痛、有时触及包块	下腹明显压痛及反跳痛	麦氏点压痛及反跳痛
肌紧张	轻度、全腹	轻度，全腹	下腹	下腹	右下腹
移动浊音	常有	常有	（-）	常无	（-）
盆腔检查	宫颈举痛，后穹隆饱满，附件包块边缘不清	宫颈举痛，后穹隆饱满，一般无肿块	附件肿块，蒂部压痛	宫旁压痛、包块，子宫、直肠窝结节	常无变化
穿刺	不凝血	不凝血	（-）	淡咖啡样液	（-）
体温	多正常	多正常	多正常，24～48h后可略升	稍高	稍高，一般不超过38℃
白细胞	正常或稍高	正常或稍高	正常或稍高	略升高	升高
贫血	常有	偶有	（-）	（-）	（-）
妊娠试验	常阳性	（-）	（-）	（-）	（-）

（五）治疗

扭转一经确诊，应尽快处理。选择何种手术方式与囊肿性质、扭转时间、扭转的程度以及患者的年龄有关。传统的手术方法是行患侧附件切除术，不采取患侧附件松解，目的是为了避免卵巢静脉内已形成的血栓脱落发生肺动脉栓塞的危险。术时在蒂根下方钳夹后再将肿瘤和扭转的瘤蒂一并切除，钳夹前不可将扭转组织复位。

由于卵巢囊肿或肿瘤扭转多发生于年轻女性，此年龄段的女性多有生育要求，且随着生活水平的提高，年轻妇女保护卵巢内分泌功能的意识增强，因此，保留卵巢的保守性手术已受到日益关注。近 20 年国内外均有对卵巢肿瘤蒂扭转患者实行保守手术成功的报道。有研究认为卵巢囊肿蒂扭转发生卵巢静脉栓塞的概率为 0.2%，与是否复位无关。国外有学者报道 27 例妊娠并发卵巢肿瘤蒂扭转患者 22 例接受保守手术（附件松解、囊肿剥除）后，无一例发生术后血栓栓塞。国内有报道采用高位结扎卵巢动、静脉后将扭转的附件复位，剔除卵巢囊肿，既切除了卵巢病变，保留了卵巢功能，又防止了肺动脉栓塞，术后随访患者卵巢均有卵泡发育，血供正常，且均无卵巢功能减退的症状。该术式的理论依据是卵巢具有双重血液循环（卵巢动静脉和子宫动静脉的分支）的解剖特点。采用近端结扎卵巢动静脉的方法阻断了血栓脱落的通道，避免了肺动脉栓塞的发生，而子宫动脉上行的卵巢支及其后形成的侧支循环可提供卵巢血供。但该术式对卵巢正常功能的影响尚存在争议。

目前多主张对于年轻的患者，良性肿瘤轻度扭转无坏死者，血运良好，可行单纯囊肿剥除术；对良性肿瘤坏死或年龄 >45 岁且无生育要求者行患侧附件切除术，酌情行对侧卵巢探查术；对于术前查体及超声提示恶性可能的患者，应做好充分的术前准备，术中行冷冻切片，避免二次手术。若病理证实为交界性或恶性肿瘤者则需根据患者年龄、生育要求、病理类型制订相应的手术方案。

（六）特殊类型的卵巢囊肿蒂扭转

妊娠并发卵巢囊肿的发生率为0.05%。由于妊娠时盆腔充血，骨盆漏斗韧带变软、变长，随着子宫增大，卵巢囊肿位置随之改变，进入腹腔，活动空间变大，卵巢囊肿扭转在孕期发生率较非孕期高 3 倍，最常发生于孕 6 ~ 16 周。妊娠并发卵巢囊肿扭转比非孕期危害大，因孕期临床表现缺乏特异性，易导致误诊。如果诊治不及时，可导致母亲卵巢坏死、功能丧失，胎儿流产、早产，甚至危及母儿生命。如果是恶性卵巢囊肿，妊娠期盆腔充血，可使肿瘤迅速增大，促使肿瘤扩散。目前国内多采用 B 超作为主要的辅助检查手段，而国外学者认为磁共振更适用于妊娠期妇女，是诊断卵巢囊肿扭转的有效的辅助检查方法，可以与阑尾炎、盆腔脓肿鉴别。在排除恶性或者交界性肿瘤后，妊娠期可严密观察。如果密切观察过程中腹痛进行性加重或者不除外恶性肿瘤时需要及时行探查术。

老年女性妇科急腹症以卵巢囊肿扭转和破裂为多见，占 86.1%，卵巢囊肿蒂扭转的发生率为 6.0%，病理类型以卵巢黏液性及浆液性囊腺瘤多见。由于老年人生理功能减退，反应迟钝，大多腹痛及腹部体征不明显；此外，内科并发症多，易掩盖急症症状和体征，加之对疾病认识不够，不愿就诊而延误就诊时间，致使病情复杂，容易误诊，如不及时处理，会造成严重后果。及时手术对老年妇女非常重要，应根据患者的全身情况及肿块的性质制订适当的手术方案。因老年患者并发症多，机体防御功能薄弱，如为良性肿瘤可行患侧附件切除术；如果术中冷冻病理检查为恶性肿瘤，应酌情制订相应的手术方案，必要时术后化疗；要加强围术期的管理，减少并发症的发生。

（七）预后及防治

绝大多数患者手术后即可顺利恢复。因肿瘤多为良性，预后一般良好。如扭转严重或时间过长，肿瘤已有继发感染，或已破裂，内容物溢入腹腔，则有可能引起继发性腹膜炎。卵巢囊肿或肿瘤扭转主要的预防措施是定期行妇科检查，做到卵巢囊肿或肿瘤的早发现、早诊断、早治疗。生育年龄女性应常规进行妇科检查，必要时配合超声和肿瘤标志物检查；孕前加强优生优育教育，进行妇科检查，减少妊娠并发卵巢囊肿扭转的发生，避免发生流产、早产，降低围生儿的发病率和死亡率；对腹痛的幼女或女童，不能忽略盆腔的检查，并结合超声，力争早期诊断和治疗，以免延误病情，造成永久性的一侧卵巢功能的丧失。对老年妇女要加强宣教，及时就诊和治疗，减少手术并发症的发生。有卵巢囊肿病史的妇女，一旦出现腹痛症状，应及时就诊。在内外科就诊的急腹症患者，要重视科室间的协作，对于女性患者进行必要的妇科检查，以免误诊。

第三节　出血性输卵管炎

出血性输卵管炎是急性输卵管炎的一种特殊类型，在输卵管间质层发生出血，突破黏膜上皮进入管腔，甚至由伞端流入腹腔，引起剧烈腹痛和腹腔内出血为主要症状的妇科急腹症，其发病率占妇科急腹症 3.0% ~ 5.0%，近年来有上升趋势。

（一）病因

暂未明确。可能与妇科手术后，特别是人工流产、宫腔镜检查及分段诊刮等宫腔操作术后引起的亚临床感染有关。

（二）临床表现

1. 症状　多数患者有宫腔操作、近期分娩或盆腔检查病史。发病前有性生活史，发病年龄多为青壮年已婚者，仅少数为未婚。主要表现为下腹痛伴肛门坠胀感，阴道不规则出血，无明确停经史，多数腹腔内出血不超过 200mL。严重者可表现为头晕、心悸等休克症状。

2. 体征　发热、脉率快，下腹痛，反跳痛，严重者表现为腹部移动性浊音阳性，低血压。妇科检查：宫颈举痛，后穹隆触痛，附件区压痛。

（三）诊断与鉴别诊断

下列化验及辅助检查方法可协助诊断。

1. 血常规　血红蛋白基本正常，白细胞及中性粒细胞升高。

2. 妊娠试验　阴性。

3. B 型超声波检查　附件包块及腹腔积液。

4. 后穹隆穿刺　多可抽出不凝固的血性液体。

5. 腹腔镜检查　腹腔积血，一侧或双侧输卵管增粗、充血、水肿或周围粘连等。出血性输卵管炎与输卵管妊娠症状十分相似，主要鉴别总结于表 4-2。

表 4-2　出血性输卵管炎与输卵管妊娠鉴别表

鉴别项	出血性输卵管炎	输卵管妊娠
病史	有宫腔操作史	有性生活史
附件炎史	无	有
休克	炎性病变为主，很少发生休克	常发生休克
发热	发病一开始即发热	发病 2～3 天后发热
妊娠试验	阴性	阳性
病程	发病缓慢	急性发作
B 超检查	输卵管增粗，内径扩张	宫旁边界不清，回声不均混合型包块，部分可见妊娠囊

（四）治疗

出血性输卵管的治疗以抗炎止血治疗为主，抗生素宜选用广谱抗生素，同时予抗厌氧菌治疗。对有大量出血休克者，经非手术治疗无显著效果者以及炎症重伴高热、可疑脓肿形成者，可行剖腹探查或腹腔镜探查，手术方式以保守治疗为宜。

第四节　子宫或子宫肌瘤扭转

子宫扭转罕见，可分为非孕期子宫扭转、孕期子宫扭转、子宫肌瘤子宫扭转和畸形子宫扭转等。子宫结构异常是重要原因之一，曾有报道称占 87.77%，国外报道为 66%，值得注意其中部分为医源性子宫结构异常，如剖宫产后峡部愈合不良会导致宫颈长度异常而引起子宫扭转。子宫扭转症状急剧，不及时处理后果严重，应及时诊断和处理。

非孕期子宫扭转，多发生在盆腔病理情况，如子宫发育异常的双子宫，双角子宫的一侧子宫有肌瘤存在时，因两侧重量不一，重心偏移；或子宫一侧附件缺如、圆韧带缺如，致子宫两侧拉力不等；或卵巢肿瘤较大，均可因肠蠕动的推动或突然改变体位而导致子宫扭转。也有因脊柱、骨盆畸形发生子宫扭转者，盆腔无病理改变而在体位变更时也可能发生子宫扭转。

妊娠子宫，尤其在妊娠晚期，多伴有不同程度的右旋，但旋转角度不超过 30°，如果妊娠子宫向左或右旋转超过 90°，同时伴有腹痛等症状者称妊娠子宫扭转。妊娠并发子宫肿瘤、双角子宫、胎儿横位、卵巢肿瘤并发妊娠、盆腔粘连、脊柱畸形及其他类型的胎位不正等病理改变均可使妊娠子宫的左右两侧的重量不均衡发生扭转。突然的体位改变、不良姿势以及胎动等，是引起妊娠子宫扭转的常见诱因。

子宫扭转甚罕见，缺乏典型临床表现，易误诊，常突然发病，表现为突发性、持续性腹痛，伴恶心、呕吐、腹胀或排尿困难等，有时可伴内出血症状。查体腹部压痛反跳痛，肌紧张，妇科检查子宫有剧痛，阴道检查时因阴道扭转而使顶部成一盲端，宫颈上缩至耻骨联合上，尿道也可随扭转呈螺旋弯曲，或闭塞不通，致导尿困难，若妊娠子宫扭转，子宫缺血导致胎儿宫内窘迫而死亡，子宫瘀血浸润卒中，查其阴道上段及宫颈可呈螺旋状扭转，故妊娠子宫扭转是产科最严重的并发症之一。B 超、腹腔镜可协助诊断，但以腹腔镜检查更为明确，扭转时间长者，子宫呈紫褐色。

妊娠子宫扭转，不论胎儿存亡，均应手术，尽可能先将子宫复位再行剖宫产，以求抢救母儿生命，尽量保留子宫。若扭转时间长，子宫已经坏死，血管内血栓形成者，或胎盘早剥子宫完全卒中者，处理常须作子宫切除或次全切除，如仅轻度扭转可考虑复位。

第五节　子宫肌瘤红色变性

子宫肌瘤的血液供应障碍可引起营养不良，子宫肌瘤发生变性，红色变性是其中之一。自 1899 年 Geb-hard 最早报道这种变性后，逐渐被妇产科临床医师和病理医生所重视。子宫肌瘤红色变性系子宫肌瘤的一种特殊类型的坏死，多发生在妊娠期及产褥期，也可见绝经妇女或其他时期。变性绝大多数发生在最大肌瘤，部位在非妊娠期以肌壁间最多，在妊娠期则多以浆膜下肌瘤为主，病理改变大体表现为囊腔形成，典型半熟的牛肉样改变，质地变软，旋涡状结构消失。若发生在妊娠期及产褥期者，症状较非孕期严重。

（一）病因

发生原因尚不十分清楚，可能是子宫肌瘤的血管退行性变引起血栓或溶血，坏死区域的血红蛋白自血管壁渗出，进入组织内所致，但无细菌侵袭现象。亦有认为子宫肌瘤红色变性发生在透明变性的基础上，原发透明变性的肌瘤发生出血坏死所致，常继发于静脉阻塞，间质血管内可见血栓形成。其他尚有盆腔手术、多次分娩、应用激素、肌瘤生长迅速、宫内节育环、并发高血压、糖尿病等引起肌瘤供血不足或血流障碍，也可能诱发变性。一般最初变化可能是因血供受损，引起脂肪变性，切面先呈灰黄色，以后发生出血性梗死，特别在妊娠期血量增加，肌瘤生长迅速，压迫假包膜内的静脉，或其他原因使静脉回流障碍，肌瘤发生瘀血，进而水肿与渗血，最后导致壁薄的小动脉血管破裂出血及红细胞溶解，此时肌纤维隐约可见，有较多脂肪小球沉积，但细胞核均消失，周围血管内可见血栓形成。

（二）临床表现

1. 症状　患者可有腹痛和月经改变，常伴有发热、白细胞总数增高、贫血。剧烈腹痛呈持续性并伴有呕吐及腹膜刺激症状等全身不适的急腹症表现。症状严重时可类似卵巢囊肿蒂扭转。临床上也有出现可耐受的不同程度的腹痛或中度、低度发热。

2. 体征　子宫张力增加、有压痛。

（三）诊断与鉴别诊断

（1）子宫肌瘤病史者出现腹痛、发热、白细胞总数增加者应考虑本病。

（2）妊娠期和产褥期出现腹痛者伴有相应症状和体征，应考虑或除外本病。

（3）B 超检查可协助诊断本病或作鉴别诊断。

（4）报道提出子宫肌瘤红色变性在磁共振成像上有典型表现，有一定的诊断价值。

（5）确诊须有病理学依据。

（四）治疗

妊娠期和产褥期子宫肌瘤红色变性大多采用保守治疗，以抗感染、对症、预防流产及早产为主，通常经上述处理均能好转和缓解，有报道证实肝素治疗妊娠期子宫肌瘤红色变性可取得良好临床效果。仅极少数红色变性肌瘤甚大或以上述处理仍无效者可予手术治疗。子宫肌瘤红色变性率在国内外分别为 2.5% ~ 3.5%、7% ~ 8% 不等，其中与妊娠有关的占 20.3% ~ 38.4%，而孕期肌瘤切除者 40% 有红色变性。一般而言，妊娠期需作肌瘤处理者不多，原则上不做肌瘤剔除术，原因如下：

（1）孕期血运丰富，充血、切除后易引起术后出血、感染等。

（2）孕期肌瘤水肿、充血、变软，常致肌瘤界限不清，有时难以清楚剜除。

（3）孕期肌瘤因激素变化增大迅速，并不代表肌瘤真实大小，产后肌瘤会缩小。

（4）孕期作红色变性的肌瘤剥除术易干扰妊娠，导致流产或早产。

（5）产褥期处理也易出血、感染。

（6）子宫后壁切口增加孕晚期子宫破裂风险。

非孕期子宫肌瘤红色变性者，若肌瘤较大，结合症状，有手术指征者，则按子宫肌瘤手术指征原则处理。对年轻或未生育者，则在保守治疗病情稳定后，可作肌瘤剥除术，保留子宫和生育功能。

（五）预防

子宫肌瘤在妊娠期迅速增大，对母儿均可造成不良影响，从预防角度出发，对于年轻有生育要求女性，如孕前发现子宫肌瘤应根据肌瘤大小及部位决定是否需要治疗。

第六节　非产科因素的子宫破裂

可分为在诊断操作过程中因医疗器械所致子宫穿孔及损伤性子宫破裂和各种疾病以及不明原因引起的自发性子宫破裂，本节主要概述后者。

（一）病因

常见于侵蚀性葡萄胎或绒毛膜癌侵蚀子宫肌层，穿破宫壁进入阔韧带可引起广泛阔韧带内出血、血肿，进入腹腔引起腹腔内出血。其他疾病如宫腔积脓伴宫颈管狭窄及肌瘤感染，此外尚有原因不明者。

（二）临床表现

根据原发病，子宫破裂的部位、大小而不同。子宫破裂口小，引起少量腹腔内出血时，仅表现为突发性腹痛伴肛门坠胀，严重者可有头昏、眼花、恶心、呕吐等休克症状。若子宫破裂形成阔韧带血肿可能仅表现为下腹痛。有侵蚀性葡萄胎、绒毛膜癌或其他原发病的症状体征；腹部有移动性浊音、压痛及反跳痛、休克体征。宫体触痛，可在盆腔触及包块，有侵蚀性葡萄胎、绒毛膜癌体征。

（三）诊断及鉴别诊断

侵蚀性葡萄胎或绒毛膜癌或其他子宫病变者有急腹症伴腹腔内出血、腹膜炎体征需考虑自发性子宫破裂可能。

（四）治疗

侵蚀性葡萄胎或绒毛膜癌引起子宫破裂，破裂口小，腹腔内出血少，可抗炎、止血治疗，同时全身化疗，以便在化疗后选择性行子宫切除或病灶挖出术。若子宫破裂引起腹腔内大出血、休克时，可在积极抗休克治疗同时行剖腹探查，根据破裂口大小、部位、病灶部位、大小选择子宫切除或病灶挖出、子宫修补术，术后即行化疗。若为宫腔积脓或肌瘤感染等引起子宫破裂积极抗感染治疗，腹腔引流，合适时行子宫切除。

第七节　盆腔脓肿

输卵管积脓、卵巢积脓，输卵管卵巢积脓以及由急性盆腔腹膜炎与急性盆腔结缔组织炎所致的脓肿均属盆腔脓肿的范畴。

（一）病因

输卵管积脓是由急性输卵管炎发展而成，当输卵管的伞部及峡部因炎症粘连而封闭后，管腔的脓液即愈积愈多，可以形成较大的腊肠块状物。卵巢排卵时如输卵管有急性炎症，并有分泌物则可经卵巢的排卵裂口处进入卵巢而逐渐形成脓肿。输卵管炎症时若伞端未封闭，管腔内的炎症、脓性分泌物可流入盆腔及其器官周围，并在其间积聚，如脓液下沉在直肠子宫陷凹处，或严重的盆腔腹膜所渗出的脓液大量流入盆底，则可形成盆底脓肿。其上方可为输卵管、卵巢、肠曲覆盖。急性盆腔结缔组织炎，如未得到及时治疗，也可化脓形成脓肿，可局限于子宫一侧，且脓液可流入阴道直肠隔中，形成肿块。盆腔脓肿常是急性输卵管炎治疗延迟或反复发作及长期应用宫内节育器等造成的。体质指数偏低、贫血、低胆固醇、血清前白蛋白减低的患者更易导致盆腔脓肿的发生。

盆腔脓肿的病原体以需氧菌、厌氧菌及衣原体、支原体以及大肠埃希菌、脆弱杆菌等为主。通常是混合感染，但以厌氧菌为主，某些条件，如失血、长期应用广谱抗生素、机体功能紊乱或组织器官发生病理改变等均有利于厌氧菌的入侵和繁殖。

（二）临床表现

脓肿形成后大多有高热和下腹痛，急性腹痛占89%，慢性疼痛占19%，其他为阴道分泌物增多、子宫异常出血、发热、寒战、恶心、呕吐、白细胞可增高或正常、血沉多增高。盆腔检查可示明显下腹压痛和宫颈举痛，也常见子宫附件硬结，有时子宫一侧可扪及明显包块或子宫直肠隔上端扪及包块，可有波动感，并有明显触痛。急性盆腔结缔组织炎所致盆腔脓肿偶有自发穿破阴道后穹隆而排出积液，也可能破入直肠，脓液由肛门排出。

（三）诊断

根据病史及症状，对大而低位，有波动触痛的盆腔脓肿一般无困难，必要时穿刺抽吸得脓肿即可确诊。超声诊断是常见方法之一，见有包块、壁不规则厚，内回声杂乱，见有反光增强不规则光点等有助诊断。必要时可行CT协助诊断。病原体培养可明确诊断。

（四）治疗

未破裂的盆腔脓肿先予保守治疗，采用广谱抗生素，若有效，常规治疗3～5天即有临床改善，疼痛、发热好转，白细胞下降，腹膜刺激症状缓解，否则应迅速手术治疗，不必消极等待。对于急性盆腔炎导致的脓肿，目前主张控制感染后积极手术，有学者认为3天炎症卡他期内进行手术为宜，因手术可恢复解剖结构、切除感染灶、减少术后复发、提高生育概率。在盆腔内未形成致密粘连之前手术分离相对简单安全，损伤小，恢复快；且能减少炎症的慢性作用影响，尤其对年轻有生育要求者，可最大限度地减少盆腔粘连，增加日后受孕机会。腹腔镜手术曾被认为是盆腔脓肿的禁忌，认为手术操作尤其是头低脚高位以及水冲洗会引起炎症扩散。但新观点认为无论开腹手术或腹腔镜探查手术，都可以解决患者的症状，且腹腔镜手术操作时间、术中出血量、术后发热天数、术后平均住院天数比剖腹探查术少，伤口愈合不良发生率低，术后抗生素使用天数少。对比开腹手术，腹腔镜有其独特的优点：腹腔镜有放大的作用，有利于清除盆腔粘连尤其是细小的粘连带，减少术后复发。Ahrenhole等报道，盆腔炎患者的粘连带中含有一定数量的细菌，这可能是日后症状反复的原因。腹腔镜腹部伤口较少，愈合不良的发生率较低。腹腔镜手术患者恢复快。对比剖腹探查，腹腔镜手术操作时间及术中出血，术后发热、术后抗感染天数明显比剖腹探查术少。因此，腹腔镜治疗盆腔脓肿是一种安全、有效的、可行的方法。但盆腔脓肿患者腹腔粘连及充血情况比较严重，要求术者对腹腔镜技术掌握的比较好，操作比较熟练。对于考虑肠管与子宫附件粘连较严重，手术难度较大的手术，最好还是选择开腹手术。因为开腹手术对分离肠管的粘连更为安全，必要时可请外科协助分离粘连。

急性炎症期进行腹腔镜手术应注意：

（1）炎症急性期组织水肿、质脆，容易出血及损伤，分离粘连时动作要轻柔，特别是行输卵管及伞端的分离时，注意勿医源性损坏管腔。

（2）选择双极电凝止血，避免损伤邻近脏器，按照间隙分离粘连，靠近肠管时选择低热量器械，预防肠穿孔。

（3）盆腹腔彻底冲洗，充分引流，甲硝唑溶液浸泡，预防术后复发。

（4）根据药敏结果调整敏感抗生素，加强术后抗感染治疗。附件脓肿理想的手术是全子宫和双侧附件切除术，可避免再次手术，消除隐匿的显微镜下感染病灶。若年轻患者，尚无子女，可仅切除患侧附件，如对侧外观尚可，应予保留，争取日后生育机会。随新型抗生素问世，显微手术以及体外受精、胚胎移植的应用，目前倾向予保留生育功能手术而行单侧附件切除，保留子宫和一侧卵巢即可提供 IVF－ET 的条件。单纯经腹引流脓液不是理想的处理方式，只有当患者全身状况差，不能耐受手术或技术因素等才考虑，因单纯经腹引流而不切除病灶，术后仍有感染灶存在，可形成残余或复发脓肿。后穹隆切开引流适用于盆腔低位脓肿。腹腔镜下抽吸脓液，并辅助抗生素治疗也由欧洲妇科医师所推荐，也有先抽脓液，控制感染，日后再次手术切除。对盆腔脓肿者，若其放置宫内节育器，也宜及时取出，因为宫内节育器可引起子宫内膜压迫性坏死，造成局限性子宫内膜炎、子宫肌炎和淋巴管炎，并可因此而导致输卵管卵巢脓肿或影响治疗效果。

盆腔脓肿不论是否手术，抗生素应用必须足量，常在体温控制正常后，再应用两周，以防复发。

微信扫码

◆临床科研
◆医学前沿
◆临床资讯
◆临床笔记

第五章

妇科炎症

第一节 外阴炎症

一、外阴炎

外阴炎（vulvitis）是指外阴（阴阜、大阴唇、小阴唇、阴蒂和阴道前庭）的皮肤和黏膜发生的炎症。由于外阴是月经血的流向之处，阴道口又是性交、分娩及各种宫腔操作的必经通道，加之阴道分泌物、尿液、粪便的刺激，因此易发生炎症，其中小阴唇最易罹受。

（一）病因

非特异性外阴炎多为混合感染，常见的病原体为葡萄球菌、乙型溶血性链球菌、大肠埃希菌以及变形杆菌等。局部刺激是外阴炎的易患因素，如月经血或产后恶露的刺激，宫颈炎、阴道炎及宫颈癌时的分泌物、尿液、粪便，特别是尿瘘的尿液和粪瘘的粪便长期刺激，糖尿病含糖的尿液以及卫生巾或护垫引起的物理及化学性刺激，穿紧身化纤内裤造成的局部通透性差和经常湿润刺激等，易引起外阴部的炎症，尤以是外阴瘙痒时的搔抓伤，细菌很容易自伤口侵入引发炎症。

（二）临床表现

炎症多发生于小阴唇内、外侧或大阴唇，严重时可波及整个外阴部。急性期多主诉外阴部痒、痛、肿胀、灼热感，活动、性交及排尿排便时加重。由于病变累及范围及轻重程度不同，表现也有所不同。可有局部充血、红肿、糜烂，甚至有抓痕，毛囊感染形成的毛囊炎、疖肿，外阴皮肤脓疱病，汗腺炎等。病情严重时，可形成外阴部蜂窝织炎、外阴脓肿、腹股沟淋巴结肿大等，也可形成外阴溃疡而致行走不便。慢性外阴炎多主诉外阴部瘙痒，检查可见局部皮肤或黏膜增厚、粗糙、皲裂甚至苔藓样改变。

（三）诊断

根据病史及检查所见诊断并不困难，阴道分泌物检查有助于明确病因，可以了解是否有滴虫、假丝酵母菌、淋菌、衣原体、支原体、细菌等感染，还应查尿糖，除外糖尿病伴发的外阴炎，对年轻患者，特别是幼儿，应检查肛周有无蛲虫及虫卵，以排除蛲虫引起的炎症。

（四）治疗

1. 一般治疗　急性期尽量减少活动，避免性生活，保持外阴局部清洁、干燥，停用外阴局部的刺激性外用品。

2. 局部药物治疗　用 1 : 5 000 高锰酸钾液洗外阴部，每日 2 ~ 3 次，擦干后用抗生素软膏涂抹，如用 1% 新霉素软膏或金霉素软膏，或敏感试验软膏及可的松软膏等。此外，还可选用局部中药治疗，如苦参、蛇床子、白鲜皮、土茯苓、黄檗各 15g，川椒 6g，水煎熏洗外阴部，每日 1 ～ 2 次。

3. 局部物理治疗

（1）急性期

①紫外线疗法：用紫外线照射局部。第 1 次用超红斑量（约 10 ～ 20 个生物剂量），如炎症控制不满意，每日再增加 4 ～ 8 个生物剂量。急性期控制后可隔日照射 1 次，直至痊愈。

②超短波治疗：超短波可用单极法，距离 4 ～ 6nm，无热量，每次 5 ～ 6 分钟，每日 1 次，炎症逐渐控制后可改用微热量，每日 1 次，每次 5 ～ 8 分钟。

③微波治疗：用圆形电极，距离 10cm，输出功率 30 ～ 60W，每次 5 ～ 10 分钟，每日或隔日 1 次。

（2）慢性期

①超短波治疗：用单极，微热量，每次 10 ～ 15 分钟，隔日 1 次，10 ～ 15 次为一疗程。

②微波治疗：圆形电极，距离 10cm，输出功率 90 ～ 100W，每次 15 分钟，隔日 1 次。

③红外线疗法：距离 40cm，每次 20 ～ 30 分钟，每日 1 次，8 ～ 12 次为一疗程。

④坐浴：用 1 ：1500 高锰酸钾液，水温 40℃左右，每次 15 ～ 30 分钟，5 ～ 10 次为一疗程。

4. 病因治疗　积极寻找病因，并进行病因治疗，针对不同感染选用相应敏感药物。由糖尿病的尿液刺激引起的外阴炎，应治疗糖尿病；由尿瘘、粪瘘引起的外阴炎，应及时实施修补手术；由阴道炎或宫颈炎引起者，则应对其治疗。

（五）预防

保持外阴清洁、干燥；减少局部刺激，如紧身化纤内裤、分泌物、尿液、粪便等；积极治疗各种易导致外阴炎的疾病。

二、前庭大腺炎

前庭大腺炎（bartholinitis）是病原体侵入前庭大腺引起的炎症。

（一）病因

本病常为混合感染。常见的病原体为葡萄球菌、链球菌、大肠埃希菌，随着性传播疾病发病率的增加，淋病奈瑟菌及沙眼衣原体已成为常见的病原体。此外尚有厌氧菌，其中以类杆菌最多见。因类杆菌属于正常阴道内寄居者，感染机会较多。急性炎症发生时，细菌首先侵犯腺管，腺管开口因炎症肿胀阻塞，渗出物不能排出可形成脓肿。

（二）临床表现

本病多发生于单侧前庭大腺，急性炎症发作时，患侧外阴部肿胀，烧灼感，疼痛剧烈，甚至影响排尿、排便，以至于行走困难。检查可见患处红、肿、触痛，可触及肿块。如已形成脓肿，肿块有波动感，触痛更明显，如未及时处理，脓肿可继续增大，较薄的囊壁可自行破溃，脓液流出后，患者自觉症状减轻。当破口较小，引流不畅，脓液不能全部流出时，其症状可反复发作。常伴有腹股沟淋巴结肿大、体温及白细胞升高等感染征象。

（三）诊断

根据病史及临床所见，诊断不难，典型的临床表现是外阴单侧肿大、疼痛、触痛、触及包块。如有破溃，可见脓液流出，或挤压局部见分泌物或脓液。可伴有发热、腹股沟淋巴结肿大和白细胞升高等全身症状。脓液或分泌物检查及培养有助于确定感染的病原体，选择敏感的抗生素。

（四）治疗

急性期应卧床休息，给予抗生素治疗。抗生素的选择应依据药敏试验。但因药敏试验需要一定时间，为避免治疗延误，在药敏试验结果尚未获得之前，应采用经验用药。由于前庭大腺炎的病原体多为需氧菌、厌氧菌及衣原体的混合感染，因此，应选择广谱抗生素或联合用药。可参照常用抗生素的抗菌谱：青霉素对革兰阳性球菌，如链球菌、肺炎球菌及敏感的葡萄球菌作用较强；第一代头孢菌素对革兰阳性球菌作用较强，第二代头孢菌素抗菌谱广，对革兰阴性菌的作用较强，第三代头孢菌素的抗菌谱及抗酶性能优于第二代头孢菌素，有些对厌氧菌有效。可以口服，当患者出现发热、白细胞升高等全身症状时，最好选用静脉给药。如尚未化脓，使用抗生素促使其逐渐好转、吸收，如已形成脓肿，则应切开引流。治疗期间，应保持外阴清洁，可同时进行局部坐浴、理疗等。

三、前庭大腺囊肿

前庭大腺囊肿是因前庭大腺管开口部阻塞，分泌物不能排出，积聚于腺腔所致。可发生在前庭大腺脓肿消退后，脓液逐渐吸收转为清液形成囊肿；也可发生在分娩时阴道及会阴部损伤后形成的瘢痕组织阻塞腺管口；或会阴侧切、缝合时，损伤前庭大腺管，使之阻塞。先天性腺管狭窄或腺腔内分泌物黏稠排出不畅也可导致囊肿形成。

（一）临床表现

如囊肿小且无感染，患者多无自觉症状。当囊肿增大时，外阴患侧肿大，有时可出现外阴坠胀感或性交不适。检查可见外阴患侧肿大，可触及界限清楚、质地较软的囊性肿物，大小不等，多为椭圆形，患侧小阴唇被展平，囊肿较大时，阴道口被挤向健侧。可继发感染形成脓肿反复发作。

（二）诊断

根据外阴患侧肿大，触及囊性包块等临床表现可以做出诊断。有继发感染时可有触痛。须注意应与大阴唇腹股沟疝鉴别，后者与腹股沟环相连，挤压后能复位。包块消失，向下屏气，肿物又出现。

（三）治疗

较小的囊肿可不做处理，定期随诊。如囊肿较大，且有明显症状，或反复发作疼痛，可行手术治疗。前庭大腺囊肿造口术方法简单，损伤小，不影响腺体功能，是常选择的手术方式。需注意的是，切口应足够大，并放置引流，以防术后切口粘连闭合，再次形成囊肿。近年来采用的 CO_2 激光造口治疗具有操作简单、治疗时间短、无须缝合、术中出血少、无须住院、治愈率高、复发率低、不良反应少、感染发生率低、能保持腺体功能、不影响性生活质量等优点。

四、外阴丹毒

（一）病因

外阴丹毒（erysipelas of vulva）是一种由乙型溶血性链球菌感染所致的炎性疾病，病变主要位于真皮及表皮。病原体通过外阴部轻微的创伤即可侵入皮肤，因其释放毒素，炎症迅速蔓延，引起局部红肿及全身中毒症状，如病者身体虚弱，免疫功能低，症状则严重。

（二）临床表现

外阴丹毒发病急剧，常有发热等前驱症状，继而出现皮疹。皮疹初起为一结节状红斑，迅速向周围蔓延形成一片红斑。局部红肿、发热、疼痛，严重者红斑表面可呈界限明显的发亮，偶有大水疱及坏疽发生，常有腹股沟淋巴结肿大。应与外阴毛囊炎和外阴疖肿鉴别。

（三）治疗

应卧床休息，给予抗生素治疗，常用青霉素或头孢菌素类，局部可用 0.1% 雷佛奴尔溶液冷敷。

五、外阴糜烂与湿疹

（一）病因

外阴糜烂和湿疹多发生于肥胖妇女，发生原因与外阴炎相同。阴道分泌物多、出汗、尿液及粪便的长期浸渍，特别是尿瘘和粪瘘患者，糖尿病患者含糖尿液的刺激以及穿不透气的化纤内裤，外阴部经常湿润和摩擦及卫生巾护垫等都可引起外阴糜烂或湿疹。可发生在大小阴唇处、会阴部、大腿内侧、肛门周围以及腹股沟等处。

（二）临床表现

外阴瘙痒、灼热，急性期皮肤发红、肿胀，搔抓后可呈糜烂，或可有渗出液，严重时，可形成溃疡或成片湿疹，腹股沟淋巴结肿大。慢性期表现为外阴皮肤增厚、粗糙、呈苔藓样改变。

（三）治疗

应针对病因治疗。如治疗阴道炎、宫颈炎、糖尿病，修补尿瘘或粪瘘等。保持外阴清洁、干燥，减少摩擦和刺激。可用 1 ：5 000 高锰酸钾液坐浴，早晚各 1 次，每次 15 ~ 20 分钟，也可用理疗。如合并感染，可局部使用抗生素软膏涂抹或全身用药。

六、外阴接触性皮炎

（一）病因

外阴部皮肤接触某种刺激性物质或过敏物质而发生的炎症。如较强的酸碱类物质、消毒剂、清洗液、阴道内放置药物溶解后的液体流出、染色的衣物、卫生巾或护垫等。

（二）临床表现

外阴部接触刺激性物质部位灼热感、疼痛、瘙痒，出现皮疹、水疱、水肿，甚至发生坏死及溃疡。

（三）治疗

应尽快除去病因，避免用刺激性物质，避免搔抓。对过敏性皮炎症状严重者可应用肾上腺皮质激素类药物，局部用生理盐水洗涤或用 3% 硼酸溶液冷敷，之后擦炉甘石洗剂或氧化锌软膏。如有继发感染可给涂擦抗生素软膏。

第二节　阴道炎症

一、细菌性阴道病

细菌性阴道病（bacterial vaginosis，BV）是最常见的阴道炎症，最初被称为"非特异性阴道炎"。Gardner 和 Duke 首先描述了本病的临床特点和有特征性的线索细胞（clue cell）。1984 年，本病被命名为 BV。BV 与许多严重的妇产科并发症有直接关系，通过对 BV 的诊断和治疗，可以使许多妇产科并发症包括某些早产得到预防。

（一）流行病学

BV 发病率在不同的人群和地区变化较大。计划生育诊所就诊女性 BV 的发病率为 14% ~ 25%；在妇科门诊，无症状患者 BV 的发病率为 23%，阴道排液患者 BV 的发病率为 37%；STD 诊所患者 BV 的发病率为 24% ~ 37%；妊娠女性 BV 发病率在 6% ~ 32% 之间。

（二）发病机制

1. 阴道微生态失衡　从健康女性阴道可培养分离出 5 ~ 15 种主要细菌，卷曲乳酸杆菌、詹氏乳酸杆菌、发酵乳酸杆菌、加塞乳酸杆菌和惰性乳酸杆菌是阴道主要菌群，产 H_2O_2 乳酸杆菌多种代谢产物有抑菌或杀菌功能，产 H_2O_2 乳酸杆菌减少与 BV 发病相关。阴道内其他细菌约占 10%，包括表皮葡萄球菌、链球菌和阴道加德纳菌等。BV 患者阴道内出现高浓度阴道加德纳菌、普雷沃菌属、消化链球菌、动弯杆菌或人型支原体等，这些 BV 相关微生物浓度比健康女性阴道中增高 100 ~ 1 000 倍，乳酸杆菌减少或消失。

BV 患者阴道微生态失衡导致阴道分泌物 pH 升高，二胺、多胺、有机酸、黏多糖酶、唾液酶、IgA 蛋白酶、胶原酶、非特异性蛋白酶、磷脂酶 A_2 和 C、内毒素、白细胞介素 1_α、前列腺素 E_2 和 $F_{2\alpha}$ 浓度升高。这些酶和有机化合物破坏宿主的防御机制，促使宫颈、阴道微生物进入上生殖道。pH 高达 5.5 时，会严重地减弱中性粒细胞的吞噬作用和对趋化性刺激的反应。阴道内 pH 升高同时增加异性间 HIV 的传播和易感性，并与胎膜早破和早产有关。

2. 微生物感染　Gardner 和 Duke 在 1955 年提出 BV 由阴道加德纳菌感染引起，即单一微生物致病说。之后的研究发现，与 BV 相关的微生物还包括厌氧菌、动弯杆菌和支原体等，即多微生物致病说。Fenis 和 Verhelst 等分别发现阴道阿托波菌与 BV 发病相关。之后，Bradshaw 等发现甲硝唑治疗后复发的 BV 患者阴道阿托波菌检出率较高。Fems 等发现治疗失败的 BV 患者阴道阿托波菌检出率较高。Fre-

dricks 等年应用聚合酶链反应（PCR）检测阴道内细菌，发现 BV 患者阴道细菌检出率与无 BV 者显著不同，在 BV 患者阴道内检出 BV 相关细菌 1（BABV1）、BV 相关细菌 2（BABV2）和 BV 相关细菌 3（BABV3）等二十余种细菌。Fredricks 等之后报道了根据 PCR 检出不同细菌诊断 BV 的敏感性和特异性，其中 BABV1、BABV1、BABV1 诊断 BV 的敏感性分别为 43.2%，86.4% 和 42.0%，特异性分别为 96.7%，92.9% 和 96.7%；阴道阿托波菌和阴道加德纳菌诊断 BV 的敏感性均为 96.3%，特异性分别为 77.1% 和 29.5%。

3. 细菌生物膜形成　细菌生物膜（biofilms）是细菌在特定条件下形成一种特殊细菌群体结构，细菌生物膜结构使细菌体被包裹在其自身分泌的多聚物中。Swidsinski 等报道，BV 患者和健康女性阴道内存在包括阴道加德纳菌的多种微生物，但只有 BV 患者阴道内的阴道加德纳菌存在于细菌生物膜中，阴道加德纳菌存在于细菌生物膜可能与 BV 发病相关。Patterson 等发现阴道加德纳菌生物膜形成使其对 H_2O_2 和乳酸耐受性增加 5 倍和 4.8 倍。Swidsinski 等发现经过甲硝唑治疗后，阴道加德纳菌仍大量存在与其形成的生物膜内。所以，阴道加德纳菌生物膜形成可能与 BV 发病和复发有关。

4. 免疫缺陷　Ciraldo 等报道甘露糖结合凝集素 2 外显子 54 密码子基因突变在复发性 BV 患者多见，而甘露糖结合凝集素 2 外显子 57 密码子基因多态性在甘露糖结合凝集素外显子 54 密码子基因患者不常见。但 De Seta 等和 Milanese 等的研究均未证实 BV 患者存在甘露糖结合凝集素 2 基因多态性。Fan 等发现 BV 患者阴道冲洗液白细胞介素 4 浓度低于健康对照者，提出阴道局部白细胞介素 4 浓度降低可能与 BV 发病相关。

5. 发病因素　Fethers 等综述了 BV 的发病因素，包括：新性伴、多性伴、口交、月经期性交、经常阴道冲洗、紧张、吸烟和应用宫内节育器（IUD）等。

（三）并发症

French 综合了 BV 的妇科和产科并发症，如下：

1. 盆腔炎　手术证实，患有盆腔炎女性的上生殖道分泌物中最常分离出的菌群与 BV 的菌群一致，包括普雷沃菌属、消化链球菌属、阴道加德纳菌和人型支原体。盆腔炎患者并发 BV 者占 61.8%。

2. 异常子宫出血和子宫内膜炎　异常子宫出血常由子宫内膜炎所致。子宫内膜炎引起异常子宫出血与受感染的子宫内膜对卵巢激素的异常反应或子宫内膜受到感染或炎症的直接破坏有关。对 BV 患者口服甲硝唑治疗，可以迅速地缓解子宫出血。

3. 妇科手术后感染　在手术终止妊娠的女性中，妊娠并发 BV 女性的盆腔炎发病率是未并发 BV 女性者的 3.7 倍。对手术流产女性口服甲硝唑治疗 BV 可减少 70% 的术后盆腔炎发生率。并发 BV 患者子宫全切术后阴道断蒂蜂窝织炎、盆腔脓肿或两者并存的危险性增加。

4. 宫颈癌　BV、宫颈上皮内瘤变以及生殖道人乳头瘤病毒感染有相同的流行病学特征，BV 的厌氧菌代谢可产生胺及有致癌作用的亚硝基胺。BV 患者阴道分泌物中存在高浓度磷脂酶 C 和 A2，后者可增加了人乳头瘤病毒感染的易感性，这些可能在宫颈上皮细胞转变方面起一定的作用。

5. HIV 感染　BV 可增加异性间 HIV 传播的危险性。当 pH 增加时，HIV 的生存能力和黏附能力增加，并且可能使传播更为容易。同时，BV 可改变阴道分泌物的其他理化性质，这些变化可改变宿主的防御机制，使 HIV 易感性增加。

6. 不育和流产　BV 患者输卵管因素不育症发生率增高。在助孕治疗中，BV 患者和非 BV 患者的胚胎种植率相似，但 BV 患者早孕期流产率高于非 BV 者。

7. 羊膜绒毛膜炎、胎膜早破、早产和低出生体重儿　BV 患者阴道内细菌可通过胎膜进入羊膜腔，导致羊膜炎及羊膜绒毛膜炎，并可进一步发展为胎膜早破、早产和分娩低出生体重儿。

8. 产后子宫内膜炎及剖宫产后伤口感染　剖宫产分娩的 BV 患者手术后腹部伤口感染和子宫内膜炎发生率较非 BV 患者高。从这些患者产后子宫内膜炎部位常可培养出与 BV 相关的阴道加德纳菌及厌氧菌如普雷沃菌属、消化链球菌等。

（四）临床表现和诊断

1. 临床诊断　患者出现下列 4 项临床特征中至少 3 项可诊断为 BV。

（1）线索细胞：与正常的边界清晰的阴道上皮细胞相比，线索细胞边界模糊。在有 BV 存在的情况下，除了线索细胞以外，显微镜检查还可以发现细菌的种类和数量发生明显改变。镜下的细菌在数量上明显增加，短杆状和球杆菌占优势。湿片检查线索细胞是 BV 唯一特异和敏感的诊断指标，根据线索细胞能准确地预测 85% ~ 90% 的 BV 患者。

（2）氨试验（Whiff test）阳性：阴道分泌物加 10% 氢氧化钾释放出特殊难闻的"鱼腥味"或氨味为氨试验阳性。有氨味存在对诊断 BV 有很高价值。但此法敏感性低，缺乏氨味并不能排除 BV。

（3）阴道 pH 大于 4.5：正常阴道内的 pH 为 3.8 ~ 4.2，pH 大于 4.5 对诊断 BV 最敏感，但特异性低。阴道中的精液、宫颈黏液、经血及滴虫性阴道炎等可使阴道分泌物 pH 升高。

（4）阴道均质稀薄的分泌物：超过 27% 的 BV 患者有明显的"泡沫"样阴道分泌物。尽管患有 BV 的女性常常有分泌物增多的陈述，但分泌物的量经常不同，可以很少、中等或很多。

2. 阴道涂片诊断　BV 的涂片特征为阴道加德纳菌、普雷沃菌形态及革兰变异动弯杆菌形态的小细菌占优势，并且乳酸杆菌形态细菌缺乏。根据阴道涂片诊断 BV 的敏感性和特异性分别是 94.7% 和 98.0%。Nugent 等根据阴道涂片革兰染色后镜下分为 3 类细菌，建立诊断 BV 的评分系统。在 1 000 倍显微镜下 3 ~ 5 个视野，计算每视野细菌平均数，将 3 类细菌数所代表的评分数相加，做出诊断（表 5-1）。

表 5-1　革兰染色涂片诊断 BV 的 Nugent 评分法

细菌形态	根据细菌形态计分				
	无	1 +	2 +	3 +	4 +
大革兰阳性杆菌	4	3	2	1	0
小革兰阴性或革兰变异杆菌	0	1	2	3	4
弧形革兰阴性或革兰变异杆菌	0	1	1	2	2

注：0 ~ 3 分为正常，4 ~ 6 分为中间型，7 ~ 10 分为 BV。每视野细菌效 <1=1⁺，1 ~ 5 =2⁺，6 ~ 30=3⁺，>30=4⁺。

3. 微生物的培养　在健康女性中，阴道加德纳菌培养阳性率超过 60%，即使用半定量的方法对密集生长的菌落进行检测，在 BV 低患病率的人群中，根据高浓度阴道加德纳菌可预测 41% ~ 49% 的症状性 BV。在没有其他相关信息的情况下，单纯阴道加德纳菌培养不可用于 BV 诊断。

4. 新的诊断技术　VP Ⅲ微生物确认试验与其他诊断方法比较，可提供较为客观的检测结果。对依据临床标准诊断为 BV 的患者进行检测，使用 VP Ⅲ诊断 BV 的敏感性和特异性分别为 95% ~ 97% 和 71% ~ 98%。

（五）治疗

美国 CDC 推荐了治疗的适应证和方案，如下：

非孕期治疗的意义：①减轻阴道感染症状和体征；②减少流产或子宫切除术感染并发症风险。其他潜在益处包括减少其他感染如 HIV 感染和其他 STD 风险。需要治疗有症状的全部 BV 患者。

1. 推荐方案

甲硝唑 500mg，口服，2 次 / 日，连用 7 日或 0.75% 甲硝唑膏（5g），阴道涂药，1 次 / 日，连用 5 日或 2% 林可霉素膏（5g），阴道涂药，每晚 1 次，连用 7 日

2. 代方案

替硝唑 2g，口服，1 次 / 日，共 2 日

替硝唑 1g，口服，1 次 / 日，共 5 日

林可霉素 300mg，口服，2 次 / 日，共 7 日或林可霉素栓 0.4g，阴道内放置，3 ~ 4 次 / 日，共 3 日

治疗期间，建议患者避免性接触或正确使用避孕套。阴道冲洗可能会增加 BV 复发风险，尚无证据表明冲洗可治疗或缓解症状。对无症状 BV 患者无须常规治疗，但应对拟进行子宫全切术、附件切除术、刮宫术及宫腔镜检查等手术的所有 BV 患者进行治疗，以避免术后感染。无须常规治疗患者的性伴，但对反复发作或难治性 BV 患者的性伴应予以治疗。

美国 FDA 已批准应用甲硝唑阴道缓释片（750mg，1 次 / 日，阴道放置）治疗 BV。尽管 BV 与包括

胎膜早破、早产、羊膜腔感染和产后子宫内膜炎等的不良妊娠结局有关，妊娠期治疗 BV 唯一确定的益处是缓解阴道感染症状和体征。潜在的益处包括降低妊娠期 BV 相关感染合并症和减少其他 STD 或 HIV 的风险。全身治疗对可能的亚临床上生殖器官感染有益。多项研究和荟萃分析没有发现妊娠期应用甲硝唑增加胎儿畸形或机体细胞突变风险。替硝唑为妊娠 C 类药物，不用于孕妇。评估对有早产高风险孕妇筛查 BV 是否可行仍无一致意见。孕期治疗推荐方案：

甲硝唑 500mg，口服，2 次 / 日，共 7 日或甲硝唑 250mg，口服，3 次 / 日，共 7 日或林可霉素 300mg，口服，2 次 / 日，共 7 日。

妊娠期应用甲硝唑的安全性在近年来被更多证实。Burtin 等总结了 30 年来符合要求的 7 篇文献，其中 6 篇为前瞻性研究共 253 例与 1 篇回顾性研究对 1 083 例早孕期应用甲硝唑的病例，未发现早孕期应用甲硝唑增加胎儿畸形危险。多数认为，妊娠早期禁用甲硝唑，妊娠中晚期可应用甲硝唑。

（六）复发性 BV

复发性 BV 是指 BV 在一年内反复发作 4 次或以上。复发性 BV 系患者阴道内相关微生物再激活，而不是再感染。与 BV 复发有关的因素包括：①男性性交传染；②治疗不彻底，未根除病原体；③未能恢复以乳酸杆菌为主要菌群的阴道环境；④危险因素持续存在。

针对 BV 复发正尝试的治疗策略包括：强化治疗、巩固治疗、联合治疗和微生态治疗。Schwebke 等发现口服甲硝唑 14 日疗法的近期（停药 7 ~ 14 日）治愈率优于口服甲硝唑 7 日疗法者，但两种疗法的远期（停药 30 日后）疗效相似。Sobel 等报道每周 2 次应用 0.75% 甲硝唑膏巩固治疗，随访 28 周，治疗组患者复发率减少，但患者感染念珠菌率增高。联合治疗方案主要选择甲硝唑联合制霉菌素、甲硝唑联合醋酸膏、甲硝唑联合阿奇霉素、替硝唑联合克霉唑等，大多数联合治疗方案研究显示，联合治疗可改善 BV 治愈率。Falagas 等综述了微生态制剂治疗 BV 的效果，尽管局部和全身应用乳酸杆菌制剂治疗 BV 均有一定作用，但现有资料尚不能最终肯定微生态制剂的治疗效果和做出治疗推荐。

二、外阴阴道假丝酵母菌病

（一）流行病学

70% ~ 75% 的妇女一生至少感染一次外阴阴道假丝酵母菌病（vulvovaginal candidiasis，VVC），40% ~ 45% 的女性经历过外阴阴道假丝酵母菌病复发，不超过 10% 的成年女性感染复发性外阴阴道假丝酵母菌病（recunent vulvovaginal candidiasis，RVVC）。外阴阴道假丝酵母菌病已成为仅次于细菌性阴道病的最常见的阴道感染。在美国，根据治疗外阴阴道假丝酵母菌病的处方统计，外阴阴道假丝酵母菌病的发病率上升 1 倍。无症状妇女下生殖道假丝酵母菌阳性率为 20%，有症状妇女下生殖道假丝酵母菌阳性率为 29.8%。在妇科门诊有症状妇女外阴阴道假丝酵母菌病的发病率为 15% ~ 30%。孕妇 VVC 检出率为 9.4% ~ 18.5%，其中有症状的 VVC 检出率为 6.6%。

（二）微生物学

从阴道分离的假丝酵母菌中，85% ~ 90% 白假丝酵母菌。其他非白假丝酵母菌包括光滑假丝酵母菌、热带假丝酵母菌、近平滑假丝酵母菌等。从临床上不能区分白假丝酵母菌和非白假丝酵母菌，而非白假丝酵母菌对抗真菌药物的反应不同于白假丝酵母菌。近年来外阴阴道假丝酵母菌中非白假丝酵母菌比例有上升趋势。剂量不足、疗程不够的抗真菌治疗和非处方药的广泛应用可能与非白假丝酵母菌比例上升有关。

（三）假丝酵母菌的毒力因素

1. 黏附 假丝酵母菌在阴道内繁殖前，首先要黏附于阴道黏膜上皮细胞。白假丝酵母菌较非白假丝酵母菌更易黏附于阴道黏膜上皮细胞，但不同个体的阴道黏膜上皮细胞对假丝酵母菌的黏附性存在差异。假丝酵母菌细胞壁存在黏附上皮细胞、内皮细胞、血浆蛋白和细胞外基质的相关受体。

2. 出芽 假丝酵母菌出芽加速其繁殖和组织侵犯性。假丝酵母菌非出芽突变株不能引起外阴阴道假丝酵母菌病。增加出芽因素可引起症状性外阴阴道假丝酵母菌病，抑制出芽因素可阻止无症状外阴阴道假丝酵母菌病向有症状外阴阴道假丝酵母菌病发展。

3. 释放侵袭性酶　主要包括磷脂酶、蛋白水解酶和脂肪酶等，是假丝酵母菌的重要毒力因子。这些酶类不仅能发挥营养作用，还能造成组织损伤，利于致病菌在人体内的播散、逃逸宿主免疫系统的攻击，从而大大增强菌株的致病性。从有症状的外阴阴道假丝酵母菌病患者的分泌物中可检出致病性假丝酵母菌分泌的天冬氨酸蛋白酶，而无症状外阴阴道假丝酵母菌病者无此酶检出。这些蛋白溶解酶及其多种酶解产物破坏能够削弱假丝酵母菌繁殖和入侵的游离与结合蛋白。有症状外阴阴道假丝酵母菌病患者阴道内的白假丝酵母菌菌株分泌的蛋白水解酶水平高于无症状者。控制蛋白酶产生的基因已被确定。

4. 产生真菌毒素　真菌毒素（如支酶黏素）在抑制趋化和吞噬细胞活动或抑制局部免疫中起重要作用。在外阴阴道假丝酵母菌病者的阴道分泌物中可检出支酶黏素。

5. 假丝酵母菌的表型转化　一些外源性因素如温度和其他未知因子可促进假丝酵母菌的表型转化。表型转换是真菌入侵人体时适应环境变化的重要能力之一，具有可逆性和遗传性。某些白假丝酵母菌细胞可通过改变其形态，如细胞表面特性、菌落形态、生化特性和新陈代谢等，增强其毒力，从而更为有效的感染宿主。尽管假丝酵母菌在遗传上存在不稳定，应用具有高度敏感的 DNA 探针可证明同一菌株可长期存在于外阴阴道假丝酵母菌病者的阴道内，这种情况特别多的见于多疗程抗假丝酵母菌治疗的患者。

6. 结合铁离子　假丝酵母菌与铁离子结合可增加假丝酵母菌的毒力，阴道内的红细胞、血红蛋白为有红细胞结合表面受体的假丝酵母菌提供了理想的繁殖环境。

（四）发病因素

1. 年龄　在初潮前本病罕见。从 10 岁开始本病发病率开始升高，20 ～ 40 岁发病率最高。接受激素补充治疗的妇女外阴阴道假丝酵母菌病发病率增高。

2. 妊娠　怀孕妇女对假丝酵母菌易感，导致假丝酵母菌携带率和外阴阴道假丝酵母菌病发病率增高。在晚孕期外阴阴道假丝酵母菌病发病率最高。孕期外阴阴道假丝酵母菌病复发率也高于非孕期。雌激素增高为阴道局部假丝酵母菌生长提供了高浓度糖原，雌激素还可增加假丝酵母菌黏附到阴道黏膜上皮细胞的能力。假丝酵母菌表面存在雌激素受体，假丝酵母菌与雌激素结合和雌激素增加假丝酵母菌菌丝形成，从而增加假丝酵母菌的毒力。因此，孕期外阴阴道假丝酵母菌病的治愈率降低。

3. 避孕方式　含高剂量雌激素口服避孕药增加外阴阴道假丝酵母菌病发病率。其发病机制与孕期外阴阴道假丝酵母菌病发病率增加相同。未发现口服低剂量雌激素避孕药增加外阴阴道假丝酵母菌病发病率。口服避孕药与复发性外阴阴道假丝酵母菌病发病率增加有关。应用 IUD 和应用阴道隔膜或避孕套者假丝酵母菌携带率增高。

4. 抗生素　有症状的外阴阴道假丝酵母菌病常见于全身或局部应用抗生素期间。应用抗生素后阴道假丝酵母菌携带率增加 10% ～ 30%。应用抗生素后假丝酵母菌携带率和外阴阴道假丝酵母菌病发病率增加，与抗生素清除了具有保护作用的阴道菌群有关。阴道菌群有能够阻止假丝酵母菌出芽和侵入阴道黏膜上皮细胞的作用，乳酸杆菌是具有上述功能的最主要的阴道菌群。有症状的外阴阴道假丝酵母菌病患者阴道内乳酸杆菌含量降低。乳酸杆菌抑制假丝酵母菌生长和乳酸杆菌与假丝酵母菌竞争营养素及竞争明道上皮细胞假丝酵母菌受体有关。乳酸杆菌产生的细菌毒素能抑制假丝酵母菌出芽和增殖。

5. 行为因素　外阴阴道假丝酵母菌病在性活跃年龄发病率最高，提示本病可能与性行为有关。理论上讲，性行为可将假丝酵母菌带入阴道，但流行病学研究至今未证实性行为在外阴阴道假丝酵母菌病发病中的作用。没有证据说明卫生习惯与外阴阴道假丝酵母菌病发病有关。

6. 糖尿病　糖尿病患者假丝酵母菌定植率增高。未控制的糖尿病患者有症状的外阴阴道假丝酵母菌病发病率增高。

7. 其他因素　穿紧身、不透气的内衣增加外阴阴道假丝酵母菌病的发病率。局部过敏可改变外阴阴道局部环境，使无症状假丝酵母菌携带发展为有症状的外阴阴道假丝酵母菌病。

（五）感染来源

1. 肠道来源　从几乎 100% 的复发性外阴阴道假丝酵母菌病患者的肠道内可分离到假丝酵母菌，这是外阴阴道假丝酵母菌病由肠道来源这一概念的基础。在局部应用抗假丝酵母菌药物清除阴道内假丝酵母菌后，持续存在于肠道内的假丝酵母菌可能是外阴阴道假丝酵母菌病复发的根源。但最近的几项研究结果对上述观点提出质疑。第一，妇女外阴阴道假丝酵母菌病复发时直肠内假丝酵母菌培养并非经常阳性；第二，直肠内假丝酵母菌培养阳性可能与阴道分泌物污染直肠和会阴有关；第三，口服制霉菌素消除肠道内假丝酵母菌并未减少复发性外阴阴道假丝酵母菌病发病率。相反，有的妇女肠道内一直存在假丝酵母菌，但阴道内却无假丝酵母菌存在。

2. 性接触传播 有限的研究支持性接触传播外阴阴道假丝酵母菌病。例如：外阴阴道假丝酵母菌病患者的配偶假丝酵母菌携带率为非外阴阴道假丝酵母菌病者的4倍；假丝酵母菌更多见于未做包皮环切的男性；在20%的复发性外阴阴道假丝酵母菌病患者配偶的阴茎部位可检出假丝酵母菌。

3. 阴道复发 对外阴阴道假丝酵母菌病患者常规抗假丝酵母菌治疗阴道内假丝酵母菌转阴后，在30天内又有20%～25%的患者阴道内假丝酵母菌培养阳性。这一发现支持复发性外阴阴道假丝酵母菌病由阴道复发及阴道内持续存在假丝酵母菌这一假设。局部治疗后阴道内假丝酵母菌浓度下降与症状消失相一致。当阴道内假丝酵母菌浓度极低时，常规培养并不能培养出假丝酵母菌。

（六）阴道防御机制

1. 体液免疫 免疫球蛋白缺乏的患者对假丝酵母菌的易感性增加。在急性外阴阴道假丝酵母菌病时，患者的全身（如IgM和IgG）和局部（如SIgA）免疫功能加强。患者的机体可产生抗假丝酵母菌抗体。未发现复发性外阴阴道假丝酵母菌病患者体内抗假丝酵母菌抗体缺乏。复发性外阴阴道假丝酵母菌病患者血清和阴道分泌物中抗假丝酵母菌抗体（如IgE）浓度增高。

2. 细胞免疫 尽管多核白细胞和单核粒细胞在阻止全身和深部假丝酵母菌感染中起重要作用，在外阴阴道假丝酵母菌病时阴道内吞噬细胞增多并不明显。一般认为吞噬细胞在阻止假丝酵母菌繁殖和侵犯阴道黏膜上皮细胞中的作用不大。应用鼠类进行动物实验研究显示，在阴道假丝酵母菌感染时，未发现阴道液内粒细胞增多和鳞状上皮细胞内粒细胞浸润增加。

3. 细胞介导的免疫 鹅口疮常见于衰弱和免疫抑制患者，这些患者常存在细胞免疫抑制。在这种情况下，假丝酵母菌是典型的机会感染病原体。淋巴细胞在正常阴道黏膜防御和阻止病原体侵入阴道黏膜过程中起重要作用，细胞因子和干扰素可抑制假丝酵母菌出芽。通过测定细胞因子，发现复发性外阴阴道假丝酵母菌病患者细胞免疫功能正常。细胞免疫抑制与复发性外阴阴道假丝酵母菌病发病无关。应用假丝酵母菌致敏可使阴道产生保护性局部免疫和细胞免疫作用。

4. 阴道菌群 阴道菌群是防御阴道内假丝酵母菌繁殖和症状性外阴阴道假丝酵母菌病的最重要的因素。任何新感染的假丝酵母菌在阴道内必须首先黏附到阴道黏膜上皮细胞才能生存和进一步繁殖、出芽。假丝酵母菌与细菌是否在阴道竞争营养素尚无定论。

（七）发病机制

外阴阴道假丝酵母菌病主要见于育龄期妇女，大多数病例从无症状向有症状转化的内在因素不清。假丝酵母菌可产生多种细胞外蛋白酶和磷脂酶。通过直接侵犯，芽苞和假菌丝可直接破坏表层细胞，在症状发作期间，可见到明显的出芽和菌丝形成。出芽不仅增加繁殖，而且代表感染性。尽管症状不完全与假丝酵母菌数量相关，假丝酵母菌数最多和出芽期假丝酵母菌数多者常常症状更明显。在有症状和无症状的部位可见到103～104/mL假丝酵母菌存在于阴道分泌物内。有时假丝酵母菌很少但患者的症状严重。因此，外阴阴道假丝酵母菌病更像一种过敏反应。

（八）临床表现

瘙痒和白带增多是外阴阴道假丝酵母菌病的常见症状，但两者均不是外阴阴道假丝酵母菌病的特异症状。其中外阴瘙痒最为常见，白带增多并未在所有的患者中出现。常在月经前一周内发病。典型的白带为白色豆渣样，也可为水样稀薄白带。其他症状包括：灼痛、性交痛和尿痛等。少数患者出现白带异味。检查见外阴、阴唇局部水肿、充血，可出现皲裂。阴道局部也可出现充血和水肿，白带黏附于阴道壁。患者的宫颈常为正常。部分患者表现为外阴局部严重充血、水肿，可蔓延至腹股沟区和会阴区。这些患者也可无明显白带增多。在通常情况下，患者的症状、体征和局部假丝酵母菌数量相一致。一些患者的配偶在性交后出现一过性龟头炎症状和体征，包括局部瘙痒、充血、灼痛和红斑。这些症状和体征通常在性交后数分钟出现，可持续数小时，可在淋浴后自行消失。20% 的复发性外阴阴道假丝酵母菌病患者的配偶有以上病史。Sobel 等提出将外阴阴道假丝酵母菌病分类为单纯型和复杂型（表 5-2），单纯型外阴阴道假丝酵母菌病为正常非孕宿主发生的散发和由白假丝酵母菌所致的轻、中度外阴阴道假丝酵母菌病。复杂型外阴阴道假丝酵母菌病包括：复发性外阴阴道假丝酵母菌病、重度外阴阴道假丝酵母菌病、妊娠期外阴阴道假丝酵母菌病、非白假丝酵母菌所致的外阴阴道假丝酵母菌病或异常宿主如未控制的糖尿病、免疫抑制和衰竭患者。

表 5-2　外阴阴道假丝酵母菌病的分类

单纯性	复杂性
散发	复发
轻、中程度	严重
可能为白假丝酵母菌	非白假丝酵母菌
正常非孕宿主	妊娠，异常宿主如未控制的糖尿病、免疫抑制或衰竭患者

（九）诊断

较特异的症状是外阴瘙痒伴豆渣样阴道分泌物。根据症状仅能诊断 38% 的外阴阴道假丝酵母菌病。大多数外阴阴道假丝酵母菌病根据显微镜检查诊断。湿片检查不仅可见到假丝酵母菌菌丝，还可排除阴道滴虫和线索细胞。应用 10% 的氢氧化钾湿片镜检可检出 65% ~ 85% 的出芽菌丝。外阴阴道假丝酵母菌病患者的阴道 pH 常在正常范围（4.0 ~ 4.5），pH >5 常提示为细菌性阴道病、滴虫感染或混合感染。约有 50% 的假丝酵母菌培养阳性患者显微镜检查假丝酵母菌阴性。所以，对症状和体征明显而显微镜检查阴性的患者有必要进行假丝酵母菌培养。巴氏涂片诊断外阴阴道假丝酵母菌病的敏感性较低，约为 25%。

假丝酵母菌培养阳性并不代表患者的症状与假丝酵母菌感染有关。定量假丝酵母菌培养显示假丝酵母菌镜检阳性者假丝酵母菌浓度较高，假丝酵母菌的浓度与患者症状的严重程度相关。假丝酵母菌携带者的阴道假丝酵母菌浓度常较低。也可用乳胶凝集法诊断外阴阴道假丝酵母菌病，其敏感性和特异性分别达到 81% 和 98%。在鉴别诊断方面，首先要考虑细菌性阴道病和滴虫阴道炎。其他需要鉴别的疾病包括：过敏性外阴炎、外阴白色病变和外阴前庭炎综合征等。

（十）治疗

1. 外阴阴道假丝酵母菌病　目前有多种咪唑类抗假丝酵母菌制剂和剂型。尚无证据说明任何一种咪唑类制剂和剂型优于其他另一种咪唑类制剂和剂型。咪唑类抗假丝酵母菌制剂对急性外阴阴道假丝酵母菌病的治愈率为 80% ~ 90%，口服型咪唑类制剂因应用方便和局部副反应小而更受患者欢迎。另一方面，要关注口服剂型有潜在的不良反应以及合并用药问题。没有任何一种制剂或剂型适合所有的外阴阴道假丝酵母菌病患者，也没有任何一种剂型或制剂可在 24 小时内杀灭全部假丝酵母菌。非白假丝酵母菌可能对多种咪唑类抗假丝酵母菌制剂耐药。常用的两种口服咪唑类抗假丝酵母菌制剂中，氟康唑和伊曲康唑对外阴阴道假丝酵母菌病有较高的治愈率，但后者的治疗疗程应长。尚无口服氟康唑和伊曲康唑产生严重副反应的报道。目前倾向应用短疗程口服或局部制剂治疗外阴阴道假丝酵母菌病。单剂量制剂对复发性外阴阴道假丝酵母菌病的效果较差。非复杂外阴阴道假丝酵母菌病对多数短疗程口服和局部制剂疗效较好。复杂型外阴阴道假丝酵母菌病对短疗程口服和局部制剂疗效较差，此类患者的抗假丝酵母菌治疗至少需要持续 7 天。

2. 复发性外阴阴道假丝酵母菌病　复发性外阴阴道假丝酵母菌病是复杂型外阴阴道假丝酵母菌病的一种形式，是指一年内有症状性 VVC 发作 4 次或 4 次以上。大多数复发性外阴阴道假丝酵母菌病患者为正常宿主，由对咪唑类敏感的白假丝酵母菌引起。大多数复发性外阴阴道假丝酵母菌病发病诱因，应注意在治疗的同时发现并积极去除诱因。目前认为，引起复发性外阴阴道假丝酵母菌病的主要原因不是新感染的假丝酵母菌或毒力较大或耐药的假丝酵母菌，宿主因素在复发性外阴阴道假丝酵母菌病发病中起重要作用。大多数研究未能证明对患者的配偶进行治疗可改善复发性外阴阴道假丝酵母菌病的治愈率。没有证据显示复发性外阴阴道假丝酵母菌病患者的阴道菌群异常或乳酸杆菌缺乏。在按复发性外阴阴道假丝酵母菌病治疗前必须通过培养明确诊断。

抗假丝酵母菌治疗方案包括初步治疗和巩固治疗。初步治疗可选择口服制剂或局部制剂，常需每日用药至患者症状消失和假丝酵母菌培养阴性。如果未经过巩固治疗，30% 的复发性外阴阴道假丝酵母菌病患者在 3 个月复发。根据培养和药物敏感试验选择药物。在强化治疗达到真菌学治愈后，给予巩固治疗至半年。下述方案仅供参考：

强化治疗：治疗至真菌学转阴。具体方案如下：口服用药：氟康唑 150mg，顿服，第 1、4、7 日应用。阴道用药：咪康唑栓 / 软胶囊 400mg，每晚一次，共 6 日；咪康唑栓 1 200mg，第 1、4、7 日应用；克霉唑栓 / 片 500mg，第 1、4、7 日应用；克霉唑栓 100mg，每晚一次，7 ~ 14 日。

巩固治疗：目前国内、外没有较为成熟的方案，建议对每月规律性发作一次者，可在每次发作前预防用药一次，连续 6 个月。对无规律发作者，可采用每周用药一次，预防发作，连续 6 个月。对于长期应用抗真菌药物者，应检测肝肾功能。

3. 耐药性外阴阴道假丝酵母菌病　在多数情况下，由耐咪唑类白假丝酵母菌所致的外阴阴道假丝酵母菌病罕见。相反，复发性外阴阴道假丝酵母菌病常由非白假丝酵母菌所致，大多数非白假丝酵母菌对咪唑类的敏感性下降。约有半数的光滑假丝酵母菌对咪唑类敏感性下降。每日阴道内放置硼酸（boric acid）制剂，600mg，对耐药假丝酵母菌感染有效，治疗至培养阴性的时间通常为 10 ~ 14 日，每隔日或每周 2 次阴道内放置硼酸制剂也可用于复发性外阴阴道假丝酵母菌病的巩固治疗，还可选制霉菌素代替硼酸制剂用于对复发性外阴阴道假丝酵母菌病进行巩固治疗。氟胞嘧啶（flucytosine）治疗耐药假丝酵母菌感染有效。

4. HIV 感染并发外阴阴道假丝酵母菌病　HIV 感染并发外阴阴道假丝酵母菌病随 HIV 感染人数增多而增加。HIV 感染并发外阴阴道假丝酵母菌病时，所有的患者存在口腔假丝酵母菌感染和细胞免疫缺陷，80% 的患者发生其他严重机会感染。HIV 感染并发外阴阴道假丝酵母菌病对抗假丝酵母菌制剂治疗有效，但容易复发。HIV 感染并发外阴阴道假丝酵母菌病的症状更严重和持续时间更长。超过半数的患者在诊断 HIV 感染前 6 个月 ~ 3 年内即容易感染严重的外阴阴道假丝酵母菌病，外阴阴道假丝酵母菌病的病变范围和程度与患者的免疫缺陷程度相关。HIV 感染患者的黏膜假丝酵母菌感染次序依次为阴道、口腔和食管。绝大多数复发性外阴阴道假丝酵母菌病患者的 CD4 计数正常。由于绝大多数外阴阴道假丝酵母菌病包括复发性外阴阴道假丝酵母菌病患者的 HIV 检测阴性，故不主张对这些患者进行 HIV 筛查，但应对外阴阴道假丝酵母菌病伴 HIV 感染高危因素者进行 HIV 筛查。

5. 妊娠并发外阴阴道假丝酵母菌病　妊娠并发外阴阴道假丝酵母菌病对抗假丝酵母菌治疗起效较慢，而且容易复发。大多数局部用药方案对孕妇外阴阴道假丝酵母菌病有效，延长治疗时间（如 2 周）可提高疗效及根除外阴阴道假丝酵母菌病。克霉唑（500mg）单次阴道用药对妊娠并发外阴阴道假丝酵母菌病有较好的疗效。口服抗假丝酵母菌制剂不适合妊娠并发外阴阴道假丝酵母菌病的治疗。

（十一）预防

由于对外阴阴道假丝酵母菌病和复发性外阴阴道假丝酵母菌病的发病机制了解甚少，目前尚无有效预防外阴阴道假丝酵母菌病和复发性外阴阴道假丝酵母菌病的方法。一些预防措施仅限于某些外阴阴道假丝酵母菌病高危因素者。包括：对复发性外阴阴道假丝酵母菌病患者应用抗假丝酵母菌制剂进行巩固治疗；对糖尿病患者积极控制血糖；对应用抗生素后易发生外阴阴道假丝酵母菌病的患者尽量避免局部和全身应用广谱抗生素，对必须应用者可同时口服氟康唑 150mg；对复发性外阴阴道假丝酵母菌病患者避免口服避孕药和使用 IUD。

三、需氧菌性阴道炎

需氧菌性阴道炎（aerobic vaginitis，AV）是近年来认识到的一种阴道感染性疾病，主要由需氧菌感染引起。其病因及发病机制目前仍不清楚。正常阴道内以产过氧化氢的乳酸杆菌占优势。AV 时，阴道内能产过氧化氢的乳酸杆菌减少或缺失，其他细菌，诸如 B 族链球菌、葡萄球菌、大肠埃希菌及肠球菌等需氧菌增多，并产生阴道黏膜炎性改变。

（一）病因及发病机制

需氧菌性阴道炎的病因及发病机制仍不清楚。正常阴道分泌物是以产过氧化氢乳酸杆菌占优势菌。而 AV 时，阴道内能产过氧化氢的乳酸杆菌减少或缺失，需氧菌增加，主要为 B 族链球菌、葡萄球菌、大肠埃希菌及肠球菌等。有关发生机制不清，可能与以下因素有关。

1. 阴道中存在的大量肠道来源的细菌可能提示肠道细菌的阴道定植　在 Sobel 对 DIV 的研究中，革兰染色发现乳酸杆菌相对或完全缺乏，被革兰阳性球菌（92%）、革兰阳性杆菌（22%）或阴性杆菌（12%）代替，细菌培养证实这些细菌主要是 B 族链球菌及肠杆菌科类细菌，基本都为肠道起源的需氧菌。这一研究提示虽然特异性病原体未确定，但肠道起源的需氧菌可能参与 DIV 的发病，具体机制有待于进一步研究。Donders 等对 AV 的研究显示，与 AV 有关的阴道微生物主要是 B 族链球菌、金黄色葡萄球菌及大肠埃希菌，与正常人阴道菌群相比，这些细菌增多 3 至 5 倍。Tempera 等对 AV 的研究同样显示，患者阴道分泌物中主要为 B 族链球菌、金黄色葡萄球菌及大肠埃希菌。国内，研究显示，AV 主要是以大肠埃希菌感染为主的阴道炎症。研究显示，细菌培养的结果主要为粪肠球菌、链球菌、葡萄球菌等，进一步提示肠道细菌的阴道定植。

2. 局部免疫调节机制也可能参与 AV 的发病　细菌性阴道病缺乏白细胞反应，而需氧菌性阴道炎炎症反应明显，阴道分泌物中促炎细胞因子升高。Donders 等的研究显示，细胞因子 IL –6，IL–1 –β 及白血病抑制因子（leukaemi inhibitory factor，UF）显著升高，这提示 AV 是一种明显不同于 BV 的阴道炎症，免疫调节机制可能参与其发病。

3. 雌激素缺乏　阴道分泌物中含有许多基底旁细胞，类似萎缩性阴道炎，提示阴道可能缺乏雌激素作用。DIV 似乎与继发细菌感染的严重萎缩性阴道炎很难区分，但 Gardner 强调不管以任何途径应用雌激素治疗 DIV，只能暂时缓解症状，长期治疗效果不佳，此病可发生于卵巢功能正常的绝经前妇女，因此雌激素缺乏的机制似乎不成立。在 Sobel 研究的 51 例 DIV 患者中，其中 19 例为绝经患者，予以克林霉素治疗后，依据临床和细胞学标准，有 6 例被认为同时伴有雌激素缺乏，补充雌激素后，症状体征消失，获得治愈。放 Sobel 认为雌激素缺乏可能在 DIV 的感染过程中起一定的作用，但其所研究的一部分绝经患者可能为萎缩性阴道炎，并非 DIV，所以仅纠正雌激素缺乏并不一定能逆转病程。

4. 扁平苔藓　Pellise，Hewitt，Edwards 与 Freidreich 及 Ridley 等的临床观察发现，一些 DIV 似乎与扁平苔藓（lichen planus，LP）有一定的关系。一些作者认为 DIV 是 LP 在生殖器的一种表现，所有这些 DIV 病例都是未诊断的糜烂性 LP。与 LP 有关的 DIV 患者大多主诉外阴痛，性交痛，而那些与 LP 无关的 DIV 患者多主诉性交痛，脓性分泌物增多。外阴阴道检查时发现，在 LP 患者中前庭损害与阴道粘连较常见，而在 Gardner，Murphy 等报告的病例中，外阴的损害较轻，而损害大多发生于阴道上 1/3 部分或整个阴道壁。阴道 pH 大于 4.5，通常波动于 5.0 ~ 7.0。经观察发现，一部分患者 LP 出现于生殖器损害与 DIV 症状之前，另一部分患者生殖器损害与 DIV 症状出现于 P 之前，因此目前我们不能确定 LP 在 DIV 中起什么作用，有待进一步深入研究。

5. 维生素 D 缺乏　对于阴道上皮结构蛋白的合成，诸如细胞角蛋白，维生素 D 是一种必不可少的转录活化子。维生素 D 的缺乏导致这些蛋白合成下降，破坏了阴道上皮结构完整性而脱落。阴道上皮的脱落导致阴道 pH 改变，黏膜脆性增加，继发炎细胞浸润及感染。Peacocke 等对 1 例 DIV 患者的临床观察治疗发现，维生素 D 的补充可导致阴道上皮再生及停止脱屑，由此提示维生素 D 的缺乏可能参与 DIV 的发病机制，DIV 可能是维生素 D 缺乏的一种黏膜表现，但需进一步确定维生素 D 调节阴道上皮何种结构蛋白。

（二）临床特征

由于 AV 同细菌性阴道病（bacterial vaginosis，BV）一样，也存在乳酸杆菌减少，所以与 BV 有相似的特征，如阴道 pH 升高。但 BV 主要由厌氧菌引起，没有明显的阴道黏膜炎症性改变，而 AV 主要由需氧菌增加引起，常常导致明显的阴道黏膜炎症性改变，从而表现为外阴阴道的刺激症状。AV 的主要症状是阴道分泌物增多，性交痛，间或有外阴阴道瘙痒、灼热感等。分泌物典型特点为稀薄脓性，黄色或黄绿色，有时有泡沫，有异味但非鱼腥臭味，氢氧化钾试验阴性。因分泌物中含有大量白细胞，分泌物呈脓性。检查见阴道黏膜充血，严重者有散在出血点或溃疡；宫颈充血，表面有散在出血点，严重时也可有溃疡。

阴道分泌物检查特点：①阴道 pH >4.5，通常 >6.0。② 0.9% 氯化钠溶液湿片检查：乳酸杆菌减少或缺乏；中性粒细胞增多，甚至是含有中毒性颗粒的白细胞；基底层和基底旁上皮细胞增加，缺乏成熟鳞状上皮细胞。③革兰染色：乳酸杆菌减少或缺失，革兰阳性球菌及肠杆菌科的革兰阴性小杆菌增多。④细菌培养：多为 B 族链球菌、大肠埃希菌、金黄色葡萄球菌及肠球菌等。

（三）诊断及鉴别诊断

目前的诊断有 Donders 提出的阴道分泌物显微镜湿片诊断标准以及 Tempera 提出的结合临床特征以及湿片镜检特点的诊断标准。目前尚没有规范化、被公认的诊断标准。

1. 阴道分泌物显微镜湿片诊断标准　Donders 等提出了 AV 的诊断标准，认为 DIV 是 AV 最严重的类型，见表 5-3。

表 5-3　需氧菌性阴道炎显微镜湿片诊断标准

AV 评分	LBG	白细胞数	含中毒性颗粒白细胞所占比例	背景菌落	PBC 所占比例
0	Ⅰ 和 Ⅱa	≤ 10/hpf	无或散在	不明显或溶胞性	无或 < 1%
1	Ⅱb	> 10/hpf 和 ≤ 10/ 上皮细胞	≤ 50% 的白细胞	大肠埃希菌类的小杆菌	≤ 10%
2	Ⅲ	> 10/ 上皮细胞	> 50% 的白细胞	球菌样或呈链状	> 10%

2. 结合临床特征以及湿片镜检特点的诊断标准　Tempera 等从临床和微生物学两方面诊断 AV。诊断标准如下：①异常阴道黄色分泌物；②阴道 pH 升高，多数 pH >5.0；③分泌物有异味（但 KOH 试验阴性）；④阴道分泌物高倍镜检大量白细胞（×400）；⑤使用 Donders 分类确定乳酸杆菌分级，Ⅱa、Ⅱb 和Ⅲ级。

AV 需要与 BV 进行鉴别诊断（表 5-4），并应排除滴虫性阴道炎、黏液脓性宫颈炎及子宫内膜炎。此外注意是否有 AV 与 BV 的混合感染。

表 5-4　需氧菌性阴道炎与细菌性阴道病的鉴别诊断

	细菌性阴道炎	需氧菌性阴道炎
症状	分泌物增多，无或轻度瘙痒	分泌物增多，黄色或黄绿色，部分有性交痛
分泌物特点	白色、匀质、鱼腥臭味	黄色或黄绿色，有异味，但非鱼腥臭味
阴道黏膜	正常	充血，严重者有散在出血点或溃疡
阴道 pH	>4.5	>4.5，但通常 >6.0
氨试验	阳性	阴性
湿片镜检	乳酸杆菌减少或缺乏，线索细胞，极少白细胞	乳酸杆菌减少或缺乏，球菌，部分呈链状排列，多量白细胞，或部分含有中毒性颗粒，基底旁细胞
革兰染色	乳酸杆菌减少或缺乏，加德纳菌、普雷沃菌、类杆菌、动弯杆菌等增加	乳酸杆菌减少或缺乏，革兰阳性球菌及肠杆菌科的革兰阴性小杆菌增多
细菌培养	主要为厌氧菌，诸如加德纳菌、普雷沃菌、类杆菌及动弯杆菌等	主要为需氧菌，诸如 B 族链球菌、大肠埃希菌、金黄色葡杆菌及动弯杆菌等
阴道琥珀酸	升高	无变化
阴道细胞因子	IL-1-β 轻度升高，LIF 降低，IL-6 无变化	IL-6，IL-1-β 及 LIF 显著升高

（四）治疗

目前尚无有效标准的治疗方案。卡那霉素及克林霉素治疗有一定疗效，有文献报道喹诺酮类药物也可能有一定疗效。

由于 AV 是近年来认识到的一种阴道感染性疾病，所以目前对 AV 的病因学研究相对较少，可能为多种机制参与 AV 的致病过程，其发病机制的深入研究对于 AV 的治疗和预防具有重要意义。目前，AV 尚没有规范化、被大家公认的诊断标准，诊断标准尚需要统一。临床上对以下生殖道感染症状就诊的患者，除考虑到常见的阴道炎如细菌性阴道病、外阴阴道假丝酵母菌病、滴虫性阴道炎外，还应考虑到有无须氧菌感染或合并需氧菌感染的可能。虽然卡那霉素以及克林霉素治疗 AV 有一定疗效，但目前尚无有效标准治疗方案，治疗上需寻找更有效的方法，需要广大医师在临床工作中探索。

四、老年性阴道炎

老年性阴道炎（senile vaginitis）常见于自然绝经及卵巢去势后的妇女，主要症状为阴道分泌物增多、外阴瘙痒及灼热感。老年性阴道炎是临床常见且复发率较高的老年妇科疾病，其发病率国内报道为 30%～58.6%，国外报道高达 80%。治疗不及时或用药不合理，会使阴道炎迁延不愈，严重影响患者的生活质量，应及时采取有效的治疗措施。

（一）病因

老年性阴道炎患者发病的主要原因是卵巢功能减退，雌激素水平降低，从而使得阴道黏膜萎缩变薄，阴道上皮内糖原含量减少，阴道 pH 上升，抵抗力薄弱，杀灭病原体的能力降低，致病菌容易侵入，从而导致了老年性阴道炎症的发生。而不注意外阴清洁卫生、性生活频繁、营养不良（尤其是维生素 B 缺乏）等则常为本病发病的诱因。有研究对 180 例老年性阴道炎患者进行阴道细菌培养，分离出 126 株致病菌，阳性率为 70.0%，其中革兰阳性菌 78 株（占 61.9%），主要以表皮葡萄球菌为主（占 36.5%）；革兰阴性杆菌 48 株（占 38.1%），主要以大肠埃希菌为主（占 24.6%）。

（二）临床表现和诊断

绝经后妇女阴道分泌物增多为本病的主要特征，常伴有外阴瘙痒、灼热感等症状。分泌物较稀薄，呈淡黄色，严重者呈脓血性白带。由于感染的病原体不同，分泌物体形状不同，可呈泡沫状或呈脓状，或带有血性；由于分泌物的刺激，患者常表现外阴瘙痒、灼烧；由于阴道黏膜的萎缩，可伴有性交痛；若感染侵犯尿道则出现尿频及尿痛等泌尿系统症状。妇科检查可见阴道黏膜萎缩，皱襞消失，有充血、红肿，也可见黏膜有出血点或出血斑。严重者阴道黏膜面可形成溃疡，分泌物可以呈水样，或呈脓性，有臭味。如不及早治疗，溃疡部可发生粘连，甚至瘢痕挛缩导致阴道狭窄或阴道闭锁使得阴道分泌物引流不畅，形成阴道积脓。

临床上根据患者的年龄及症状和体征明确诊断不困难，但应排除其他疾病。应常规进行阴道分泌物光学显微镜检，大部分患者涂片中可见大量基底层上皮细胞和白细胞及大量球菌。部分为混合性感染，如在涂片中见到滴虫、念珠菌等均可作为进一步明确诊断的依据。对于部分有少量阴道血性分泌物的患者，应与绝经后阴道出血的相关疾病如宫颈癌、子宫内膜癌等进行鉴别诊断，需常规作宫颈细胞学检查，必要时行分段诊断刮宫术。如妇科检查时发现阴道壁有溃疡及肉芽组织者，应与阴道癌进行鉴别诊断，需做局部刮片或局部活检进行病理组织学检查。

（三）治疗

治疗原则为抑制细菌生长和提高机体及阴道抵抗力。

1. 抑制细菌生长　老年性阴道炎的主要致病菌多为厌氧菌，故首选抗厌氧菌药物，常用药物有甲硝唑、克林霉素等。甲硝唑抑制厌氧菌生长，而对乳酸杆菌生长影响较小，是理想的治疗药物，具体使用治疗方法如下：

（1）冲洗阴道：1% 乳酸或 0.5% 醋酸冲洗阴道，1 次 / 日。增加阴道酸度，抑制细菌生长繁殖。

（2）局部用药：甲硝唑（0.2g）栓剂或诺氟沙星（0.1g）栓剂，1 次 / 日，阴道上药，疗程 7～10 日。

（3）全身用药：对于合并有子宫内膜炎、宫体炎及附件炎者应选用口服抗生素，如甲硝唑 0.2g，3 次 / 日，口服，共 5～7 天，或克林霉素，300mg，3 次 / 日，口服，共 5～7 日。由于老年性阴道炎其阴道内的益生菌—乳酸杆菌已经因上皮代谢改变而受到干扰，因此抗生素的应用可能会进一步使其受到损害，从而进一步破坏阴道内的生态平衡。临床上常见到因抗生素的长期应用而导致二重感染的发生，往往在致病菌得到抑制之后又并发了阴道念珠菌病。因此，抑菌治疗后及时加用阴道局部的益生菌，如定君生等，有利于阴道微生态恢复平衡。

2. 增强阴道黏膜抵抗力　老年性阴道炎的发病主要是妇女体内雌激素水平下降，针对病因给予补充适量雌激素，既可以增强阴道黏膜抵抗力，又可改善因雌激素降低导致的围绝经期的其他相关症状。

可局部给药，也可全身给药。但长期较大剂量无对抗的应用雌激素，可刺激乳腺和子宫内膜的异常增生，增加患乳腺癌和子宫内膜癌的风险。因此，单纯治疗老年性阴道炎最好首选局部用药，当合并有围绝经期综合征的全身症状有补充雌激素的需求时，应选用最低有效剂量的雌激素，并辅以适量孕激素和弱雄激素，以保证其安全性。用药期间，应禁食辛辣食物和腥膻食物，避免搔抓皮肤或热水洗烫，并暂时停用肥皂。常用治疗方法如下：

（1）局部用药：雌三醇乳膏，商品名欧维婷软膏，每晚一次，阴道涂药，10日为一个疗程；结合雌激素，商品名倍美力阴道软膏，每晚一次，阴道涂药，7～10日为一个疗程；普罗雌烯软膏，商品名更宝芬软膏，每晚一次，阴道涂药，10日为一个疗程。由于更宝芬仅作用于阴道黏膜局部，而不易被阴道黏膜吸收入血，因此对子宫内膜无明显影响，对于反复发作的患者可以先给予连续应用10日后，再给予以后每周2次的后续治疗。

（2）全身用药：对于合并有雌激素缺乏的围绝经期综合征全身症状的患者可给予全身治疗，常用药有：己烯雌酚0.125～0.25mg，每晚一次，日服，10日为一个疗程；或倍美力，0.3mg，1次/日，口服，10日为一个疗程；或尼尔雌醇，首次口服4mg，以后每1～2周口服一次，每次2mg，维持1～2个月。尼尔雌醇为雌素三醇的衍生物，剂量小，作用时间短，对于子宫内膜的影响小。对于应用此类药物的患者在用药前应检查乳腺及子宫内膜，患有子宫内膜增生、内膜癌、乳腺癌患者禁用。长时间应用者应周期性加用孕激素以对抗子宫内膜增生。

3. 全身营养高蛋白食物，补充维生素B及维生素A有助于阴道炎的消退。

五、婴幼儿外阴阴道炎

婴幼儿阴道炎（infantile vaginitis）常见于5岁以下儿童，多合并外阴炎，主要是与婴幼儿局部解剖特点有关，其外阴发育差，不能遮盖尿道口及阴道前庭，细菌容易侵入，易发生阴道炎；婴幼儿阴道环境与成人不同，雌激素水平低，阴道上皮薄，糖原少，乳酸菌为非优势菌，局部抵抗力低下，易受细菌感染；另外，婴幼儿外阴不清洁，大小便易污染。因此婴幼儿容易患阴道炎、外阴炎。临床表现主要为阴道分泌物增多伴外阴瘙痒，局部红肿等。近年来，随着性病传播的增多，婴幼儿阴道炎不断增多，已成为临床医师不可忽视的问题。

（一）幼女外阴阴道特点

1. 外阴特点　婴幼儿大阴唇尚未发育完全，皮下脂肪薄，不能完全覆盖阴道、尿道，因此容易受外来细菌的侵犯。

2. 阴道特点　女婴的子宫腺体和阴道上皮在出生后2周内由于胎儿时期受母体胎盘所分泌的大量雌激素的影响，体内仍然存在雌激素的影响，出生后随着雌激素水平的不断下降会有少量的白色黏稠的分泌物自阴道流出，有时可见到少量的血性分泌物流出，这些均为正常现象，此时阴道分泌物呈酸性（pH约为5.5），阴道尚有自净作用。随着体内雌激素逐渐被代谢，阴道上皮失去了雌激素的影响，阴道黏膜变薄，上皮内糖原减少，阴道的pH上升为6～8，分泌物逐渐减少，自净作用明显减弱。此时阴道内的益生菌—乳酸杆菌极少，而其他致病菌较多，致病菌作用于抵抗力较弱或受损的外阴、阴道时，极易产生婴幼儿阴道炎及外阴炎。

（二）病因

1. 婴幼儿卫生习惯不良：外阴部不清洁、穿开裆裤随地乱坐、大便擦拭方向不对等都可能引起病原微生物侵入抵抗力低的外阴及阴道，导致外阴或阴道炎。

2. 婴儿的尿布更换不及时，大小便刺激外阴，容易引起外阴感染。

3. 婴幼儿肛门处有蛲虫感染时，患儿因瘙痒而手挠将蛲虫污染外阴、阴道引起感染。

4. 婴幼儿出于好奇，可将花生米、扣子、糖块、橡皮等异物置入阴道内，引起继发感染。

5. 患有足癣或念珠菌性阴道炎的家长将自己的衣物与婴幼儿的衣裤一起清洗，而引起因污染而传播导致感染。也可能在公共场所，因为浴池、浴具、游泳池等间接传播引起感染，但发生率相对较低。

（三）病原体

对 75 例有临床症状（尿频、尿急、分泌物多）的婴幼儿的外阴分泌物进行涂片革兰染色镜检结果显示：革兰阴性双球菌 6 例，念珠菌 7 例，5 例未检出细菌，14 例检出革兰阳性球菌，43 例检出了革兰阳性球菌、革兰阴性球菌、革兰阳性杆菌和革兰阴性杆菌混合感染。此临床研究证实婴幼儿阴道炎多由多种细菌感染引起。非特异性感染则绝大多数为大肠埃希菌属感染。此外，葡萄球菌、链球菌、变形杆菌等也都为较常见的病原体，而假丝酵母菌、淋病奈瑟菌、滴虫引起的婴幼儿阴道炎虽有上升趋势，但仅占一小部分。

婴幼儿卵巢尚未分泌雌激素，也未接受过雌激素治疗，所以阴道 pH 较高，不适合假丝酵母菌生长繁殖。婴幼儿念珠菌性阴道炎的发生率较低。滴虫主要是通过浴池、浴具、游泳池等间接传播。虽然滴虫在体外环境中的生活能力很强，既耐寒又耐热，在洗衣服的肥皂水中也能生存，传染力很强，但由于女童的阴道呈碱性，所以不容易感染。

随着性病发病率的升高，婴幼儿淋球菌性阴道炎的发病率有所增加，婴幼儿没有性接触史，因此其发病多与父母患病有关。

（四）临床表现

婴幼儿外阴、阴道炎的主要症状是外阴阴道瘙痒、阴道分泌物增多，外阴阴道口黏膜充血、水肿并伴有脓性分泌物流出。婴幼儿往往不能明确诉说症状，常表现为哭闹、烦躁不安、用手指搔抓外阴，通过手指抓伤可使感染进一步扩散。当伴有泌尿道感染时，会出现尿急、尿频、尿痛等症状。婴幼儿的外阴、阴道炎在急性期若被父母疏忽或因症状轻微未予治疗，病变加重则外阴表面可出现由感染所致的溃疡，可造成小阴唇相互粘连。粘连处往往留有小孔，排尿时尿液经小孔流出，会出现尿流变细、分道或尿不成线等。如果阴道炎长期存在，患儿阴道粘连、严重者甚至造成阴道闭锁影响日后的经血流出，给女童健康造成严重危害。若为阴道异物引起的阴道炎，可引起阴道分泌物持续增多，且为脓血性、有臭味；若为蛲虫所致的阴道炎，婴幼儿会感到外阴及肛门处奇痒，阴道流出多量稀薄的、黄色脓性分泌物。

（五）诊断

由于婴幼儿的语言表达能力差，不能主动配合医生，因此在诊断上有一定的困难。采集病史时需细心询问患儿母亲及保育人员，检查时手法要轻柔，设法分散患儿的注意力，以获得满意的检查结果。个别情况下需要在全身麻醉下对患儿进行检查。

1. 外阴检查　用示指、中指轻轻分开大阴唇，仔细观察外阴、阴道及前庭处。用棉拭子或吸管取阴道分泌物查找阴道毛滴虫、假丝酵母菌或涂片染色作病原学检查，以明确病原体，必要时作细菌培养。

2. 必要时行阴道窥镜检查　可用宫腔镜、支气管镜或鼻镜作为阴道窥器，清楚地了解阴道及宫颈的情况，检查阴道黏膜上皮及分泌物的性状。应同时用棉棒取阴道分泌物作涂片染色进行病原学检查及药物敏感试验。如果阴道内有异物，可在直视下取出异物。

3. 直肠腹部双合诊　用右手示指或小指伸入患儿的肛门，与腹部双手配合触摸阴道内有无异物、子宫大小及了解盆腔情况。另外进行肛诊时可协助取阴道分泌物，将伸入直肠的手指向前外方挤压阴道后壁，使阴道分泌物流出，涂片送检。

（六）治疗

患儿就诊时多以外阴炎合并阴道炎居多，应同时治疗。

1. 局部处理

（1）发病初期一般仅为外阴炎，外涂抗生素软膏即可。如不及时治疗，则易上行感染至阴道，此时只单纯外阴治疗效果较差，必要时加用口服抗生素。反复感染治疗效果不佳者应排除阴道异物。有报道应用橡皮导尿管插入阴道注入敏感抗生素作阴道冲洗，一方面可探知阴道内有无异物；另一方面如果阴道内有细小异物可将其冲出。

（2）小阴唇粘连可发生在上、中、下各段或呈不规则，粘连中间有一透明线，如果粘连面积小则多无症状。粘连严重则可导致尿液和分泌物积聚，常伴尿线方向改变、排尿疼痛和反复发作的外阴阴道炎。轻度粘连者可应用雌激素软膏外用，每日一次，2～4 周后粘连可自然分离。中、重度粘连应进行小阴唇分离术，消毒外阴后轻轻分开，暴露粘连的小阴唇，以棉签向两侧分离，由浅入深，逐渐暴露阴道口及尿道口（可能会有少量出血），然后以碘伏棉球消毒分离后的创面，并涂以红霉素软膏及雌激素软膏，每日一次。术后尽量保持患儿外阴清洁，每日坐浴 1 ~ 2 次，连续 1 ~ 2 周，多可治愈。

（3）如有异物应尽早取出，可用肛门推移法或鼻内镜取出，若治疗效果不满意，可行宫腔镜下异物取出术，宫腔镜下取出异物较其他方法更加诊断明确、操作准确、成功率高。儿童期处女膜孔直径 4 ~ 7mm，而宫腔检查镜直径 3.5 ~ 5mm，加以麻醉的应用，可使宫腔镜进出不损伤处女膜，但家属的知情同意是必不可少的。

（4）外阴炎及小阴唇粘连的复发率高，应指导婴幼儿母亲正确清洗外阴方法，清洗方向应由前向后，不可用力擦洗，以免损伤皮肤及黏膜。清洗外阴时尚应观察有无外阴充血、水肿等炎症表现，并及时给予治疗，以免延误治疗导致阴道炎和小阴唇再次粘连。

2. 药物治疗　根据检查及化验结果针对病原体选择相应的抗生素口服及外用。

（1）细菌性阴道炎：在儿童的阴道炎中最常见的是细菌性阴道炎，正常儿童阴道内的菌群有葡萄球菌、草绿色链球菌、肠球菌、大肠埃希菌、不动杆菌等，当抵抗力下降或外来致病菌入侵而感染时，致正常菌群失调，致病菌、条件致病菌繁殖，阴道炎症发生。治疗原则以抗厌氧菌药物为主，可给予甲硝唑 15 mg/kg，2 ~ 3 次 / 日，口服，共 7 日，或克林霉素 5 ~ 10mg/kg，2 次 / 日，口服，连用 7。局部可涂抹克林霉素软膏或甲硝唑凝胶，每晚 1 次，连用 7 日。治愈率可达 95% 左右。

（2）滴虫性阴道炎：主要表现为外阴奇痒，阴道分泌物灰黄、稀薄、有泡沫、有臭味。阴道及外阴充血、水肿。以甲硝唑治疗为首选，可口服甲硝唑或替硝唑片剂，连服 5 ~ 7 日，每天清洗外阴，局部可涂抹甲硝唑凝胶。

（3）支原体、衣原体感染：支原体感染往往为幼托或家长间接传播，表现为慢性迁延不愈的浆液性黄白色阴道分泌物增多和不同程度的自觉症状。可给予口服红霉素，每日 50mg/kg，3 ~ 4 次 / 日，或阿奇霉素 5 ~ 10mg/kg，2 次 / 日，连用 10 ~ 14 日，严重者可于服药同时给予药液冲洗外阴及阴道。

（4）念珠菌性阴道炎：主要表现为外阴奇痒，阴道分泌物增多和烧灼感，阴道黏膜充血、糜烂。白带呈豆渣样浑浊，外阴皮肤有抓痕及损伤。诊断明确后即刻停止应用任何抗生素，并给予口服维生素 B，制霉菌素片剂或两性霉素 B，5 ~ 7 日，或氟康唑 3 ~ 6mg/kg，1 次 / 日，连用 3 天。每日以清水洗外阴，可将达克宁霜、制霉菌素悬浮液或 0.1% 两性霉素 B 水溶液抹涂在阴道外口及阴唇内侧，2 ~ 3 次 / 日，连用 7 ~ 10 天，每月巩固治疗 7 日，共 2 ~ 3 个月。

（七）预防

对于婴幼儿外阴阴道炎，预防是非常重要的。

1. 注意保持婴儿外阴清洁和干燥。小婴儿使用尿布，最好选择柔软、透气好的纯棉制品，少用或不用"尿不湿"；大小便后要及时更换尿布，每天坚持清洗外阴，擦洗时要注意自上而下拭净尿道口、阴道口及肛门周围，并轻轻拭干阴唇及皮肤皱褶处；皮肤如有皲裂，应涂擦无刺激性的油膏，最后在外阴及腹股沟处搽少量爽身粉，以保持局部干燥。应避免过多粉剂进入阴道引起对阴道黏膜的刺激。

2. 尽早穿封裆裤，尽量不让孩子在地板上坐卧；衣服要柔软、宽松、舒适，少穿或不穿紧身裤、高筒袜等。

3. 要重视大小便后的清洁，特别是小便后，应用质量有保证的柔软的卫生纸拭擦尿道口及周围。注意小便的姿势，避免由前向后流入阴道。大便后应用清洁的卫生纸，由前方向后方擦拭，以免将粪渣拭进阴道内。

4. 婴幼儿的浴盆、毛巾等生活物品要固定，专人专用，避免与其他人或成人交叉感染。

六、寄生虫性阴道炎

寄生虫是引起妇产科疾病的众多原因之一。能引起妇产科疾病的寄生虫虫种众多，而侵入阴道引起阴道炎的寄生虫主要有以下几种，分别为阴道毛滴虫，阿米巴原虫、蛲虫、血吸虫、短膜壳绦虫病、颚口线虫、水蛭以及蝇蛆等。现分别予以叙述。

（一）滴虫阴道炎（trichomonal vaginitis）

滴虫阴道炎由阴道毛滴虫引起，以性接触传播为主。

1. 病因　滴虫阴道炎是由阴道毛滴虫感染而引起的阴道炎症性疾病。寄生于人体的毛滴虫共有3种：阴道毛滴虫；人毛滴虫，即人大肠内可有人类五鞭毛毛滴虫；口腔毛滴虫，即寄生于口腔，是一种与人共生的毛滴虫；后二者一般不致病。阴道毛滴虫呈梨形或球形，长约8～30mm，体部有波动膜，后端有轴突，顶端有4根鞭毛，鞭毛随波动膜的波动而摆动，无色透明，酷似水滴。阴道毛滴虫生活最适宜的pH为5.5～6.6，pH在5以下或7.5以上时则不能生长。滴虫的生活史简单，只有滋养体而无包囊期，对环境适应性强，故滴虫离开人体后也容易通过其污染物传播。滋养体能在室温下在湿毛巾上能存活23小时，3～5℃生存21日，在46℃生存20～60分钟，在半干燥环境中生存约10小时；在普通肥皂水中也能生存45～120分钟，黏附在厕所坐便器上能生存30分钟，因而接触性传染很常见。

2. 传播途径　主要有两种：①经性交直接传播：据报道，与女性患者一次非保护性性交后，约有13%～86%的男子发生感染，与受感染的男性一次非保护性性交后，约有80%～100%的女性发生感染；②间接传播：经公共浴池、浴盆、浴巾、游泳池、坐式便器、衣物、污染的器械及敷料等传播。

3. 发病机制　因阴道毛滴虫具有嗜血及嗜碱性，故当月经前后阴道pH发生变化时，隐藏在腺体及阴道皱襞中的滴虫常得以繁殖，引起炎症发作。阴道毛滴虫附着在泌尿生殖道上皮表面，能够穿透表层上皮细胞，受侵的组织细胞表现为受侵组织的非特异性炎症，毛细血管增多、充血，白细胞红细胞外溢，上皮下白细胞浸润，但无特殊性，阴道分泌物涂片可见滴虫。

4. 临床表现　潜伏期一般为4～28日，由于局部免疫因素、滴虫数量多少及毒力强弱的不同，受感染的表现不同，大致可分为3种：

（1）无症状型：约有50%的滴虫阴道炎患者感染初期无症状，称为带虫者，而其中1/3将在6个月内出现症状；无症状的带虫者可以传染给他人，因此应重视这类患者的治疗。

（2）急性型：主要表现为阴道分泌物增多及外阴瘙痒，分泌物特点为稀薄脓性、黄绿色、泡沫状，有臭味，此为滴虫阴道炎的典型症状，通常只有10%的患者出现这种典型症状。分泌物呈脓性是因分泌物中含有白细胞；呈泡沫状、有臭味是因滴虫无氧酵解碳水化合物，产生腐臭气体。瘙痒部位主要为阴道口及外阴，间或有灼热、疼痛、性交痛等。

妇科检查可见阴道黏膜充血，严重者有散在出血斑点，甚至宫颈有出血点，形成"草莓样"宫颈，见于不到2%的患者；后穹隆有多量白带，呈黄绿色、灰黄色或黄白色稀薄脓性分泌物，常呈泡沫状。

（3）慢性型：临床较多见，多由急性期治疗不彻底所致。临床症状一般较轻，白带多为少量或中等，稀薄、稍有臭味，无明显瘙痒或偶伴瘙痒。有时伴有性交痛。妇科检查：阴道黏膜可无改变或轻度充血。慢性滴虫阴道炎常并发泌尿道的滴虫感染，出现尿频、尿急、尿痛及血尿，故反复发生的泌尿道感染久治不愈应做滴虫培养排除滴虫感染的可能。

5. 并发症

（1）并发其他炎症：滴虫阴道炎往往与其他阴道炎并存，Richard等人报道约60%同时并发细菌性阴道病。据Steven等人报道，41%的滴虫阴道炎患者伴发其他性传播疾病，并发膀胱炎、尿道旁腺或前庭大腺感染、盆腔炎性疾病及盆腔疼痛等不适。

（2）不孕：阴道毛滴虫能吞噬精子，并能阻碍乳酸生成，影响精子在阴道内存活，因此可并发不孕症。

（3）妊娠期滴虫阴道炎：可造成不良的妊娠结局，如胎膜早破、早产、新生儿低出生体重。

6. 实验室检查

（1）生理盐水悬滴法：悬滴法直接镜检较快，操作简便。因滴虫阴道炎常伴大量多核白细胞浸润，因此镜检时应在白细胞数量较少的部位寻找。该方法的敏感度为42%～92%，与检验者经验有关。悬滴法必须在生理盐水冷却之前进行检查，因滴虫离体时间越久，动力越差，有时呆滞不动，或仅有鞭毛摆动，这时只能依靠邻近白细胞的扇动状态而推测其存在，有的严重患者在悬滴片整个镜下视野布满白细胞，看不到滴虫，即使看到也不活跃。如遇此情况，可用0.1%沙黄溶液代替生理盐水，因为沙黄能使白细胞染成淡红色，而滴虫不染色，其运动也不受影响，故滴虫在淡红色的背景中显得特别清楚。

（2）培养法：培养法是诊断滴虫阴道炎的金标准，但是由于阴道毛滴虫培养需要特殊培养基，如Diamond 或者 Kupferberg 培养基，且需要 5 ~ 7 日时间才能得到检查结果，因此其应用受到限制。主要适用于多次生理盐水悬滴法检查阴性，临床又怀疑患有滴虫者，其准确度可高达 98%。

（3）巴氏涂片法：涂片法是将标本涂在玻片上，用巴氏染色镜检，该方法敏感性不高，即使用吖啶黄染色，其特异性也较低。

（4）OSOM 滴虫快速试验（OSOM trichomonas rapidtest）：是一种免疫层析毛细试纸条法，该检测约需 10 分钟，于培养法相比，敏感性为 88.3%，特异性为 98.8%，目前国内尚未开展。

（5）抗体检查：单克隆抗体，酶联免疫吸附试验及乳胶凝集实验等用于检查特异性抗体，虽然最初的试验结果不错，但目前尚缺乏临床试验证实其临床应用价值。

（6）多聚酶链反应（PCR）检测：PCR 检测与上述检查相比，具有较高的敏感性（95%）及特异性（98%）；阴道毛滴虫与其他种类的滴虫间无相互作用，与其他的人类寄生虫、沙眼衣原体及淋菌等 STD 间也无交叉反应。PCR 可用于有或无症状的妇女，而且很容易的可从阴道口收集到满意的标本，省去阴道窥器检查。PCR 检测有较高的敏感性和特异性，能够提高滴虫的检出率，应推荐为检测滴虫的常规方法。

7. 诊断与鉴别诊断　因滴虫阴道炎临床症状多变，因此不能依据单项症状或体征诊断。悬滴法找到滴虫或滴虫培养阳性即可确诊。鉴别诊断见表 5-5。

表 5-5　滴虫阴道炎的鉴别诊断

	细菌性阴道病	滴虫阴道炎	外阴阴道假丝酵母菌病
症状	分泌物增多，无或轻度瘙痒	分泌物增多，轻度瘙痒	重度瘙痒，烧灼感
阴道黏膜	正常	散在出血点	水肿、红斑
阴道 pH	> 4.5	> 5	< 4.5
氨试验	阳性	阴性	阴性
显微镜检查	线索细胞，极少白细胞	阴道毛滴虫	芽孢及假菌丝，少量白细胞

8. 治疗

（1）CDC 推荐治疗方案：CDC 推荐的治疗方案如下，该方案的治愈率大约为 85% ~ 95%。推荐疗法：甲硝唑 2g 单次口服或替硝唑 2g 单次口服

替代疗法

甲硝唑 400mg，日服，一日 2 次，连服 7 日。

甲硝唑的不良反应包括：服药后偶见胃肠道反应，如口中金属味或口苦、恶心、呕吐。此外，偶见头痛、皮疹、白细胞减少等，一旦发现应停药。治疗期间及停药 24 小时内禁饮酒，因其与乙醇结合可出现皮肤潮红、呕吐、腹痛腹泻等反应。甲硝唑能通过乳汁排泄，若在哺乳期用药，用药期间及用药后 24 小时内不宜哺乳。

甲硝唑治疗失败原因可能有以下几方面：

①感染部位的吸收和分布的药代动力学问题。

②阴道细菌对药物的灭活作用。

③其他药物作用的干扰作用。

④对药物（甲硝唑或替硝唑）的耐药性。

⑤患者依从性不佳或胃肠道不耐受或者再次感染。

（2）局部用药：先用 1% 乳酸或 0.5% 醋酸冲洗阴道，清除阴道内分泌物，改善阴道内环境，然后阴道内放置甲硝唑凝胶或泡腾片 200mg，每晚 1 次，连用 7 日。因其在尿道及阴道周围的腺体中不能达到有效的治疗浓度，其治愈率大约为 50% 左右，因此不推荐单独局部用药治疗。与口服药物联合使用，可以提高滴虫阴道炎的治愈率。

（3）复发性或顽固性滴虫阴道炎：对于复发性滴虫阴道炎，可口服甲硝唑 400mg，一日 2 次，连服 7 日或 29 顿服重复治疗。若上述疗法仍失败，应考虑替硝唑或甲硝唑一次口服 2g，连服 3 ~ 5 日。如果上述治疗仍无效，应由更专业的专家进行会诊后再行进一步治疗，会诊内容应包括阴道毛滴虫对甲硝

唑和替硝唑的敏感度的测定。会诊及阴道毛滴虫敏感度的测定方法可从 CDC 获得。

（4）妊娠并发滴虫阴道炎

①有症状者：CDC 推荐单次口服 2g 甲硝唑治疗，甲硝唑属于孕期 B 类用药，经过 20 多年的临床应用，证实甲硝唑是安全的。替硝唑为孕期 C 类药物（动物试验已明确发现不良事件，但仍未有充分的孕妇对照试验），其孕期使用安全性还没有得到完全的评估。

哺乳期妇女服用甲硝唑期间及用甲硝唑后 12 ～ 24 小时内应停止哺乳，因为服药后 12 ～ 24 小时后通过乳汁排泄的甲硝唑浓度会减少。服用替硝唑期间及停药 3 日内应停止哺乳。

②无症状者：Carey 等报道对无症状的滴虫性阴道炎患者给予甲硝唑或克林霉素治疗后，早产率增加。因此建议对无症状的带虫者不必筛查及治疗，因为治疗不仅不能降低妊娠不良结局，而且增加了早产的危险。

（5）合并 HIV 感染者：同时感染 HIV 的毛滴虫患者应当接受与 HIV 阴性的毛滴虫患者相同的治疗。HIV 感染的女性毛滴虫病的发病率、存活率、复发率与患者的免疫状态没有明确的相互关系。

（6）性伴侣的治疗：性伴侣应同时接受治疗，并且避免性生活至治愈为止。研究表明性伴侣同时接受治疗可以提高治愈率，减少传播。

（7）特殊情况：过敏者：甲硝唑和替硝唑同属硝基咪唑类药物，对硝基咪唑有速发型过敏反应的患者可在专家指导下接受甲硝唑脱敏治疗。曾有两例报道，采用静脉内逐渐增加甲硝唑用药的方法脱敏，开始给药 5mg，每隔 15 ～ 20 分钟增量一次，逐渐增至 125mg，随后给予口服甲硝唑 2g。注意：这种脱敏方法必须在获得了有过敏史记载或做了阴道内使用甲硝唑凝胶可产生阳性风团后才能实施。脱敏实验应在格外小心的情况下在监护室内进行，实验前应建立两条大的静脉通路和配有心肺复苏人员。两例患者均未发生并发症而痊愈。局部可以尝试应用除硝基咪唑类以外的药物，但治愈率很低（<50%）。

9. 随访与预防　对治疗后无症状者或一开始无症状者不需要随访。预防措施包括以下几个方面：①固定性伴侣，性交中使用避孕套；②加强对公共设施的管理及监护，禁止患者进入游泳池；提倡淋浴，公厕改为蹲式；医疗器械及物品要严格消毒，防止交叉感染；③患者内裤及洗涤用的毛巾，应煮沸 5 ～ 10 分钟以消灭病原体。

（二）阿米巴性阴道炎（ameba vaginitis）

1. 病因　阿米巴原虫常常使人类肠道发生感染，引起阿米巴痢疾。感染了阿米巴的患者在大便时，阿米巴滋养体可随粪便排出，如不注意卫生，可污染外阴，并上行侵入阴道内。当患者阴道黏膜有破损或机体抵抗力下降时，滋养体就会侵入阴道壁组织内，繁殖生长，从而发生阿米巴阴道炎，严重者还可引起宫颈以及子宫内膜的炎症。

2. 病理改变　溃疡的形成是阿米巴性阴道炎的基本改变。当阿米巴原虫侵入阴道黏膜后，以其伪足的活动及其分泌的溶组织酶，使黏膜细胞发生坏死，形成溃疡，边缘隆起，病灶周围由淋巴细胞及少数浆细胞浸润，溃疡表面被覆黄棕色坏死物质，内含溶解的细胞碎片、黏液和阿米巴滋养体。

3. 临床表现

（1）患者可有腹泻或痢疾病史。

（2）阴道有多量分泌物是本病的特点。分泌物常呈血性、浆液性或黄色黏液脓性，具有腥味，从中可以找到大量滋养体；当阴道黏膜形成溃疡出血时，则分泌物为脓性或血性，溃疡可散在或融合成片，并伴有瘙痒疼痛。病变如波及宫颈或子宫，尚可有下腹痛和月经不调，个别病例由于结缔组织反应严重，可呈现不规则肿瘤样增生，质硬，溃疡表面覆有血性黏液分泌物，容易误诊为恶性肿瘤。在孕期感染可直接或间接感染胎儿，以致引起胎儿死亡。另外在妊娠期由于此时母体细胞免疫反应比非妊娠者低，免疫球蛋白的浓度在不同的妊娠阶段含量也各异，妊娠期阿米巴病往往较严重，甚至致命。

4. 诊断与鉴别诊断　由于本病较为罕见，有时会被临床医生忽略，但根据患者腹泻或痢疾病史以及相关检查，可以做出诊断。最可靠的就是在阴道分泌物（同时检查患者的粪便）涂片找到阿米巴滋养体、分泌物培养找到溶组织阿米巴原虫，以及病灶处的病理学检查找到阿米巴原虫。而对于分泌物检查阴性的慢性溃疡病例，更应做活组织检查。

当阿米巴性阴道炎呈肿瘤样增生时，往往肉眼不易与恶性肿瘤区别，因此需要通过组织活检明确诊断，恶性肿瘤患者无阿米巴原虫及滋养体。阿米巴性阴道炎出现溃疡时需要与结核性溃疡相鉴别，结核性溃疡的特点为溃疡边缘不齐，呈鼠咬状，溃疡底部有颗粒状突起的结核结节；病理切片无阿米巴滋养体而为干酪样坏死及类上皮细胞和朗格汉斯细胞形成的肉芽肿。其他需要与急性单纯性溃疡相鉴别，阴道黏膜病理检查可见鳞状上皮增生，底部为肉芽组织，无阿米巴滋养体，而阿米巴性阴道炎分泌物涂片及组织病理检查可找到阿米巴滋养体。

5. 治疗　治疗原则：以全身治疗为主，结合局部处理。

（1）甲硝唑：对阿米巴原虫有杀灭作用，毒性小，疗效高，口服后血药浓度可持续12小时；用法：400mg 口服，每日3次，10～14日为一个疗程；也可以配合使用甲硝唑栓剂。

（2）替硝唑：该药为抗阿米巴药，但服药后部分患者会出现一过性的白细胞减少。用法：500mg 口服，每日4次，3日为一个疗程。

（3）依米丁（盐酸吐根碱）：该药对阿米巴滋养体的杀灭作用最强，但对包囊的作用不肯定，本药毒性大，排泄缓慢，容易蓄积中度，因此对心肾功能不全、年老体弱患者以及孕妇禁用。用法：60mg（1mg/kg·d），分两次深部肌内注射，连续6～9日为1个疗程。

局部用药：用1% 乳酸或1∶5 000 高锰酸钾溶液冲洗阴道，每日2次，冲洗后擦干，阴道放置甲硝唑栓剂，7～10日为1个疗程。

（三）蛲虫性外阴阴道炎

蛲虫病亦称肠线虫病，蛲虫本身极少引起外阴炎，但蛲虫病常有外阴症状，因此外阴蛲虫病较常见。

1. 病因　蛲虫是蠕形住肠线虫的简称。蛲虫长约5～15mm，白色、线状，寄生在人的肠道，人是唯一的传染源。人因摄入虫卵而感染，虫卵在肠内（通常为盲肠部位）发育成成虫，大约1个月雌虫成熟并开始产卵，雌虫受精后，雄虫通常死亡，并随粪便排出体外。妊娠的雌虫，身体几乎充满虫卵，雌虫移行到结肠并排至肛门处，在肛周及会阴皮肤处产卵，偶尔雌虫移行到阴道。雌虫通常在睡眠时自宿主（儿童多见）肛门爬出，在肛门口产卵，引起肛门瘙痒、外阴瘙痒。

2. 临床表现与诊断　蛲虫的感染多见于儿童，其中女童较男童常见，年轻人较老年人常见。肛周及会阴部瘙痒，患儿因痒而搔抓可引起肛周及会阴皮肤剥脱、血痂，有时潮红，渗出糜烂或继发感染，长期反复发作可致皮肤肥厚，色素沉着形成湿疹样变。患儿可伴有失眠、烦躁不安、易激动、夜惊或遗尿，夜间磨牙等睡眠障碍症状。根据临床表现，夜间奇痒时检查可在肛门周围发现乳白色小虫，一般较容易诊断。大便或肛门周围及外阴分泌物中查到蛲虫卵可确诊。

3. 治疗

（1）口服驱虫剂

①恩波吡维铵（扑蛲灵）：5～7.5mg/kg，睡前1次顿服，间隔2～3周后再治疗2～3次，以防复发。

②哌嗪：每日50～60mg/kg，分两次口服，成人1～1.2g/次，每天2次，7～10天为一个疗程。

（2）局部用药

①睡前用蛲虫膏（含30% 百部浸膏及0.2% 甲紫）挤入肛门内，连用4～5次，可阻止肛门瘙痒。也可用2%～5% 氧化氨基汞软膏、10% 鹤虱膏或雄黄百部膏。

②有继发病变者对症处理。

另有短膜壳绦虫病、棘颚口线虫、血吸虫、水蛭以及蝇蛆引起阴道炎的个案报道，极为罕见。综上所述，引起阴道炎的寄生虫共有8种，其中除阴道毛滴虫外，其他种类的寄生虫均为异位寄生，造成严重后果。在今后妇科阴道炎性疾病诊治中，应注意寄生虫病的诊断。

七、混合性阴道炎

（一）概念及流行病学

混合性阴道炎（mixed vaginitis）是由两种或两种以上的致病微生物导致的阴道炎症，在临床中较为常见。女性生殖道中可存在多种微生物，有细菌（需氧、厌氧等）、真菌（假丝酵母菌）、支原体、滴虫、衣原体、病毒、螺旋体等。健康女性下生殖道中常驻微生物有：细菌，以乳酸杆菌为主；真菌孢子；支原体等。最常见的阴道炎为细菌性阴道病（bactenal vaginosis，BV）、外阴阴道假丝酵母菌病（vulvovaginal candidiasis，VVC）和滴虫性阴道炎（trichomonal vaginitis，TV），占90%以上。北美和欧洲的调查显示，大多数阴道炎为BV（30%~35%），VVC（20%~25%），TV（10%），或2~3个以上病原的混合感染（15%~20%）。

混合性阴道感染在阴道感染性疾病中占较大比重，并且近年来有上升的趋势。由于研究方法不同，观察的病原体不同，得到的混合感染率差异较大。临床上50%以上的阴道炎为混合感染。混合性阴道炎可以为BV，VVC，TV等不同阴道感染混合而成，也可以由性传播性病原体与需氧菌等混合感染引起。但较为常见的是BV+VVC，BV+TV，BV+TV+VVC。

中华医学会妇产科感染学组提供的资料显示，BV与其他病原体一同造成阴道感染发生率为53.12%；VVC合并其他病原体的阴道感染发生率为53.85%；TV的混合感染发生率为33.33%。另外，天津医科大学总医院对516例阴道炎患者进行调查，资料同样显示，不同生殖道感染的混合感染情况不同。在BV混合感染患者中，BV+VVC所占比例最大（78.57%），VVC混合感染中，VVC+BV所占比例最大（58.51%）。TV混合感染中，TV+BV所占比例最大（19.15%）。

（二）病因

混合性阴道炎的病因，少部分系同时感染，大部分是一种病原体感染后引起阴道内环境改变，正常乳酸杆菌减少。阴道pH改变，使多种病原体大量繁殖造成局部防御功能下降，从而导致其他病原体的继发感染，形成多种病原体同时感染。

（三）临床表现和诊断

混合性阴道炎的临床特征为症状不典型。阴道混合感染的患者，临床主要表现为白带异常和（或）外阴瘙痒。根据病原体的不同，白带的颜色、性状、气味也不同。患者的症状不典型（如白带腥臭味较重、量多、较为黏稠，或稀薄的白带中有白色膜状物）。

实验室检查：阴道分泌物镜检或病原体培养，同时发现两种或两种以上的致病微生物。

诊断要点：①同时存在至少2种病原体；②两种都可造成异常的局部环境，而引起相应的症状和体征。在临床中，主要根据患者的症状、体征，依靠阴道pH、湿片及胺试验等实验室检测方法，进行诊断，传统上倾向于检测BV、VVC、TV这三个最常见阴道炎的病原体。

调查资料显示，阴道炎患者中，单一感染与混合感染，两者在瘙痒、白带增多、黏膜充血、分泌物异常方面比较，差异无统计学意义，而混合感染患者比单一感染患者更多地表现出阴道灼痛症状者增加、清洁度更差、pH偏高、乳酸杆菌减少。

（四）治疗

由于病原体的复杂性，混合感染在治疗上存在难点。①比单纯感染的治疗时间长。首都医科大学附属北京妇产医院研究报道：单纯感染1个月的转阴率76%（108/142）远大于混合感染的10%（10198）。混合感染的转阴时间主要集中在2个月48%（48/98）和3个月26%（26/98）。②治疗的个体化。经验用药，病原体覆盖不足，导致症状缓解后又反复发作。③尚未制订统一的规范。

目前，治疗目标为：采用综合性手段，杀灭致病菌，维护、促进生理性菌群，增强其功能，实现对人体内有害细菌的控制。在治疗方面，应针对混合感染的病原体，选择合适的抗生素，联合应用，尽可能覆盖抗菌谱以增强疗效、减少复发。常用的抗菌药包括：硝基咪唑类（甲硝唑、替硝唑、奥硝唑）；消毒类（氯喹那多、聚维酮碘等）；抗真菌类（咪康唑、制霉菌素等）；其他（克林霉素等）。混合性阴道炎治疗思路（BV+VVC或TV+VVC）：

口服硝基咪唑类+局部抗真菌药物

局部联合给药（硝基咪唑类+抗真菌药）

口服联合用药（硝基咪唑类+抗真菌类）。

BV+TV：可选择硝基咪唑类口服，疗程1周，或者单次口服+阴道给药。

国外局部联合治疗方案如下：

BV：甲硝唑（250 ~ 750mg）、替硝唑、克林霉素

TV：甲硝唑（500 ~ 750mg）、替硝唑

VVC：咪康唑（100 ~ 200mg）、克霉唑、制霉菌素或氟康唑

近年来，需氧菌及其与其他病原体混合感染受到关注。需氧菌阴道炎（aerobic vaginitis，AV）为一种弥漫渗出性的阴道炎症，是以阴道上皮细胞脱落及大量的脓性阴道分泌物为特征的临床综合征。AV与BV的区别是阴道分泌物呈黄绿色稀薄脓性，非鱼腥臭味，氢氧化钾试验阴性。细菌培养：多为B族链球菌、大肠埃希菌、金黄色葡萄球菌及肠球菌等。

AV混合感染诊疗思路：

AV+BV 或 AV +TV：口服甲硝唑 + 局部杀菌剂

AV+VVC：局部杀菌剂 + 口服抗真菌药

另外，由于解脲脲原体、沙眼衣原体的感染率较高，而且多为混合感染，故选用抗生素时要兼顾解脲脲原体、沙眼衣原体。抗生素包括：阿奇霉素、多西环素等，建议根据药敏试验进行选择。对混合性阴道炎采用抗生素治疗，易引起耐药菌株产生，同时二重感染机会增加，加大治疗难度。疗效不理想、易复发的另一原因是治疗中忽视了阴道微生态的平衡。近年来，有专家建议，杀灭致病微生物 + 重建阴道微生态的治疗方案。应用乳酸杆菌等微生态制剂，与抗生素联合应用，及时补充阴道中乳酸杆菌。其原则是保护和扶植正常菌群，消除和减少病原体，使阴道微生态失衡转向平衡，将被抗生素扰乱的菌群予以调整，即"先抗后调"原则。即从根本上逆转菌群失调，恢复阴道微生态平衡。这种联合治疗对巩固疗效及预防复发有着重要作用。

既往治愈的评判：症状，阳性体征和病原体均消失，这一标准尚不全面，还需阴道清洁度和阴道pH达到正常。因此，疗效的评价，除了有效治疗临床症状之外，阴道微生态的评估也是关键指标。混合感染是阴道感染中常见的现象，由于病原体的感染常常具有隐匿性，在诊疗中，有许多混合感染的情况被忽视。根据报道，无症状的阴道炎患者中，混合感染占36%。因此，无症状时就不予检查，或是仅满足于检查出一种阴道感染并治疗，都有失偏颇。诊断中要尤其重视微生态的检查，通过对女性阴道菌群的描述、微生态参数（pH等）和乳酸杆菌功能等的检测，不仅可以准确诊断临床常见的阴道炎症，而且，对非特异性感染，如AV等，也能很好地进行识别。

总之，在临床工作中，应重视发现阴道混合感染状态，只有充分地诊断，才能确保更迅速，更全面，更妥善的治疗。

第三节　宫颈炎症

宫颈炎症为妇科常见的妇科疾病，多发生于生育年龄的妇女。老年人也有随阴道炎而发病的。

（一）病原体

宫颈炎（cervicitis）的病原体在国内外最常见者为淋菌及沙眼衣原体，其次为一般细菌，如葡萄状球菌、链球菌、大肠埃希菌以及滴虫、真菌等。沙眼衣原体感染在某一个调查中对妇科门诊16 ~ 60岁患者阳性率占26.3%，在269例孕妇中64例发现沙眼衣原体，占23.74%；另据报道沙眼衣原体的感染在女性生殖道中宫颈内膜的阳性率占9.2%（11/120例），仅次于输卵管的阳性率12%。石一复报道在1 000例非选择性妇女中沙眼衣原体的阳性率占1.0%。丁瑛报道孕妇及新生儿1 389例中检出率达12.7%。淋球菌及沙眼衣原体可累及子宫颈黏膜的腺体，沿黏膜表面扩散的浅层感染。其他病原体与淋菌不同，侵入宫颈较深，可通过淋巴管引起急性盆腔结缔组织炎，致病情严重。

（二）病理

宫颈炎的病理变化可见宫颈红肿，颈管黏膜水肿，组织学的表现可见血管充血，子宫颈黏膜及黏膜下组织、腺体周围可见大量中性粒细胞浸润，腺腔内见脓性分泌物，这种分泌物可由子宫口流出。根据病原体不同颜色和稀稠亦不同。

（三）临床表现

主要为白带增多，呈脓性，或有异常出血如经间期出血、性交后出血等。常伴有腰酸及下腹部不适。妇科检查见宫颈红肿，宫颈黏膜外翻，宫颈有触痛，如感染沿宫颈淋巴管向周围扩散，则可引起宫颈上皮脱落，甚至形成溃疡。

（四）诊断

出现两个具有诊断性体征，显微镜检查阴道分泌物白细胞增多，可做出宫颈炎症的初步诊断。宫颈炎症诊断后，需进一步做衣原体及淋病奈瑟菌的检测。

1. 两个特征性体征　具备一个或两个同时具备。

（1）子宫颈管或宫颈管棉拭子标本上，肉眼见到脓性或黏液脓性分泌物。

（2）用棉拭子擦拭宫颈管时，容易诱发宫颈管内出血。

2. 白细胞检测　可检测宫颈管分泌物或阴道分泌物中的白细胞，后者需排除引起白细胞增高的阴道炎症。

（1）宫颈管脓性分泌物涂片作革兰染色，中性粒细胞 >30/ 高倍视野。

（2）阴道分泌物湿片检查白细胞 >10/ 高倍视野。

3. 病原体检测　应作衣原体及淋病奈瑟菌的检测，以及有无细菌性阴道病及滴虫阴道炎。

（五）治疗

1. 治疗策略　主要为抗生素药物治疗。对于获得病原体者，针对病原体选择敏感抗生素。经验性治疗应包括针对各种可能的病原微生物的治疗，需包括需氧菌、厌氧菌、衣原体（或淋菌）、支原体等。有性传播疾病高危因素的患者，尤其是年龄 <25 岁、有新性伴侣或多性伴侣、未使用保险套的妇女，应使用针对沙眼衣原体的抗生素。对低龄和易患淋病者，要使用针对淋菌的抗生素。

2. 用药方案　在我国 2009 年一项多中心宫颈炎的研究中，总结了莫西沙星治疗宫颈炎（莫西沙星 400mg，每日 1 次，连服 7 日）的总有效率达 96.6%。另一种治疗方案：头孢菌素 + 阿奇霉素（二代以上头孢抗生素用 7 日，加阿奇霉素 1.0g，顿服）的总有效率达到 98.5%，有望成为治疗宫颈炎的推荐治疗方案。

妊娠期用药建议使用头孢菌素及阿奇霉素治疗。

非孕期主张以下治疗：

1. 单纯淋病奈瑟菌性宫颈炎　主张大剂量、单次给药，常用药物有第三代头孢菌素，如头孢曲松钠 250mg，单次肌内注射，或头孢克肟 400mg，单次口服；或大观霉素 4g，单次肌内注射。

2. 沙眼衣原体性宫颈炎　治疗药物主要有四环素类，如多西环素 100mg，每日 2 次，连服 7 日；红霉素类，主要有阿奇霉素 1g 单次顿服，或红霉素 500mg，每日 4 次，连服 7 日；喹诺酮类，主要有氧氟沙星 300mg，每日 2 次，连服 7 日；左氧氟沙星 500mg，每日 1 次，连服 7 日；莫西沙星 400mg，每日 1 次，连服 7 日。由于淋病奈瑟菌感染常伴有衣原体感染，因此，若为淋菌性宫颈炎，治疗时除选用抗淋病奈瑟菌药物外，同时应用抗衣原体感染药物。

3. 对于合并细菌性阴道病者　同时治疗细菌性阴道病，否则将导致宫颈炎持续存在。

（六）随访

治疗后症状持续存在者，应告知患者随诊。对持续性宫颈炎症，需了解有无再次感染性传播疾病，性伴侣是否已进行治疗，阴道菌群失调是否持续存在。

微信扫码
◆临床科研
◆医学前沿
◆临床资讯
◆临床笔记

第六章

子宫肿瘤

第一节　子宫肌瘤

子宫肌瘤是由子宫平滑肌组织或子宫肌层血管壁平滑肌组织增生而形成的子宫良性肿瘤，其年龄 >35 岁的发生率为 20% ~ 40%，恶变率为 0.5% ~ 1.2%。

一、病因

子宫肌瘤居女性生殖器官良性肿瘤的首位，确切的发病原因并不明了，但根据临床及实验发现与雌激素、孕激素、胰岛素、生长因子及表皮生长因子的刺激及某些遗传因素有关。

1. 雌激素　子宫肌瘤好发于生育年龄妇女，绝经后肌瘤大多停止生长，甚至萎缩消失，提示肌瘤的发生可能与雌激素有关；实验研究发现肌瘤组织中雌激素受体雌二醇含量较正常组织高。

2. 孕激素　妊娠期子宫肌瘤生长迅速，容易发生红色样变，患子宫肌瘤妇女在服用炔诺酮后引起肌瘤增大，使用抗孕激素治疗后肌瘤可缩小，均提示肌瘤的发生可能与孕激素水平升高相关。

3. 生长因子　近年研究发现表皮生长因子（EGF）、胰岛素样生长因子（IGF）、嗜碱性成纤维细胞生长因子（BFGF）与子宫肌瘤发生有关。

4. 遗传因素　子宫肌瘤具有家族聚集倾向，40% ~ 50% 的肌瘤细胞具有染色体结构异常。最常见的异常染色体为 1 号，7 号，12 号，13 号染色体。

二、病理改变

1. 大体　子宫肌瘤为实性肿瘤，与周围组织有明显界限，可单个或多个生长在子宫任何部位，95% 为宫体，宫颈肌瘤仅为 5% 肌瘤体积小为米粒，大为球形或多个肌瘤融合或充满整个腹腔的巨大肿瘤，肌瘤膨胀性的生长与肌壁间形成假膜，肌瘤可因循环障碍发生各种退行性变，如玻璃样变，囊性变、黏液性变、脂肪样变、红色样变、钙化、坏死等。切面呈白色，旋涡状或编织状，质地较子宫为硬。

2. 显微镜检查　梭形的平滑肌细胞大小不均匀，排列成栅栏状或漩涡状，细胞染色深，平滑肌细胞间嵌有不等量的纤维结缔组织。当纤维结缔组织明显超过平滑肌成分时，则称为肌纤维瘤，当肌瘤中肌细胞成分占绝大部分或全部时，胞核染色深，结构致密均匀，称为富于细胞性肌瘤。

3. 潜在恶性倾向　肿瘤细胞核分裂数（MFC）≥ 10 个 /10HPF 为诊断恶性的标准，凡 MFC ≤ 5 个 /10HPF 的子宫肌瘤，其生物学行为几乎都为良性，但临床上发现一部分子宫肌瘤，不能单按 MFC 明确将其诊断为良性或恶性，且病理学形态亦不能预测其临床结局，MFC 5 ~ 10 个 /10HPF，而将这类平滑肌瘤命名为恶性倾向或交界性平滑肌瘤。

4. 恶性变　子宫肌瘤极少恶变为子宫肉瘤，文献资料显示绝经后妇女，肌瘤组织软而脆，应高度疑诊为肌瘤恶变，肌瘤恶变率为 0.41%，镜下特征：核分裂象 ≥ 10 个 /10HPF。

三、临床表现

（一）症状

主要与肌瘤生长部位、生长迅速有关。

1. 子宫出血　最常见为月经量增多，经期延长或周期缩短，月经淋漓不净或不规则出血。

2. 腹部包块　多见于浆膜下肌瘤，突向膀胱时可出现尿频、尿潴留，突向直肠时可出现便秘，大便不畅，阔韧带肌瘤可压迫输尿管引起输尿管扩张，肾积水。

3. 腹痛　当浆膜下肌瘤蒂扭转，带蒂的肌瘤脱出宫颈管嵌顿或伴发感染，肌瘤变性时常出现急腹痛并有呕吐，体温升高。

4. 不育　发生率占子宫肌瘤的 20% ~ 30%，与肌瘤致宫腔变形或压迫输卵管使之扭曲有关。

5. 贫血　长期出血导致继发性贫血，严重时可发生贫血性心脏病。

6. 白带增多　子宫黏膜下肌瘤因宫内膜面积增大，腺体分泌增加所致。

（二）体征

与肌瘤位置、大小、数目及有无变性有关，妇科检查及触及子宫均匀增大或表面不规则突起，或在附件区扪及带蒂的肌瘤与子宫相近，或在宫颈口，阴道内见到红色质硬肿瘤或宫颈变形呈巨大包块突向阴道内。

四、辅助检查

1. 超声　肌瘤多呈低回声，检查经腹或经阴道超声显示肌瘤位置大小及子宫关系。

2. 宫腔镜检查　了解宫腔形态，有无黏膜下突起占位病变，同时可刮取宫内膜，将赘生物送病检。

3. 腹腔镜检查　直视下观察子宫大小，肿瘤生长部位与卵巢肿瘤或消化道肿瘤相鉴别。

4. 子宫输卵管碘油造影　可了解宫腔有无充盈缺损，对不孕患者还可了解输卵管通畅情况。

5. 诊断性刮宫　简单易行，可探查宫腔情况，有无内膜腺瘤样增生或子宫内膜癌，刮取内膜送病检。

五、诊断与鉴别诊断

根据病史、临床表现及辅助检查诊断并不困难。鉴别诊断须与以下情况进行鉴别，如妊娠子宫、充盈膀胱、卵巢肿瘤、子宫内膜异位症、子宫腺肌瘤、子宫内膜癌、宫颈癌、子宫肌肥大症、盆腔炎性包块、子宫肉瘤等。

六、治疗

子宫肌瘤的处理，需根据患者年龄、婚姻、生育情况、肌瘤大小、部位、症状轻重等全面考虑，制定个体化处理方案。

（一）期待疗法

对于有生育要求，子宫 <10 周，无月经过多或近绝经年龄者应定期随诊，3 ~ 6 个月复查 1 次，注意子宫增长速度，肌瘤是否出现变性，如病情有变化，肌瘤增长速度较快，出现月经过多或压迫症状时则应改手术治疗。

（二）药物治疗

子宫肌瘤属激素依赖性肿瘤，对肌瘤小、症状轻、年轻或近绝经期妇女，可采用激素治疗。

1. 雄激素　睾丸素具有对抗雌激素致子宫内膜萎缩作用，直接作用于平滑肌，使其收缩，减少出血。

2. 促性腺激素释放激素激动药（GnRHa）　通过激活垂体 - 性腺轴功能，抑制 FSH 和 LH 分泌，

降低 E_2 至绝经水平，达到缩小肿瘤、抑制肿瘤生长。适应体积大的子宫肌瘤术前辅助用药，及肌瘤合并不孕，近经期或有手术禁忌的患者。

3. 米非司酮（RU486）　米非司酮是炔诺酮衍生物，有更强的与 PR 相结合能力，通过与 PR 结合阻断了孕激素对促进肌瘤细胞生长及扩张肌瘤血管的作用。RU486 可抑制排卵，用药后可出现闭经，对月经周期正常、经量增多、贫血重或不愿手术治疗者，能在短时间内控制症状，减少失血，对于绝经前的肌瘤患者，不仅可控制肌瘤生长，而且可促发提前绝经，使瘤体继续缩小。

4. 内美通（nemestran）　为人工合成的 19 - 去甲睾酮衍生物，具有较强的抗孕激素，雌激素及中度抗促性腺激素及轻度雄激素作用。

（三）手术治疗

是治疗子宫肌瘤最常采用的方法，应根据疾病个体选择手术方式。肌瘤切除术适用于 <35 岁、未婚或已婚未生育、要求保留生育功能者，位于宫腔内和黏膜下肌瘤若 <5cm 可采用宫腔镜切除肌瘤，若黏膜下肌瘤带蒂脱出宫颈口可经阴道切除肌瘤，如为子宫壁间肌瘤，则应经腹行肌瘤切除或挖除恢复子宫正常形态。术后复发率可达 20% ~ 30%。

1. 手术指征　具体如下。

（1）较大的单个或多发性子宫肌瘤，子宫 >2.5 个月妊娠，易发生变性。

（2）肌瘤合并内膜增生，引起月经过多，导致继发性贫血，药物治疗无效者。

（3）肌瘤短期内增大迅速或绝经后肌瘤体积增大，疑有恶变者。

（4）因肌瘤引起明显压迫症状者。

（5）年轻不育妇女合并子宫肌瘤者。

（6）特殊部位肌瘤，如宫颈部位、黏膜下或阔韧带内肌瘤。

2. 手术方式　根据患者年龄，肌瘤大小生长部位及对生育要求而定。

（1）黏膜下肌瘤带蒂脱出宫颈口外者可选择经阴道肌瘤切除，对浆膜下、肌壁间肌瘤可经腹或腹腔镜下行肌瘤剥除术，术后妊娠率可达 40% ~ 50%，但应注意术后复发率为 20% ~ 30%。

（2）次全子宫切除术：适于有手术指征不需保留生育功能的较年轻的患者，术前必须经宫颈病理检查，确认宫颈完全正常。次全切除子宫的优点在于术后可保持阴道解剖及功能上的完整，不影响患者性生活，术后应定期行妇科检查，以便及早发现宫颈残端癌。

（3）全子宫切除术：适用于年龄超过 40 岁，有手术指征患者，对肌瘤较小、子宫 <2 个月妊娠、盆腔无手术粘连史，且阴道壁较松弛者可经阴道行全子宫切除术，或选择腹腔镜辅助下的经阴道全子宫切除，优点为手术对腹腔脏器干扰少，创伤小，术后恢复快，并发症少。对于较大的子宫肌瘤或特殊部位的肌瘤应选择经腹全子宫切除，优点是术中直视下分离出肌瘤，恢复子宫与膀胱、输尿管正常解剖关系，以降低手术损伤率。

（四）介入栓塞治疗

放射介入学的飞速发展为子宫肌瘤非手术治疗提供了新的途径，通过髂内动脉插管，选择性地将栓塞药注入子宫肌瘤供血区血管，造成肌瘤局部供血障碍，有效控制肌瘤生长，适用于年轻有生育要求的壁间或黏膜下子宫肌瘤患者。子宫动脉栓塞术（UAE）既往用于治疗妇科急性出血，现已拓展到子宫肌瘤的非手术治疗。子宫的血供来自髂内动脉的前干支的分支，由左右子宫动脉的上下行支向子宫发出的螺旋供血支分布均匀，排列规整。子宫肌瘤患者动脉造影显示，子宫动脉明显增粗，两侧供血支在肌瘤部位形成杂乱的血管网。通过经皮股动脉穿刺，可将导管插至子宫动脉，并注入一种永久性的栓塞微粒，阻断子宫肌瘤的血供，使其发生缺血性改变而逐渐萎缩，达到治疗的目的。

1. 适应证　具体如下。

（1）经专科检查，确属由肌瘤引起月经过多，经期延长。

（2）由肌瘤引起的慢性下腹痛。

（3）肌瘤引起的膀胱、输尿管压迫症状。肌瘤挖除术后复发者。

2. 禁忌证　具体如下。

（1）存在血管造影禁忌证，包括心肝肾功能障碍、凝血功能异常。

（2）妇科急慢性炎症，未能得到控制者。

（3）绝经后出血严重动脉硬化为相对禁忌证。

3. 栓塞时间和注意事项　具体如下。

（1）时间：除急诊止血外，一般应避开月经期，以月经前 2 周为宜。

（2）准备：术前应完成血管造影术前的常规检查，施术前 3 个月应行诊断性刮宫，除外宫内膜不典型增生导致出血。术后穿刺侧下肢制动 24h，使用抗生素 3 ~ 5d，主要反应为发热、疼痛。主要注意观察穿刺部位有无血肿形成。

（五）聚焦超声治疗（HIFU）

高强度聚焦超声治疗子宫肌瘤是利用超声波的生物学效应。将体外发射的声波聚焦于子宫肌瘤组织，利用靶点组织内产生瞬间高温，使肌瘤细胞通过空化效应即组织吸收超声后产生气泡，强烈膨胀致肌细胞破坏消融直至局部肿瘤缩小甚至消退，适用于育龄期子宫肌瘤要求保留子宫的患者。

（六）射频消融治疗

射频消融是利用高频率的交流电磁波，通过治疗电极导入肌瘤组织，再经弥散电极回路，使肌瘤组织中带电荷离子受电流影响发生振荡产生生物热，当局部温度超过 45 ~ 50℃时，肌瘤细胞内蛋白变性，肌瘤组织凝固性坏死，射频消融治疗技术可通过 B 超实施术中监测，术后随访。临床资料显示，射频治疗子宫肌瘤安全、可靠，对周围组织损伤小，已成为子宫肌瘤微创治疗方法。

第二节　子宫颈癌

子宫颈癌是常见的妇科恶性肿瘤之一，发病率在女性生殖道恶性肿瘤中居第 2 位，仅次于乳腺癌。统计资料显示我国每年宫颈癌新发病例超过 13 万人，约占世界宫颈癌新发病例的 1/3，并呈现发病年轻化趋势。

一、病因

宫颈癌的发病原因复杂，人类对宫颈癌的发生已经历了近百年的探索。20 世纪 50 年代初人类认为宫颈癌的发生主要与性生活、早婚及多产有关。60 年代还提出宫颈癌与男性包皮垢中的致癌物质、吸烟等有密切关系。70 年代后研究多集中在生殖道人疱疹病毒感染，提出 HSV－Ⅱ 可能是宫颈癌的病毒病因。

1974 年，Zur Hausen 首次提出 HPV 感染与宫颈肿瘤有密切关系。1983 年 Durst 和 Zur Hausen 发现了 HPV16，随着原位杂交、聚合酶链反应 PCR 技术的建立，大量的 HPV 研究在世界各国相继完成。人类对 HPV 感染与宫颈癌病变关系的认识日渐统一。Jaw M. Walboomers 报道了几乎所有宫颈癌病理样本中均能找到 HPV，印证了 HPV 感染是宫颈上皮内瘤变及宫颈癌发生的主要因素。无论是实验室还是流行病学的证据都证实了这一观点。宫颈癌的生物病因学研究取得了突破性的进展，宫颈癌已成为目前人类所有癌症中唯一病因明确的癌症。

二、危险因素

1. HPV 感染危险因素　直接皮肤接触被认为是 HPV 的主要传播方式，HPV 可能通过宫颈上皮的微创进入上皮基底细胞。

（1）年龄因素：30 岁以后 HPV 感染下降，可能是由于对 HPV 获得性差，也可能是以往妇女较当今妇女感染于 HPV 的可能性小。

（2）性行为因素：阴茎 HPV 的存在可使宫颈受感染的危险增加 9 倍。男性性伴侣的数量，以及男性性伴侣本身有多个性伴侣或有 HPV 感染。可增加妇女患 HPV 感染的危险性。在只有单一男性伴侣的妇女中，宫颈和外阴的 HPV 检出率为 17% ~ 21%，而有五个以上性伴侣的妇女中，HPV 感染高达 69% ~ 83%。

（3）男性因素：国际癌症研究机构（IARC）研究表明，行包皮环切术男性的HPV感染率明显下降，未环切男性阴茎HPV感染率为19.6%，环切者为5.5%，行包皮环切术男性的性伴侣发生宫颈癌的危险性明显低于未环切术者的性伴侣。

（4）避孕方法：使用工具避孕是否减少HPV感染的危险性，尚无一致意见。

（5）免疫因素：免疫抑制状态可使HPV感染的危险性增加。

2. 致癌危险因素 具体如下。

（1）行为因素：性生活过早<18岁、多个性伴侣、多孕多产、社会经济地位低下、营养不良及性紊乱。

（2）生物因素：包括细菌、病毒和衣原体等各种微生物感染。

（3）遗传因素：少量研究证实宫颈癌可能存在家族聚集性。

（4）基因因素：在致癌因素作用下，癌基因ras被激活，抑癌基因p53突变或失活。

三、病理改变

子宫颈癌的形成是一个渐进的过程，宫颈上皮由瘤样病变→原位癌→浸润癌，CIN和浸润癌分别代表着同一种病的不同阶段。

1. 宫颈上皮内瘤变（cervical intraepithelial neoplasia，CIN） 定义为子宫浸润性鳞癌的前驱病变，是指从宫颈正常的鳞状上皮转化为浸润癌的中间过程，即包括宫颈上皮内瘤变增生和宫颈原位癌。CIN为宫颈鳞状上皮细胞表现不同程度的异型性，如核增大深染，形态不规则；极向紊乱，不典型核分裂，按累及上皮的范围和异型程度分为CIN I、CIN II和CIN III，如病变占据整个上皮层则归入宫颈原位癌。

2. 宫颈浸润癌 以往统计鳞癌占90%以上，腺癌和非鳞癌不足10%，近代研究资料显示，鳞癌只占74%，腺癌等占25%以上，鳞腺之比由10：1降低到4：1。宫颈癌病理类型的变化对诊疗方案的选择有很大的影响。

（1）宫颈鳞癌：包括鳞癌、疣状鳞癌。

（2）宫颈腺癌：包括原位腺癌、微偏腺癌、黏液腺癌、宫内膜样腺癌、浆液乳头状腺癌、透明细胞癌和中肾管腺癌。

（3）混合癌：包括腺鳞癌、黏液表皮样癌、腺样囊腺癌。

3. 微小浸润性鳞癌 限定标准浸润间质深度<5mm，横向扩展范围在7mm以内。

四、临床表现

（一）症状

1. 阴道出血 初期表现为接触性出血，随病情进展出现月经紊乱，不规则阴道出血，宫颈癌溃疡型易出血且发生时间早，出血量多，而内生型病灶出血常发生在绝经后，出血量较少，晚期病例长期出血可导致严重贫血。

2. 阴道出血分泌物增多 宫颈癌腺体在致癌因素作用下，分泌亢进，癌灶合并感染时阴道分泌物呈脓血性或米泔汁样，混有坏死癌组织时呈现恶臭。内生型病灶如阻塞宫颈口可形成宫腔积脓。

3. 疼痛 多为晚期特点，由于癌组织侵犯或压迫盆腔神经、大血管、输尿管等引起腰骶部痛、下腹痛、输尿管痉挛、肾盂积水、腹壁外阴及下胶水肿。

4. 邻近器官侵犯 如侵犯膀胱则可出现尿频、尿痛、血尿、肾盂积水、尿毒症、肾衰竭，如侵犯直肠可出现腹泻、血便、排便困难及肠梗阻。

5. 远处器官受累 最常见的远处转移为肺、肝转移。

（二）特征

早期宫颈癌肉眼不易识别，但随病情进展，宫颈可出现不同形态的病灶。

1. 糜烂型 呈单纯型、颗粒型或乳头型糜烂，也有表现为息肉样增生。

2. 外生型 癌组织向宫颈表面生长，呈乳头状，菜花状，质脆，易出血。

3. 内生型　癌组织向颈管及周围组织浸润，向上蔓延可使宫颈增大，质硬，继而向宫颈旁浸润，盆腔淋巴结转移率高。

4. 溃疡型　宫颈癌病灶由于血供不足引起坏死，或继发感染癌组织脱落形成火山口状空洞。

五、临床分期

子宫颈癌分期有临床分期、组织病理分期（GNM）和手术病理分期三种。国内多采用临床分期，子宫颈癌的国际临床分期，70多年来虽经多次修改，其分期基本原则无改变，全世界均采用国际妇产科联盟（FIGO）临床分期标准（表6-1）。仔细的临床检查是确定分期的依据，妇科检查是分期的基础，宫颈的组织病理是诊断的金标准。

表 6-1　宫颈癌 2009 FIGO 分期

Ⅰ期：肿瘤严格局限于宫颈（扩展至宫体将被忽略）

　　ⅠA 镜下浸润癌：间质浸润 <5mm，水平扩散 ≤ 7mm

　　　　$ⅠA_1$ 间质浸润深度 ≤ 3mm，水平扩散 ≤ 7mm

　　　　$ⅠA_2$ 间质浸润深度 >3mm，且 ≤ 5mm，水平扩散 ≤ 7mm

　　ⅠB 肉眼可见癌灶局限于宫颈，或者镜下病灶 > $ⅠA_2$ > ⅠA 期[*]

　　　　$ⅠB_1$ 肉眼可见癌灶最大径线 ≤ 4cm

　　　　$ⅠB_2$ 肉眼可见癌灶最大径线 > 4cm

Ⅱ期：肿瘤超过宫颈，但未达骨盆壁或未达阴道下 1/3

　　ⅡA 无宫旁浸润

　　　　$ⅡA_1$ 肉眼可见癌灶最大径线 ≤ 4cm

　　　　$ⅡA_2$ 肉眼可见癌灶最大径线 > 4cm

　　ⅡB 有明显宫旁浸润

Ⅲ期：肿瘤扩展到骨盆壁和（或）累及阴道下 1/3 和（或）引起肾盂积水或肾无功能者

　　ⅢA 肿瘤累及阴道下 1/3，没有扩展到骨盆壁

　　ⅢB 肿瘤扩散到骨盆壁和（或）无肾功能或引起肾盂积水

Ⅳ期：肿瘤播散超出真骨盆或（活检证实）侵犯膀胱或直肠黏膜，泡状水肿不能分为Ⅳ期

　　ⅣA 肿瘤播墩至邻近器官［侵犯膀胱黏膜或直肠黏膜和（或）超出真骨盆］

　　ⅣB 肿瘤播散至远处器官

注：* 在首次诊断时确定的分期，不能因手术后病理或术前化疗、放疗而更改分期。

六、诊断

1. 异常子宫出血及阴道排液。

2. 宫颈癌变视诊可见癌肿、溃疡或空洞病灶。

3. 宫颈细胞学检查阳性。

4. 宫颈活检，在宫颈鳞柱交界区域多点活检。

5. 宫颈管组织刮取术，适用于老年患者移行带上移宫颈管内者。

6. 阴道镜检查，在放大 6 ～ 40 倍的状态下观察宫颈异常血管及组织。

7. B 超检查显示宫颈浸润程度。

8. MRI 检查显示宫颈浸润程度，与周围脏器关系及腹膜后有无淋巴结大。

七、治疗

宫颈癌的治疗是以手术为主，辅以放疗和化疗的综合性治疗，治疗原则应根据临床分期、病变范围、年龄、全身状况及并发症等决定治疗方案，无论早期还是晚期，都应遵循个体化的原则，现代宫颈癌的治疗对策强调了肿瘤治疗的整体化观念。对早期宫颈癌治疗趋向保守，强调综合治疗，注重生存质量。

1. 宫颈锥切术　适用于宫颈 CIN Ⅱ ～ Ⅲ级，年轻有生育要求的宫颈原位癌患者，可选择冷刀（CKC）和（或）LEEP 刀宫颈锥形切除，有报道 LEEP、CKC 治疗原位癌的复发率分别为 29% 和 6%，若病变广

或已累及宫颈管深部，且为原位腺癌时不宜采用 LEEP 或 CKC，应施行全子宫切除为妥。

2. 扩大的筋膜外全子宫切除术 宫颈微灶浸润癌（Ia）精确诊断较困难，治疗跨度大，可从锥切到宫颈癌根治术，近年来随着宫颈癌早期诊断水平提高，对宫颈微浸癌的治疗日趋保留，对宫颈癌 II$_{a1}$ 期可采用单纯全子宫切除术。

3. 根治性宫颈切除术 1994 年，由法国 Dargent 首次提出，该手术最大优点是治疗宫颈癌的同时可以保留患者生育功能，已成为 21 世纪宫颈癌手术的发展标志。手术范围包括腹腔镜下盆腔淋巴结清扫术及宫颈切除术（laparoscopic vaginal radical trachelectomy LVRT），先在腹腔镜下淋巴清扫，切除的淋巴结送冷冻病理，如病理为阴性，则经阴道行根治性宫颈切除术。子宫颈外口约 2cm 处切开阴道穹隆部，分离阴道宫颈间隙，游离至宫颈内口水平，在宫颈峡部下切除 80% 宫颈，送病理检查确定，已无癌细胞残留时，可用 1 号线环扎宫颈阴道上部，重建宫颈内口，并将留下的宫颈和阴道部缝合衔接，该术式保留了子宫动脉，可保证妊娠时正常血供，手术适应证：①渴望生育的年轻患者。②不存在不孕因素。③宫颈病灶 <2cm。④ FIGO 分期属 Ia$_2$ ~ Ib$_1$。⑤鳞癌或腺癌。⑥阴道镜检查未发现宫颈内口上方浸润。⑦未发现区域性淋巴结转移。

4. 次广泛子宫切除术 适用于 Ia$_2$ 期早浸润宫颈癌，较筋膜外全子宫切除范围扩大，要求切缘距离病灶至少 2cm，术中必须剪开输尿管隧道，将输尿管向侧方分离开，再进行宫颈与阴道壁切除，术中应注意保留输尿管的营养血管，不做盆腔淋巴结清扫。

5. 广泛性子宫切除术 为 Ib ~ IIb 期宫颈癌手术的基本术式。该术式要求全部清除区域性淋巴结及进行广泛性子宫切除，术中必须打开膀胱侧窝及直肠侧窝，高位分离切断主骶韧带。圆韧带与盆漏斗韧带，切除阴道壁 3 ~ 4cm，盆腔淋巴结切除包括髂总、髂内外及闭孔组，腹股深组。

6. 超广泛性全子宫切除术 此术式用于 IIb ~ IIIb 期，区域性淋巴清除范围较广，广泛性子宫切除的范围也更广，淋巴清扫上界应达腹主动脉旁淋巴结，手术须切断闭孔动静脉，髂内动静脉，臀下动静脉及阴部动脉的共同干，将主韧带从其盆壁附着根部切除。

7. 盆腔脏器切除术 适用于年轻、全身情况好 IVa 期及中心复发病例，在广泛性全子宫切除术的同时，视脏器受累及范围而定，并将膀胱（前盆）或直肠（后盆）、二者（全盆）一并切除。并且需行粪尿分流术，手术损伤大，宫颈癌一旦波及膀胱或直肠，往往已发生远处转移，故选用此术式要慎重。

8. 腹腔镜下盆腔淋巴清扫术加宫颈癌根治术 适用于 Ib ~ IIa 期子宫颈浸润癌，能耐受麻醉者，迄今已有许多学者对腹腔镜下进行高位结扎切断卵巢血管，高位缝扎离断圆韧带，以超声刀分离膀胱与阴道间的疏松组织，双极电凝切断子宫动静脉，游离输尿管隧道，处理子宫主骶带，取出子宫切除阴道上段，切除盆腹腔淋巴结，镜下重建盆底，临床资料初步证实了该术式能达到与开腹手术相同的效果，国内目前已积累了超过千例的病例，并且提供了手术时间，术后复发率，肿瘤复发与转移和并发症的资料。

9. 根治性宫颈切除加盆腔淋巴结清扫术 研究表明，子宫颈癌虽然以直接蔓延为主却很少向上侵犯宫体，而主要沿疏松的宫旁组织和主韧带蔓延，因而保留宫体的部分功能是完全可行的。该术式自 1932 年问世发展至今，已成为一种成熟的术式，近年在国内已逐渐推广，根治性宫颈切除指切除宫颈 2/3，部分主韧带，骶韧带及 2 ~ 3cm 阴道，同时切除子宫动脉或其下行支，并将阴道与宫颈峡部缝合，并环扎，该术式应用于临床在国外已有 205 例的报道，术后妊娠率可达 31.6%，出生率达 18.7%。为年轻早期宫颈癌患者带来了生育的希望。

10. 卵巢移位悬吊术 宫颈癌发病呈年轻化趋势，国内外文献报道早期宫颈癌的卵巢转移率仅 <1%，而年轻宫颈癌患者具备了手术保留卵巢的条件，对于年龄在 40 岁以下的 IIa 期以内的患者，可保留双侧或单侧卵巢，术中卵巢与输卵管自子宫切离后，沿卵巢悬韧带剥离，长度必须够悬吊高度，即髂翼上 4 ~ 5cm，以避免放射线对卵巢造成损伤，两侧输卵管必须切除，而且需留取腹腔冲洗液做细胞学检查，以确定没有盆腔扩散，卵巢固定点可上钛夹作标记，作为术后放射治疗时探查卵巢所在位置的根据。

八、化疗

放疗和手术治疗是宫颈癌主要治疗方法，然而宫颈癌治疗后的复发率仍较高，主要为肿瘤局部未控或复发，占 60% ~ 70%，其次为淋巴结转移和远处转移。近年来宫颈癌的化疗越来越受到关注，其中以铂类为基础新辅助化疗的进展最为显著。

1. 化疗方式　包括：①放疗或手术前的辅助治疗，又称新辅助化疗。②放疗或手术后的辅助治疗。③与放疗同时进行的化疗。

2. 辅助化疗的目的　主要有四个目的：①缩小肿瘤体积，提高手术切除率。②减少肿瘤负荷和乏氧细胞，提高放疗效果。③降低癌细胞活力，减少术中播散及术后转移。④减灭亚临床病灶，减少复发和转移，术前化疗因肿瘤、盆腔血管尚未破坏，化疗药物容易进入瘤体，化疗效果较好，接受新辅助化疗的患者，术后病理检查显示盆腔淋巴结转移率，宫旁浸润率和血管受累均明显低于术前未化疗者。

3. 适应证　主要用于局部晚期宫颈癌和具有不良预后因素的高危患者：①宫颈局部癌灶直径 >4cm 者。②临床分期 Ib$_2$ ~ IIa。③组织学分化差的宫颈腺鳞癌，宫颈黏液腺癌。④有保留内分泌功能要求的年轻宫颈癌者；巨块型宫颈癌是新辅助化疗的主要适应证；化疗后 2 ~ 3 周选择手术为最佳时间。

4. 常用药物与化疗方案　铂类药物是目前治疗宫颈癌最有效的化疗药物，单独使用反应率达 23% ~ 50%。

第三节　子宫内膜癌

子宫内膜癌又称子宫体癌，是指原发于子宫内膜的一组上皮性恶性肿瘤，为女性生殖道常见三大恶性肿瘤之一，占女性生殖道恶性肿瘤 20% ~ 30%，多见于老年妇女，多数患者就诊时病变尚局限于子宫，故预后较好，其 5 年总生存率为 69%。

一、发病机制

子宫内膜单纯性增生→子宫内膜复杂性增生→局部恶变→子宫内膜癌。目前认为，可能有两种发病机制。

1. 雌激素依赖型（estrogen – dependent）　可能是在无孕激素拮抗的雌激素长期作用下，发生子宫内膜增生症（单纯型或复杂型，伴或不伴不典型增生），甚至癌变。临床上常见于无排卵性疾病（无排卵性功血，多囊卵巢综合征）、分泌雌激素的肿瘤（颗粒细胞瘤、卵泡膜细胞瘤）、长期服用雌激素的绝经后妇女以及长期服用他莫昔芬的妇女。这种类型占子宫内膜癌的大多数，均为子宫内膜样腺癌，肿瘤分化较好，雌孕激素受体阳性率高，预后好。患者较年轻，常伴有肥胖、高血压、糖尿病、不孕或不育及绝经延迟。大约 20% 内膜癌患者有家族史。

2. 非雌激素依赖型（estrogen – independent）　发病与雌激素无明确关系。这类子宫内膜癌的病理形态属少见类型，如子宫内膜浆液性乳头状癌、透明细胞癌、腺鳞癌、黏液腺癌等。多见于老年体瘦妇女，在癌灶周围可以是萎缩的子宫内膜，肿瘤恶性度高，分化差，雌孕激素受体多呈阴性，预后不良。

二、病理改变

（一）大体检查

根据肿瘤的生长方式与病变表现可分为局限型及弥漫型。

1. 局限型　病变局限于宫腔某一区域，多见宫底或宫角，病灶呈息肉或小菜花状，浸润深度可深可浅，晚期病灶可融合成片。

2. 弥漫型　病灶多累及大部分或全部子宫内膜，病变可弥漫呈菜花状突向宫腔而没有或仅有浅肌层浸润，也可侵犯子宫壁全层，使子宫增大表面呈结节状灰白色突起，质脆，出血及坏死。

（二）镜下检查

子宫内膜腺体明显增生和间变，腺体下方的间质，肌层或血管间隙侵犯，由于子宫内膜癌起源于苗勒管，故具有向苗勒各种上皮分化的潜能，依照镜下结构及核分裂构成子宫内膜癌组织病理。

1. 子宫内膜癌病理组织类型　国际妇科病理协会（ISGP 1987）公布的组织类型包括子宫内膜腺癌、

纤毛状腺癌、分泌型腺癌、乳头状腺癌、腺癌伴鳞状上皮化、腺癌、腺鳞癌。

2. 高危型子宫内膜癌病理类型 国际妇科病理协会（ISCP 1987）公布的组织类型包括浆液性癌、黏液性癌、透明性癌、鳞状细胞癌、混合型癌、未分化癌、转移癌。

三、临床表现

1. 阴道出血可发生在任何年龄妇女，子宫内膜增生、非典型增生、子宫内膜癌可同时存在。

（1）青春期：无排卵功血，多为内膜单纯增生，随卵巢发育成熟，内膜增生消失。

（2）生育期：常伴有多囊卵巢，无排卵性月经，应用促排卵无效时，应注意有无癌前病变。

（3）绝经前：卵巢功能减退，无排卵，宫内膜长期受雌激素刺激，表现为功血，常伴有子宫肌瘤，应注意有无宫内膜病变。

（4）绝经后：阴道出血，较绝经前妇女发生癌的危险更大，应用 ERT，引起内膜增生导致出血。

2. 疼痛 早期无此症状；晚期由于病变侵犯或压近盆腔神经丛，或宫腔积血/宫腔积脓造成持续性疼痛和（或）腰骶部不适感。

3. 子宫增大 由于病变累及子宫全层或伴有宫腔积血、积脓、子宫可明显增大，超声显示宫壁占位性病变，育龄妇女易误诊为子宫肌瘤。

4. 其他 晚期病例可出现腹膜后淋巴结大，宫颈或阴道穹隆部转移病灶。

四、分期

1. 临床分期详见表 6-2。

表 6-2 子宫内膜癌临床分期（1997）

分期		主要特点
0 期		非典型增生、原位癌
I 期：癌局限于宫体	I a	宫腔深度 ≤ 8cm
	I b	宫腔深度 > 8cm
II 期		癌累及宫体和宫颈
III 期		癌累及宫体以外器官，但未超出真骨盆
IV 期：癌扩散至真骨盆外，侵犯膀胱、直肠黏膜	IV a	癌累及膀胱、直肠、乙状结肠、小肠
	IV b	癌扩散至远处脏器

2. 手术病理分期 美国妇科肿瘤组（GOG）对临床 I 期的患者做了大规模前瞻性手术分期的研究。结果表明：I 期子宫内膜癌中 22% 已有子宫外病灶存在，包括淋巴结转移，附件受累及，腹腔冲洗液中发现恶性肿瘤细胞，41% 的患者有深肌层浸润，15% 有脉管瘤栓，多变量分析表明病理分级，肌层浸润深度及内膜病灶范围是预测淋巴结受累的重要独立因素，深肌层浸润或腹膜有转移病灶者淋巴阳性率高达 61%。而高分化且无肌层浸润者无淋巴受累的危险，故手术分期能够准确地估计预后，在此基础上制定个体治疗方案可提高生存率。

五、辅助检查

1. 细胞学检查 阴道细胞学检查阳性率仅为 50%，宫腔吸引宫腔毛刷涂片阳性率可达 90%。

2. 诊断性刮宫（分段） 是诊断子宫内膜癌最常用的方法，确诊率高，所有不正常出血妇女均应做诊断性刮宫，绝经后妇女子宫内膜厚度 ≥ 4 ~ 5mm，诊刮阳性率超过 80%，但当病灶较小或位于宫底角时易漏诊，故对有症状而诊刮阴性者应做进一步检查。

3. 宫腔镜检查 可在内镜直视下对可疑部位取活体组织送病理学检查，适用于有异常出血而诊刮阴性者，可了解有无宫颈管病变，及早期癌的镜下活检。

4. 阴道超声（TVS） 了解宫内膜厚度，病灶大小，宫内膜占位病变有无侵犯肌层，有无合并子宫肌瘤，是否侵犯宫颈，有助于术前诊断及制定手术方案。

5. 血清 CA125 检测　癌血清标记物 CA125 可升高，CA125 阳性与内膜癌临床分期，病理类型，病灶子宫外转移有关。如 CA125> 40 ～ 50/mL，可有深肌层侵犯，CA125>350/mL，87.5% 有子宫外转移。

6. CT 与 MRI　均非创性检查方法，对子宫内膜癌侵肌准确率 CT 为 76%，MRI 为 83% ～ 92%，可联合应用。

六、诊断与鉴别诊断

依据病史、体征和辅助检查综合判断。子宫内膜癌需与子宫内膜息肉，子宫黏膜下肌瘤、宫颈癌、输卵管癌及老年性子宫内膜炎相鉴别。

七、治疗

1988 年，FIGO 有关子宫内膜癌的手术分期系统应用于临床，至今手术治疗内膜癌的比例由 43% 明显上升为 92%，主要治疗方法为手术及放疗，根据患者全身情况，临床对癌变累及范围的估计，病理检查及恶性程度选择治疗方式，制定适宜的治疗方案，早期患者原则上以手术治疗为主，根据手术病理分期及存在的复发危险因素选择术后辅助治疗，晚期则采用放疗、手术、药物等综合治疗。

（一）手术治疗

子宫内膜病变发展较缓慢，就诊时多为 Ⅰ ～ Ⅱ 期，病变局限于子宫，手术目的是进行手术病理分期，探查并确立病变范围及与预后相关的重要因素，二是切除癌变子宫及其他可能存在的转移灶，对 Ⅲ ～ Ⅳ 期手术目的是尽可能缩瘤，为放疗、化疗创造条件。

1. 筋膜外全子宫及双侧附件切除术　选择性盆腔淋巴结及腹主动脉旁淋巴结切除或取样为标准术式。全面探查盆腔，腹腔冲洗液细胞学检查，切下子宫立即剖视，了解病灶大小、部位、浸润肌层深度，并送冷冻切片检查，如确定为高分化腺癌无肌层浸润（Ia 期 G_1 级），可不作淋巴切除或取样，但以下情况均应行淋巴清扫或取样：①特殊病理类型如浆液性乳头状腺癌、透明细胞癌、鳞形细胞癌、未分化癌等。②子宫内膜样腺癌、肌层浸润 ≥ 1/2 者。③癌灶面积累及宫腔 >50% 或有宫腔下段及峡部受累者，其淋巴转移率明显增加。

2. 筋膜外子宫全切及单侧附件切除术　对年轻早期内膜癌患者，近年来探索在治疗彻底同时应考虑生存质量改善，提出对 Ia 期 G_1 年轻患者手术时保留一侧卵巢，术后严密随访，待生育功能完成后再酌情处理留下的卵巢。

3. 腹腔镜全子宫双附件切除术　盆腹腔淋巴结清扫术。国内外均有报道，适用于 Ⅰ 期子宫内膜癌的手术治疗。

4. 广泛性子宫切除加淋巴结清扫术　适用于 Ⅱ 期内膜癌病变已累及宫颈者，包括广泛子宫切除，双侧附件切除加盆腔淋巴结，腹主动脉旁淋巴结切除或取样术，全面探查时可疑病变应取样送冷冻切片检查，激素受体 ER、PR 测定应作为术后选用辅助治疗的依据。

5. 肿瘤细胞减灭术　子宫内膜癌手术病理分期中 5% 为 Ⅲa 期，有附件转移时常有盆腔、腹主动脉旁淋巴结转移，60% 腹腔细胞学检查阳性，复发率为 38%，该术式目的是缩小肿瘤体积，为进一步放疗或化疗创造条件，同时可鉴别、确定卵巢转移性癌及盆腹腔转移癌，争取最大限度肿瘤细胞减灭术，达到满意缩瘤效果。

（二）放射治疗

放射治疗是子宫内膜癌主要辅助治疗方法，包括单纯放射与手术配合的治疗，由于受到放射设备限制和局部病变影响，使腔内放射较困难，宫颈腺癌对放射线不够敏感使治愈率受到影响。

1. 术前放疗　一般采用腔内照射，少数情况下采用体外照射。常用的放射源有钴、镭、铯、铱等。术前放疗可减少肿瘤和体积，降低肿瘤细胞增殖活性，减少术中肿瘤种植与转移为减灭肿瘤手术的患者创造了手术条件。

2. 术后放疗　具体如下。

（1）术后体外照射：对术前、腔内放疗患者，手术应探查有无淋巴转移。手术标本检查肌层浸润及

腺癌 G_2G_3 及腺鳞癌、乳头状腺癌、透明细胞癌、乳头状浆液腺癌等高危病理类型应在全子宫切除后补充放疗，一般为全盆腔照射，必要时加用延伸野照射。

（2）术后腔内照射：对术后标本检查中，切缘未净和（或）癌组织邻近手术范围切除不够者，应补充腔内放疗，剂量 24 ~ 25Gy，2 周内完成。

3. 单纯放疗　仅用于晚期或病变虽为 Ⅰ ~ Ⅱ 期但有严重并发症无法胜任手术者，可采用腔内和体外联合放疗，有报道 5 年生存率可达到 48.9%。

（三）药物治疗

又称内分泌激素治疗，为子宫内膜癌的辅助治疗，其疗效不能以长期生存率判断，而以用药后临床症状改善、延长无瘤间歇、防止复发来评估，适用于晚期/复发性内膜癌，手术或放疗后失败者，期别早、分化好有生育要求的年轻患者。

1. 激素治疗　适用于病理分化好的子宫膜腺癌，特别对孕激素雌激素受体阳性者反应较好，应用特点是高效、大剂量、疗程长。

2. 化学治疗　具体如下。

（1）单药化疗：晚期/复发性内膜癌单药化疗可使 1/3 病例症状改善，但效应维持常短于 1 年，但疗效优于单纯放疗。

（2）联合化疗：对晚期子宫内膜癌客观效应为 40% ~ 60%，优于单药化疗，并使毒性降低。

第七章

卵巢肿瘤

第一节　卵巢良性肿瘤

卵巢良性肿瘤是女性常见生殖器官良性肿瘤，可发生于任何年龄阶段，以生育年龄多发，总体发病率占 0.17% ~ 5.9%，在美国约 5% ~ 10% 女性一生中须行附件手术。

一、概述

主要包括：上皮性肿瘤，如黏液性囊腺瘤、浆液性囊腺瘤等。性索间质肿瘤，如纤维瘤、泡膜纤维瘤等。生殖细胞肿瘤，如成熟畸胎瘤等。瘤样病变，如单纯卵巢囊肿，子宫内膜异位囊肿等。

二、治疗

除部分直径小于 5cm 瘤样病变可行药物治疗，卵巢良性肿瘤的治疗以手术治疗为主。

（一）药物治疗

直径小于 5cm 单纯卵巢囊肿可短期随访，并给予避孕药口服 2 ~ 3 个月，部分囊肿可缩小甚至消失。子宫内膜异位囊肿可给予促性腺激素释放激素或孕激素等激素治疗。

（二）手术治疗

手术方式以卵巢囊肿剥除为主。年龄大于 45 岁者，行患侧附件切除或全子宫加双附件切除。也有专家建议对于绝经后单房囊肿，尤其是直径小于 5cm，可随诊 3 ~ 6 个月，在包块直径增大或发现有实性部分存在后再行手术也不为晚。

卵巢良性囊肿发生破裂或扭转等并发症，应急诊手术，根据术中情况行囊肿剥除或附件切除术。

1. 开腹手术　为传统的手术方法，开腹手术切口可选择横切口或纵切口，适用于各种卵巢肿瘤，无论肿瘤的大小及是否有盆、腹腔粘连。故开腹术式适应证广，而且术野开阔，手术难度较小。但开腹手术有手术时间长，出血多，术后肠道功能恢复慢，腹部瘢痕影响美观等缺点，因而目前有被其他微创手术代替的趋向。

2. 腹腔镜手术　术前需根据妇科检查，阴道超声，血清肿瘤标志物等检查排除恶性肿瘤可能。

（1）优点：术中出血少，肛门排气早，发热少，应用抗生素天数少，镇痛剂使用例数少，住院时间短，优于开腹手术。

（2）缺点：费用高于开腹手术，有中转开腹的可能。成熟畸胎瘤或内膜异位囊肿剥除时常易破裂，其内容物有污染腹腔,引起化学性腹膜炎的危险。因此术中要用大量温盐水冲洗腹腔或改为小切口取出囊内容物,尽量避免污染盆腹腔,引起术后化学性腹膜炎的发生。

3. 经阴道手术 卵巢良性肿瘤若直径小于 10cm,排除恶性肿瘤可能后,一般可行阴道手术。

(1)手术方法:将 1:2 000 肾上腺素氯化钠溶液稀释液注入宫颈阴道间隙及阴道直肠间隙。根据肿瘤的位置,选择从阴道前穹隆或后穹隆进入盆腔。进入腹腔后,下推肿瘤或直接钳夹肿瘤,将其全部或部分牵拉至切口处。如瘤体直径小于 6cm,多可于直视下将肿瘤完整剥除。瘤体直径大于 6cm,可先吸净卵巢囊肿内液,待肿瘤缩小后将其牵入阴道内,行囊壁剥除,并修剪剩余卵巢,沿卵巢纵轴缝合卵巢组织。如卵巢肿瘤为畸胎瘤,则于穿刺前应在直肠前壁垫一次性塑料袋,将内容物流入袋中,以免囊液溢漏。如卵巢肿瘤为实性肿瘤,则应尽量向下牵拉肿瘤,将其钳夹,切断及结扎骨盆漏斗韧带,并切除卵巢。

(2)优点:与腹腔镜手术相比,经阴道手术更安全,且手术时间短,腹腔内无肿瘤内容物污染;对肠道功能影响小,术后肠粘连、腹膜炎及肠梗阻的发生率低;手术器械简单,耗材少,可在基层医院进行;腹部无伤口,不影响美观;住院时间短,节约医疗费用。

(3)缺点:实施的可行性与阴道的弹性、卵巢肿瘤大小、部位及活动度有关;对手术医师的手术技巧要求高。

4. 囊肿穿刺术 对于单纯卵巢囊肿及子宫内膜异位囊肿,还可于超声引导下行囊肿穿刺注射硬化剂。于月经干净 3～5 天,阴道超声检查确定囊肿的大小及穿刺的部位和方向,通过导向器进行囊肿穿刺,并抽吸囊液。若囊内液黏稠者,以适量氯化钠溶液反复冲洗囊腔至冲洗液色清或淡红为宜,囊内注入抽吸囊液 2/3 量的无水乙醇冲洗囊腔后,注入等量无水乙醇并留置 15 分钟,再将无水乙醇抽吸干净。恶性肿瘤为本疗法的绝对禁忌证,因此术前应严格筛选,排除恶性肿瘤的可能,术后抽出液行脱落细胞检查。

本疗法疗效显著,操作简单,对卵巢创伤小,有利于保护卵巢功能,且不良反应少,可以重复使用,不需住院,费用低,易被患者接受。但由于复发率相对较高,适应范围小,因而受到一定局限性。

三、妊娠并发卵巢良性肿瘤

妊娠并发卵巢肿瘤及卵巢瘤样病变的发病率报道相差甚大,1:50～1:13 000,恶性肿瘤占 2%～13%。据报道在妊娠早期超声发现的卵巢囊肿有 71.9% 可自行消退,如在孕 20 周时仍持续存在者,有 78.6% 为病理性。

绝大多数妊娠期并发的卵巢肿瘤属良性和功能性。妊娠早期卵巢可生理性增大,直径通常小于 5～6cm,呈囊性,一般至妊娠 16 周后,可逐渐缩小或消失,故对于肿瘤直径在 5～6cm 以内非实性者,可结合 B 超判定肿瘤性质,密切随访,若包块逐渐消退,证实包块系生理性囊肿,不必予以干扰。对诊断明确的卵巢肿瘤在妊娠 3 个月内亦暂不作处理,以免手术引起流产,可随访观察。至妊娠 16 周胎盘已经形成时复查,若肿瘤继续存在,可密切随访或行剖腹探查术。对于单纯性及分隔的卵巢囊肿,消退时间不应严格局限于妊娠 20 周内,随诊中 B 超检查是最好的监测手段,B 超既能准确测量肿瘤的大小,也可在一定程度上鉴别良性或恶性病变。如果肿瘤不大,且随诊中无明显变化者,可期待至足月时手术探查;若随诊中肿瘤越来越大,且囊内出现实性成分,则应尽快手术治疗。

1. 手术时间 通常以孕 14～18 周最佳。因为此时胎盘已形成,可替代卵巢的妊娠黄体功能,流产率低,文献报道择期手术的流产率为 1%～4.6%,远低于急诊手术的 14%～40%。

2. 手术方式 可以开腹或腹腔镜下手术,妊娠期间腹腔镜手术注意事项:选择适当穿刺点,随着子宫增大,应将第一穿刺点上移;人工气腹时缓慢充气,腹腔内 CO_2 压力下调到 9～10mmHg,减少 CO_2 气腹对母体血流动力学的影响;使用电凝电切时,边操作,边排放烟雾,减少腹腔对有毒气体的吸收。应选简单、快捷的方法,或者对于单纯性卵巢囊肿,亦可在超声介导下行经阴道或经腹细针穿刺术。

3. 卵巢肿瘤蒂扭转的处理 妊娠并发卵巢良性肿瘤蒂扭转,一经确诊,应立即开腹手术。开腹手术中,除要求动作轻柔、减少刺激子宫外,其他同非孕期卵巢手术需注意的问题相同,如是否伴有腹水,肿瘤的外观性状、质地、内容物等,做出良恶性的初步诊断,必要时做冰冻切片,确定病变的性质。切除蒂扭转肿瘤前，要常规先探查对侧附件情况。良性卵巢肿瘤，扭转时间短的年轻患者，可行卵巢肿瘤扭转还纳术。卵巢肿瘤蒂扭转及手术均可引起流产、早产，术中要求术者动作要轻柔，尽量避免刺激子宫；选择对胎儿无毒不良反应的麻醉药及术后用药；术后给予镇静、保胎治疗及预防感染。

第二节　卵巢上皮性肿瘤

一、概述

卵巢上皮性肿瘤是最常见的卵巢肿瘤，占原发卵巢肿瘤的 60% 以上。根据组织学特性，又可分为良性、恶性及交界性。

1. 浆液性肿瘤　是最常见的卵巢上皮性肿瘤，包括良性浆液性囊腺瘤、交界性（或低度恶性潜能）浆液性囊腺瘤和浆液性囊腺癌。

2. 黏液性肿瘤　在卵巢上皮性肿瘤中，黏液性囊腺瘤位居第二，仅次于浆液性肿瘤。同样也包括良性黏液性囊腺瘤、交界性（或低度恶性潜能）黏液性囊腺瘤和黏液性囊腺癌。

3. 子宫内膜样肿瘤　子宫内膜样肿瘤中绝大多数为卵巢内膜样癌，占原发卵巢恶性肿瘤的10% ~ 24%；交界性子宫内膜样瘤较少见，良性子宫内膜样瘤极为罕见。

4. 透明细胞瘤　在上皮性卵巢肿瘤中更为少见，仅占普通上皮性肿瘤的 3% 左右，多数为恶性，几乎没有良性或交界性透明细胞瘤。

5. 勃勒纳瘤（Brenner tumor）　又名移行细胞瘤，比较少见，约占所有卵巢肿瘤的 2%，99% 为良性，极少数为交界性或恶性。

6. 混合性上皮瘤　是指上皮性肿瘤中含两种或两种以上的上皮成分，肿瘤按主要成分命名，也分良性、交界性和恶性。良性以浆液 / 黏液，黏液 / 勃勒纳瘤多见；交界性以浆液 / 黏液 / 子宫内膜样上皮成分混合为多；恶性则以浆液 / 子宫内膜样 / 透明细胞混合居多。

7. 未分化癌　由于癌细胞分化太低，组织来源不明，将其命名为未分化癌，因与上皮性卵巢癌有移行，故归属于上皮性卵巢癌。恶性程度高，预后极差。

二、上皮性卵巢癌的 FIGO 分期

卵巢上皮性肿瘤的手术—病理分期是根据卵巢肿瘤的性状及扩散部位来分期的。国际抗癌联盟（UICC）有传统的 TNM 分期法，但妇产科医师不擅长此法。国际妇产科学会（FIGO）于 1974 对卵巢癌制订了详细的手术病理分期，1986 经再次修正，使用至今，临床医师仍使用这一分期标准。当腹腔液细胞学检查发现恶性肿瘤细胞时，应记述所测标本是腹水还是腹腔灌洗液。如肿瘤包膜破裂，应记述是因手术引起或术前自发性破裂。

Ⅰ期肿瘤局限于卵巢。

ⅠA 肿瘤局限于一侧卵巢，包膜完整，表面无肿瘤，无腹水。

ⅠB 肿瘤局限于两侧卵巢，包膜完整，表面无肿瘤，无腹水。

ⅠC　ⅠA 或 ⅠB 肿瘤，但一侧或双侧卵巢表面有肿瘤；或包膜破裂；或腹水含恶性细胞；或腹腔冲洗液阳性。

Ⅱ期一侧或双侧卵巢肿瘤，在盆腔内扩散。

Ⅱ A 蔓延和（或）转移到子宫和（或）输卵管。

Ⅱ B 蔓延到其他盆腔组织。

Ⅱ C　Ⅱ A 或 Ⅱ B 肿瘤，但一侧或双侧卵巢表面有肿瘤；或包膜破裂；或腹水含恶性细胞；或腹腔冲洗液阳性。

Ⅲ期一侧或双侧卵巢肿瘤，盆腔外有腹膜种植和（或）腹膜后或腹股沟淋巴结阳性，肝表面转移定为Ⅲ期。

ⅢA 肉眼见肿瘤局限于真骨盆。淋巴结阴性，但组织学证实腹膜表面有显微镜下种植。

ⅢB 一侧或双侧卵巢肿瘤，有组织学证实腹膜表面有种植，其直径 <2cm，淋巴结阴性。

ⅢC 腹膜表面种植 >2cm 和（或）腹膜后或腹股沟淋巴结阳性。

Ⅳ期一侧或双侧卵巢肿瘤有远处转移。胸水有癌细胞，肝实质转移。

三、上皮性卵巢癌的治疗方案

（一）手术治疗

1. 全面分期手术（comprehensive staging laparotomy） 因卵巢表面无腹膜覆盖，卵巢癌较其他器官恶性肿瘤更容易扩散转移。文献报道肉眼观当肿瘤局限于卵巢时，许多患者已有卵巢外的隐匿性转移，也有文献表明在那些首次未经全面分期手术患者再次行分期手术后，46% ~ 75% 的"早期"患者期别升级，所以对已经无生育要求的卵巢癌患者进行全面的分期手术非常重要。正确的分期对指导治疗和判断预后也很重要。

全面分期手术范围包括取腹水或腹腔冲洗液、切除全子宫和双侧附件、切除盆腔淋巴结及大网膜，必要时腹主动脉旁淋巴结切除和多点活检。详细步骤如下：

（1）切口：从美观出发虽然腹部横切口应优先考虑，但术者更多还是选择腹部正中直切口（自耻骨联合至脐上 4 横指），这样就能充分暴露手术野，以便更好地探查和切除上腹部的转移病灶。

（2）取腹水：如果有腹水，开腹后首先抽取腹水并送细胞学检查。如果没有腹水，应于盆腔、双侧结肠侧沟和膈下等区域注入 50 ~ 100mL 氯化钠溶液做细胞学灌洗。

（3）全面探查：应系统、全面、有序地视诊和触诊整个腹腔及腹腔内的组织脏器。通常从膈下开始，向下方移行，直至盆腔。在探查过程中，应特别留心非妇科来源的原发肿瘤。

（4）局部探查：仔细探查原发卵巢肿瘤，有无累及对侧卵巢，肿瘤包膜是否有溃破，与周围组织是否有粘连，有无肉眼可见的转移病灶。

（5）活检：于最可疑病灶处取活检，术中送冰冻检查确定肿瘤性质。如术中发现肿瘤明显倾向良性，可先行肿瘤剥除，否则即行患侧附件切除。如为双侧卵巢肿瘤，应首先处理恶性可疑大的一侧。

（6）标准手术方式：术中冰冻检查为恶性肿瘤，标准的术式是全子宫和双侧附件切除，双侧卵巢动静脉高位结扎，腹主动脉旁和盆腔淋巴结切除，从横结肠以下切除大网膜、可见转移病灶切除及多点活检。活检部位包括双侧结肠侧沟、腹膜陷凹、盆壁侧面、膀胱子宫反折部以及横膈下区域。

2. 首次手术后再次分期手术（restaging） 这是在充分理解了全面分期手术的意义后提出的一个新的手术名称。由于首次为急诊手术或所就诊医院的医疗技术等原因，部分患者只进行了肿瘤切除或单侧附件切除或子宫和双附件切除，没有进行全面分期手术，手术后亦未接受化疗和其他任何治疗。再次进行的分期手术的手术方式和手术范围与首次全面分期手术相同。哪些患者需要做再次分期手术呢？以下患者均应进行再次分期手术：

（1）可疑 IA 期或 IB 期分化为 1 级的患者。

（2）可疑 IA 期或 IB 期分化为 2 级选择不行化疗而随访观察的患者。

（3）可疑 IA 期或 IB 期分化为 2 级考虑有可以切除的残留病灶的患者。

（4）可疑 IA 期或 IB 期分化为 3 级或 IC 期考虑有可以切除的残留病灶的患者。可疑 IA 期或 IB 期分化为 2 级或 3 级或 IC 期考虑无残留病灶的患者，可行再次分期手术或先行 6 疗程化疗。

3. 保留生育功能的手术（fertility preservation laparotomy） 保留生育功能的手术是指不影响治愈率而保留生育功能的手术，即切除患侧附件、大网膜和盆腔淋巴结，保留子宫和对侧附件。上皮性卵巢虽然多发生于老年妇女，也可发生在年轻的未生育妇女，文献报道 30 岁以下患者约占 8%。因平均生育年龄普遍推迟，许多患者仍有生育要求，所以对未生育的年轻妇女发生上皮性卵巢癌，尤其是早期卵巢癌后，确实应该考虑保留生育功能。因上皮性卵巢癌死亡率高，且大约 15%"正常外观"的对侧卵巢有镜下浸润，因此对上皮性卵巢癌患者施行保留生育功能的手术仍存在争议。

对于上皮性卵巢癌患者施行保留生育功能的手术应该根据患者的年龄、病理类型及手术病理分期进行谨慎地严格选择。指征如下：

（1）患者年轻，有生育要求。

（2）术后分期为 IA 期。

（3）术后确诊细胞分化程度好。

（4）对侧卵巢外观正常、活检阴性。

（5）腹腔细胞学检查阴性。

（6）"高危区域"（子宫直肠陷凹、结肠侧沟、肠系膜、大网膜和腹膜后淋巴结）探查活检均阴性。

（7）有很好的随访条件。

（8）完成生育后视情况再行手术切除子宫和对侧附件。

术前与患者和家属沟通情况。因某些因素的影响，往往使有指征行保留生育功能手术的年轻患者错过机会。这些因素包括：

（1）因急性腹痛进行的急诊手术，术前术者未考虑到恶性的可能性或缺乏对不同卵巢癌生物学特性的认识，术前未能与患者和家属做详细的知情告知。

（2）患者的首次手术不是在有肿瘤专科的医院进行，经过了不适当的分期和不必要的双侧附件切除术。

（3）因病理诊断错误选择了不合适的术式：在决定是否选择保留生育功能手术时，不能过分依赖冰冻切片检查。当组织学诊断出现困难时，对年轻患者来说即使冒着再进行第二次手术的风险，也要等待明确的石蜡切片报告后再决定合适的手术方式，切忌轻易切除子宫和对侧附件。

近年来生殖辅助技术的发展也给年轻未生育的卵巢癌患者带来更多的生育机会。供体卵子移植和激素支持疗法可使一个双附件已切除的卵巢癌患者进行正常的子宫妊娠。如果因肿瘤侵犯而切除了一侧附件和子宫，可从患者保留的卵巢中获取卵细胞，并与其丈夫的精子进行体外受精，将胚胎植入代孕者子宫内。所以对那些不适合行保留生育功能手术的年轻未生育的患者，即使传统的卵巢癌手术方式也能给患者带来生育可能。

4. 细胞减灭术（cytoreductive surgery）　细胞减灭术，又称减荷术，是指术者在术中尽最大努力切除原发灶及一切转移瘤，力争使残余病灶 <2cm，即为满意的或成功的细胞减灭术。尽管妇科肿瘤学家一直在坚持不懈地努力寻找早期诊断卵巢癌的方法，但是由于卵巢的特殊解剖位置，大部分患者在首次诊断时已是 FIGO Ⅲ期或Ⅳ期，常伴有盆腹腔的广泛转移，在剖腹探查时，要想完全切除肉眼可见的所有病灶并做全面分期手术往往相当困难，这时术者应尽量切除大块病灶，减少肿瘤负荷，使单个残留病灶直径 <2cm。肿瘤细胞最佳减灭术的标准是指肿瘤残余直径小于 1cm 还是小于 2cm，其意见尚不统一，但多数学者主张以残瘤体积直径小于或等于 2cm 为最佳减灭术的标准，如果超过这个界限，则患者平均生存时间就不可能有明显的延长。

对于绝大多数人类实体瘤来说，只有将所有的肿瘤彻底切尽，手术才有意义，但是对卵巢癌来说，即使肿瘤不能被彻底切除，只要将肿瘤体积尽可能缩减，手术就有意义。

（1）可以通过减少肿瘤负荷的直接作用，来减轻肿瘤对宿主的直接损害：由于肿瘤的增长，机械性干扰胃肠功能，并逐渐加重；小肠浆膜种植即使是最低限度的浸润，也会因肠肌层神经丛的传导障碍而使小肠功能紊乱，导致不全肠梗阻或称"假性肠梗阻"，与外科的不全小肠梗阻相似，影响营养吸收，长期进行性营养不良，这是肿瘤自然发展过程对宿主的损害。通过肿瘤细胞减灭术，使肿瘤体积缩小，直接减轻肿瘤对宿主的直接损害，减少肿瘤对宿主新陈代谢的不利影响，增强患者维持其营养状况的能力，改善患者全身状况，提高患者生活质量，增强患者耐受强力化疗的能力。

（2）增强术后化疗的效果：大块状的肿瘤中含有较多的静止期或非增殖期的细胞，这对化疗很不利。通过大块的肿瘤切除不仅去除了血供差且对化疗不敏感的肿瘤，肿瘤细胞减灭术还可使大量的静止期细胞转向活跃的分裂期，以此来增加化疗的敏感性。临床上 Matthew 等人的研究也对此进行了很好的论证，他们曾分析了近 10 年来有关的 12 篇文献，发现满意的肿瘤细胞减灭术后患者对化疗的完全缓解率达 43%，而不满意的肿瘤细胞减灭术后患者对化疗的完全缓解率仅为 24%。肿瘤细胞减灭术的彻底性直接影响术后化疗的效果。另外，随着肿瘤体积和细胞数量的增加，突变和药物耐受细胞集落形成的概率也随之增加，因此，肿瘤细胞减灭术在理论上另一个重要意义是它既可去除已经形成的耐药细胞集落，同时还可以减少新的耐药细胞株产生。

（3）通过首次细胞减灭术改变患者预后，提高患者的生存时间：这是肿瘤细胞减灭术最重要的临床意义。早年的研究表明，手术的彻底性或残余肿瘤的数量与生存期有关。早在1968年Munnell通过回顾性调查研究发现，卵巢癌患者术后残余病灶直径大小与生存时间成反比，与部分切除或仅行活检的患者相比，其生存率提高了，强调手术的彻底性是延长生存时间的关键，率先提出了最大限度手术的原则。以后Criffiths和其他学者的研究进一步确定残余病灶直径大小与生存时间成反比关系。残瘤直径小于1～2cm者，其生存时间较大块残余肿瘤者明显延长。近20多年来，随着细胞减灭术相关理论的发展，人们对这种手术意义的认识更明确。确定残余直径小于1～2cm者为最佳肿瘤细胞减灭术。如果超过这个界限，则患者平均生存时间就不可能有明显的延长。

目前晚期上皮性卵巢癌细胞减灭术尚无统一的模式，对手术范围也没有统一的界定，这要根据患者的个体情况和手术医师的手术技巧及医疗水平来决定。在一般情况下，应该竭尽全力尽可能将肿瘤切净或基本切净。如有可能实现最佳减灭术，在患者身体状况允许的情况下就应该不惜切除受累的肠管、脾脏及其他器官，以延长无进展期，提高生存期。为了完成这种手术，有13%～36%的病例可能要做肠切除，5%的病例要做泌尿道切除。判断一个患者能否耐受广泛性手术是困难的，如果不能做出正确的决定，可能会减少治愈的机会或增加并发症的危险。特别是对于像Ⅳ期的晚期卵巢癌，如果认定不可能或很少有希望完成最佳减灭术者，我们通常要避免行这种广泛性手术，而仅仅切除那些能够切除的病灶，而不能切除主要器官，包括肠切除及吻合术，低位泌尿道切除术，以缩短手术时间，减少并发症的发生，术后可通过化疗使肿瘤缩小后再行二次减灭术。

5. 二次减灭术（secondary cytoreductive surgery）　卵巢癌的二次细胞减灭术是指患者在完成全疗程的化疗之后仍存在持续性或复发性病变而施行的手术，包括间歇性二次减灭术、二次探查术中二次减灭术、复发性二次减灭术和进展性二次减灭术，这一定义有别于上皮性卵巢癌的二次手术。卵巢癌二次手术泛指第一次手术后进行的任何二次手术，除二次细胞减灭术外还包括以下手术。

（1）再次分期手术：卵巢癌首次手术时未能充分探查，手术分期可能不准确而再次手术探查，明确手术分期和再次"缩瘤"。

（2）间歇性细胞减灭术：患者首次手术残留大块肿瘤，经短期的诱导化疗之后（通常2～3个周期）而施行的手术。尽量切除原发和转移病灶，以提高随后化疗的反应，提高生存期。

（3）二次探查术：在完成了规定的化疗（标准是6个疗程）之后临床上无病灶存在而行的手术探查。

（4）姑息性二次手术：患者因疾病进展有明显的症状和体征（如胃肠梗阻）而施行的手术，其目的是在最短的时间内缓解症状。

自从报告表明残余肿瘤直径和存活期之间的负相关关系之后，肿瘤细胞减灭术联合术后化疗已成为晚期上皮性卵巢癌初期治疗的主要手段。虽然首次细胞减灭术效果的前瞻性随机临床试验尚未完成，但是间接证据表明，对患者成功地施行首次细胞减灭术可提高生存期，从首次手术的效果推动人们对二次手术的努力。经过近10～20年的努力，训练有素的妇科肿瘤医师可成功完成近60%的二次细胞减灭术，但由于各种原因，二次细胞减灭术的效果仍有很大的争议，而且难以证实。首先二次细胞减灭术已在不同患者群体中施行，故很难对该手术得出一致的结论。另外，接受二次细胞减灭术的患者由于受到选择标准的影响而结果不同，还有妇科肿瘤医师的技术水平和对手术风险的认识不同也可影响二次细胞减灭术的成功。总的来说二次细胞减灭术一般包括以下4种情况：

（1）间歇性大块肿瘤切除术：指首次细胞减灭术腹盆腔内残留大块肿瘤经短期化疗后进行二次细胞减灭术（间歇性二次减灭术）。

（2）首次治疗后临床病灶隐匿，但在二次剖腹探查手术时发现有可切除的病灶（二次探查术中二次减灭术）。

（3）完成首次手术和化疗后临床上有明显复发病灶而进行二次细胞减灭术（复发性二次减灭术）。

（4）首次细胞减灭术后，初次化疗期间仍呈进展的病灶而进行二次细胞减灭术。许多学者认为，（1）和（2）组病例最适合施行二次细胞减灭术。越来越多的证据表明，间歇性大块肿瘤切除术确实有利于延长患者的生存期。（2）组患者接受二次探查术时，切除隐匿的病灶亦是可取的，其并发症少，且有利于延长生存期。（3）组病例经选择后亦同样适合于行二次细胞减灭术。（3）组中效果最好的是那些复发前有长时间无瘤期的患者，因为有长的无瘤期的患者对二线化疗药物可能有很高的反应率。Markman 等的报告表明，以前用以铂类为基础的联合化疗患者中，若在二次手术前 24 个月内未做任何治疗者，则对相似的以铂类为基础的二线联合化疗方案有 77%（17/22）的临床完全反应率和 32%（7/22）的手术证实的完全反应率。因此二次细胞减灭术最适合于那些有长的无瘤期的患者。Vaccarello 等报道，二次探查术阴性而后又复发的患者，若能再次手术切除大块肿瘤，使残留病灶小于 0.5cm 者，则生存时间明显延长。从他们的报告中已得到证实，证明以铂类为基础的联合化疗后复发，而在二次手术时能完全切除肿瘤的患者似乎是二次细胞减灭术仅有的明显受益者。已有资料表明，对（4）组患者来说，二次细胞减灭术是无作用的。这些患者的预后都很差，对其施行细胞减灭术将会增加术后并发症发病率而没有长期效益。Morris 等报道，对化疗无反应的患者，理想的细胞减灭术会有短期的生存效果，但对生存期无明显改善。Morris 等的结论是，对这组患者而言，缺乏有效的二线化疗药物是二次细胞减灭术无明显效益的主要原因。因此，妇科肿瘤医师在决定是否施行二次细胞减灭术时，应该清楚患者对术后化疗有无反应。

总之，以下的因素有利于二次细胞减灭术：

（1）完全缓解至复发有较长的时间（12 个月或更长）。

（2）有可能完全切除残留病灶或复发灶。

（3）以往对诱导化疗有反应。

（4）身体状况良好。

（5）患者年龄较轻。

二次手术时发现下列几种情况时应停止继续施行二次细胞减灭术：

（1）下列部位的大块病灶：肝实质内转移，肝门、肾盂处病变及肾静脉以上的腹主动脉旁淋巴结肿大。偶尔，局灶性肝转移者可行部分肝切除或冷冻治疗。

（2）小肠系膜根部被肿块组织包裹和挛缩，小肠襻形成特有的菜花样外观或大部分腹膜表面被弥漫性肿瘤组织覆盖。

（3）膈表面的大块病灶：Kapnick 等报道，膈的大块肿瘤（>5cm）可能侵犯胸部。这些患者的中位存活期仅 8 个月。另外，这些患者的切除通常需要一种合成组织网修补，如 Marlex 网。其手术潜在的严重并发症（如气胸，膈神经损伤）使这些手术弊大于利。

6. "间歇性"细胞减灭术或"中间性"细胞减灭术（interval cytoreducton） 对于多数卵巢癌患者，诊断时已属晚期，要想进行满意的肿瘤细胞减灭术，将残余肿瘤直径缩减为 <2cm 是相当困难的。根据文献报道，即使是专业的妇科肿瘤医师也仅能对 35% 的 Ⅲ、Ⅳ 期卵巢癌的患者完成满意的肿瘤细胞减灭术。对于某些估计难以切净或基本切净的晚期卵巢癌病例，先用 2 ~ 3 个疗程化疗（又谓新辅助化疗），然后再行肿瘤细胞减灭术，这就是所谓的"间歇性"细胞减灭术或"中间性"细胞减灭术。"间歇性"细胞减灭术或"中间性"细胞减灭术的临床价值，也是妇科肿瘤医师最关心和争议的问题。欧洲癌症治疗研究组织（the European Organization for Research on Treatment of Cancer，EORTC）最近进行了大样本的前瞻性随机对照研究，来评价"间歇性"细胞减灭术或"中间性"细胞减灭术的意义。结果显示该手术对患者预后有益，不管是疾病缓解期还是总生存期都有较明显的提高。也有文献报道经过新辅助化疗后再行"间歇性"细胞减灭术或"中间性"细胞减灭术可促使减灭术的成功，但对患者预后无明显意义。还有作者认为，该术式对后续化疗不利，容易导致化疗耐药的产生，建议一旦明确诊断，应力争尽早完成肿瘤细胞减灭术。总之"间歇性"细胞减灭术或"中间性"细胞减灭术的临床价值还不十分确定，有待进一步研究。

7. 二次探查术（second –look laparotomy） 二次探查术在临床上又称二探术，是指晚期卵巢癌患者经过首次满意的肿瘤细胞减灭术后，完成标准而完整的既定化疗方案后，无论是临床上还是影像学和血清学均未发现肿瘤存在的依据，为了全面了解盆腹腔内有无残留病灶，了解化疗效果，决定下一步治疗方案而进行的第二次剖腹探查手术（二探术）。

在20世纪70年代，像CT、MRI和超声波等无损伤检查手段不能检测到腹腔内直径<1～2cm的病灶，特别是腹膜、肠系膜、大网膜上的肿块更易遗漏，所以在当时二探术评价卵巢癌的疗效方面起着重要作用，广为妇科肿瘤医师应用。对二探术的临床价值，近年来也有较多的争论。早期的资料显示二探术并不提高卵巢癌患者的生存率，但是随着像托泊替康，脂质体，多柔比星，多西紫杉醇（Taxotere，商品名泰索帝）等新的二线化疗药物应用于临床，二探术对患者显示出了治疗作用，尤其是二探术阴性随后巩固治疗和二探术中发现微小残余病灶后实施腹腔化疗的患者，二探术的意义可能会更明显。

首次手术后残留病灶直径的大小和术后的病理分期与二探术中阳性发现相关，所以多数学者主张早期（Ⅰ、Ⅱ期）卵巢癌无须行二探术。不满意的细胞减灭术后，二探术中阳性率为77%，而满意的细胞减灭术后，二探术中阳性率为50%。Ⅲ期卵巢癌患者首次肿瘤细胞减灭术如能切除所有肉眼可见的肿瘤，二探阴性率可达70%以上。然而，二探阴性并不意味着治愈了卵巢癌。因为即使再仔细地二探术也会遗漏隐形的微小病变，有时卵巢癌也会转移到腹腔以外的部位，这些部位二探术是无法发现的。文献报道二探阴性的卵巢癌还会有50%的复发，且一旦复发，预后都很差。在二探术中发现较大的残余灶，约80%的患者在术后36个月内死亡。而二探术为镜下阳性者，预后都很好，5年生存率可达70%，对这部分患者应给予积极的治疗。随着辅助诊断技术的提高，有望能代替部分二探术，使患者免于一次开腹手术。如不断改进的腹腔镜设备，CT、MRI、PET影像学检查以及可靠的血清肿瘤标志物检查等。所以近年来二探术在临床上的应用价值日益受到妇科肿瘤医师的质疑。上皮性卵巢癌的腹腔镜手术：随着腹腔镜设备的不断更新和发展以及手术医师操作技术的不断提高，腹腔镜技术在妇科恶性肿瘤中的应用也得到了很快的发展，使过去妇科肿瘤医师们认为腹腔镜手术不能涉足的妇科肿瘤领域，现在已经或者正在成为妇科腹腔镜手术良好或首选的适应证。自此，妇科肿瘤医师们对某些传统的诊断和处理方法提出了挑战。

70年代初期，妇科肿瘤学家开始将腹腔镜应用于卵巢癌的手术治疗，但由于卵巢癌的特有生物学行为，腹腔镜在卵巢癌的诊治中没能像子宫内膜癌和宫颈癌那样得到广泛应用。腹腔镜主要用于早期卵巢癌的诊断和代替部分卵巢癌治疗后的二探术。腹腔镜在卵巢癌手术应用中缺陷包括：在早期卵巢癌诊断时容易导致肿瘤破裂，促使肿瘤扩散转移；不能扪及胃肠道内的转移或原发肿瘤；遗漏微小病灶而不能准确诊断、准确分期；卵巢癌的首次手术易引起盆腔粘连，使腹腔镜二探术的使用受到限制并且易致肠管损伤；不能直接触诊后得到腹膜淋巴结的情况。

（二）化疗

1. 新辅助化疗　新辅助化疗又名先期化疗，是指在明确卵巢癌的诊断后，经术前评估术者认为不能成功进行细胞减灭术的晚期卵巢癌患者，选择相应而有效的化疗方案，先给予患者有限疗程的化疗，然后再行手术治疗，期望通过有限疗程的化疗，有效地减少肿瘤负荷量，提高手术彻底性，改善患者的生存率。

由于术者的技术水平不同，文献报道的晚期卵巢癌患者在初次诊断后能成功进行满意细胞减灭术的比例从17%～87%不等，平均为35%。既然许多患者在首次手术中不能成功进行细胞减灭术，因而有些学者探索在首次减灭术之前短期化疗的好处。这种化疗最早应用于宫颈癌和子宫内膜癌，又称为降分期化疗。近年来新辅助化疗也开始应用于卵巢癌的治疗中，经2～3周期化疗后明显提高了减灭术的成功率。更多疗程的新辅助化疗可能会诱导肿瘤耐药性产生，不利于肿瘤细胞减灭术后的常规化疗的进行。

新辅助化疗的价值主要在于它可大大提高晚期卵巢癌肿瘤细胞减灭术的成功率，这一点已经得到了多数妇科肿瘤医师的普遍认可，能否延长患者的生存时间，这还有待临床医师的进一步研究。有学者认为若估计首次肿瘤细胞减灭术不能达到最佳水平，可先行化疗，而不是等待间歇性细胞减灭术。由于术者的手术技巧不同，所以对能否成功进行肿瘤细胞减灭术的判断标准也不一样，只能由参加手术年资最高的医师来决定，但有些新辅助化疗的相对适应证可以参考，包括患者有大量胸腹水，重度营养不良（血清蛋白<2.8g/dl，体重下降超过10%～15%）以及同时存在严重的并发症，如慢性阻塞性肺疾病，心肌

缺血或年龄超过 75 岁，这些患者有发生肺、肾、心及肠诸多并发症及术中、术后发生凝血疾病的高度危险性。此外，锁骨上淋巴结转移，腹主动脉旁大的转移病灶，肾血管以上的腹膜后间隙有转移病灶，多发性肝转移，肾蒂、肝门有转移病灶的患者手术前最好给予 2 ~ 3 个疗程的新辅助化疗。

随着治疗的进步，新辅助化疗将来有可能以多种方式提出讨论，特别是前瞻性随机化研究。如果化疗非常有效，则细胞减灭术可能根本不需要。除非化疗的效果非常好，否则进行理想的细胞减灭术对大多数病例看来是恰当的（同时可以确定肿瘤来源和分期）。

2. 术后辅助化疗　在妇科恶性肿瘤中，卵巢癌对化疗较为敏感，上皮性卵巢癌约有 50% 对化疗有良好的反应，另外卵巢上皮癌常常在盆腹腔广泛种植转移，特别是细小颗粒状癌灶，很难在手术中完全切除干净，即使满意的细胞减灭术也还有肉眼未能发现的转移。卵巢恶性肿瘤患者中除了 FIGO Ia 或 Ib 期高分化上皮癌可以不化疗外，其他期别的卵巢上皮癌在肿瘤细胞减灭术后必须接受多疗程的正规系统化疗，才能杀灭小的残留癌灶以避免肿瘤复发或延迟复发的时间，这是治疗卵巢恶性肿瘤的基本原则。通过接受正规的系统化疗，卵巢恶性肿瘤患者的长期生存率已有很大的提高，因此，术后辅以正规系统化疗已经成为卵巢恶性肿瘤综合治疗的重要组成部分，由此可见卵巢癌的化疗已由过去的姑息性和一般辅助性治疗地位转变为现在常规综合治疗中不可缺少的重要环节，也是患者术后赖以长期生存的关键性治疗方法。

化疗药物和方案：化疗不是随意简单的化学药物的组合，必须强调是"正规的系统化疗"，即应选择作用机制不同、有协同抗癌作用且毒性不相重复的 2 ~ 3 个药物配伍组成有效的化疗方案，同时，还应注意药物的剂量、给药途径、间隔时间、化疗疗程数等也必须科学、合理。下面介绍目前常用于卵巢上皮癌的化疗方案：

（1）CP 方案：环磷酰胺（CTX）600mg/m^2，静脉推注一次；顺铂（DDP）75 ~ 100mg/m^2，静脉滴注或腹腔注射，一次，每 3 ~ 4 周重复 1 次，连用 6 ~ 8 次。这是治疗卵巢上皮性癌的传统经典化疗方案。

（2）TP 方案：紫杉醇 75 ~ 100mg/m^2，静脉滴注（3 小时内）或腹腔注射，一次；顺铂（DDP）75 ~ 100mg/m^2，静脉滴注或腹腔注射，一次，每 3 ~ 4 周重复 1 次，连用 6 ~ 8 次。紫杉醇本是治疗卵巢癌的二线药，对 DDP 耐药的患者经紫杉醇治疗，有效率仍有 22%，GOG 已将 TP 联合化疗作为卵巢癌的一线化疗方案之一，逐渐代替 CP 方案。

（3）CAP 方案：环磷酰胺（CTX）600mg/m^2，静脉推注；多柔比星（ADM）50mg/m^2，静脉注射，一次，用足 300mg 即为终身剂量；顺铂（DDP）75 ~ 100mg/m^2，静脉滴注或腹腔注射，一次，每 3 ~ 4 周重复 1 次，连用 6 ~ 8 次。

（4）PV 方案：顺铂（DDP）75 ~ 100mg/m^2，静脉滴注或腹腔注射，一次，每 3 ~ 4 周重复 1 次，连用 6 ~ 8 次；足叶乙甙（VP–16）100mg/m^2，静脉滴注或腹腔注射，一次，每 3 ~ 4 周重复 1 次，连用 6 ~ 8 次。

3. 化疗时间　卵巢上皮癌虽然对化疗有良好的反应性，仍易于转移复发，较长时间的持续性化疗是其治疗的一个特点，但化疗持续多久，即化疗多少疗程对患者的治疗最有益在临床上还未达成共识。化疗期限的长短主要取决于两方面，首先从疾病本身考虑，化疗时间越长越有益，经过充分的化疗，预防或延迟复发，提高生存率。其次从患者的耐受程度考虑，化学治疗的不良反应给患者带来不少痛苦，胃肠道反应、骨髓抑制、肝肾功能损害也较常见，这些不良反应使化疗不得不中断或者必须停止应用。

综合考虑以上两方面，化疗后经过临床、影像学及化验检查结果没有复发的迹象，化疗应当停止。但是有些病灶，并非经物理或影像手段都能得以检测。目前多数作者的看法是术后一年内应完成 8 ~ 10 个疗程，然后施行"第二次探查"，若均为阴性发现，可以停止化疗。

4. 化疗途径　上皮癌的化疗，除了全身用药（经静脉或口服）外，还有以下几个途径，或称区域性化疗。

（1）腹腔化疗：因为卵巢上皮癌容易在盆腹腔内广泛转移种植，即使做了细胞减灭术，仍不能排除细小颗粒癌灶的残留。由此可见，卵巢上皮癌采用腹腔化疗应该是合理的，直接的化学药物腹腔内灌注，可使局部获得的药物浓度是静脉注射的 10 ~ 1 000 倍，可达到杀灭作用。腹腔化疗还可以减轻腹水，且全身反应轻，所以对于一般情况差，难以耐受系统用药及有明显腹水者更适合腹腔化疗。

腹腔化疗的优点：①盆腹腔内局部药物浓度明显增高。②增加了药物与肿瘤的广泛接触和药物对肿瘤的渗透。③降低了血液循环中的药物浓度，同时减少了化疗的不良反应。④药物可通过门静脉吸收，对肝转移有较好的治疗。

禁忌证：①腹腔严重粘连。②全腹放疗史。③病变已超出腹腔范围。

（2）腹腔与静脉双途径化疗：腹腔化疗对盆腹腔内局部病灶的治疗作用明显优于全身用药（静脉化疗或口服化疗），但对远处转移病灶或病变已超出腹腔范围患者的治疗作用会受到限制，所以在完成一个方案时，腹腔和静脉双途径化疗给药可互补不足，取得较好疗效。

（3）动脉灌注化疗：卵巢上皮癌的化疗多用髂内动脉化疗，目的在于提高髂内动脉血流中的药物浓度、可从腹壁下动脉逆行插管，也可于术中行髂内动脉插管，还可以自股动脉插管。多用于盆腔固定包块的化疗，术前应用使包块缩小，为患者创造手术机会。亦可用于盆腔内的复发肿块的化疗。但对于首次手术后的辅助化疗，其意义尚难肯定。

5. 巩固（或加强）化疗 巩固化疗又称加强化疗或维持化疗，是指经过细胞减灭术后辅助 6 ~ 8 疗程化疗结束后半年，再次给予 2 ~ 3 个疗程的化疗。在卵巢上皮性癌患者经过目前标准的一线化疗后是否有必要常规应用巩固化疗一直存有争议。达到临床完全缓解的患者虽然临床上已无肿瘤存在的客观证据，但体内仍可能残存高达 1×10^9 个癌细胞，只有将癌细胞杀灭至 1×10^4 ~ 1×10^5 个时，残存的癌细胞才有可能被机体自身的免疫系统所杀灭，从而达到根治的目的。从理论上讲，若要防止复发，达到根治效果，单纯一线化疗达到临床完全缓解是不够的，其后的巩固化疗可能有其必要性。为此，近年来国内外开展了一系列临床研究，探讨卵巢上皮性癌巩固化疗的临床应用价值，但结果却显示，巩固化疗用于卵巢上皮性癌的常规治疗目前尚缺乏有力的循证医学依据。尽管有研究显示巩固化疗可使患者的肿瘤无进展生存期延长，但尚缺乏总生存期延长的证据，且是以增加不良反应，降低生活质量为代价。当前，仍应强调卵巢上皮性癌早期诊断和一线化疗规范化的重要性。

6. 放疗 上皮性卵巢癌对放射治疗的敏感性差，但盆腹腔内其他器官对放射的耐受量低，使卵巢癌在放射治疗时往往受脏器耐受量的限制而放射量不足，无法控制残余病灶。仅给予部分控制量，就会有相当一部分患者会发生严重肠道的并发症。文献报道，腹腔放射量 30Gy，盆腔放射量 50Gy，就会有 30% 左右的患者出现小肠梗阻，并须手术处理。另外卵巢癌术后主要依靠化学治疗来杀灭残留的肿瘤细胞，而大面积照射后，骨髓抑制难以及时配合化学治疗，反而影响疗效，因此本病的放射治疗，至今尚有争议。综上所述，只有下列情况可以考虑放射治疗：

（1）Ⅱ期上皮性卵巢癌手术基本切除干净或残余病灶直径在 2cm 以下，可术后加用盆腔放射。

（2）Ⅲ期患者手术基本切除病灶或残余病灶直径在 0.5cm 以下，可加用腹盆腔照射。

（3）晚期病例的姑息性放射治疗，仅可减轻痛苦，稍延长生命。

四、上皮性卵巢肿瘤的治疗方案

与宫颈癌不同，上皮性卵巢癌的治疗原则以手术为主，加用化疗、放疗等辅助治疗。

（一）上皮性卵巢癌的手术治疗

（1）对已经无生育要求的卵巢癌患者进行全面的分期手术非常重要：正确的分期对指导治疗和判断预后也很重要。全面分期手术范围包括取腹水或腹腔冲洗液、切除全子宫和双侧附件、切除盆腔淋巴结及大网膜，必要时腹主动脉旁淋巴结切除和多点活检。对于上皮性卵巢癌患者要求保留生育功能者应根据患者的年龄、病理类型及手术病理分期进行谨慎地严格选择。

（2）首次诊断时已是 FIGO Ⅲ期或Ⅳ期，常伴有盆腹腔的广泛转移，则行细胞减灭术。残瘤体积直径小于或等于 2cm 为最佳减灭术的标准。

（3）对第一次细胞减灭术术后持续性存在或复发性病变施行二次减灭术或"间歇性"细胞减灭术。

（二）上皮性卵巢癌的化学治疗

有关上皮性卵巢癌的化疗，经过多年的实践和摸索，已有了不少改进。最初在 20 世纪 70 年代单用烷化剂，如噻替哌（TSPA）、白消安等，继而加用抗代谢药物氟尿嘧啶、甲氨蝶呤（MTX）以及抗生素类药物，如放线菌素 D（更生霉素，KSM）等联合用药，仍未能取得较好的疗效。直到 80 年代开始应用顺铂以来，国内外都通过多单位协作，积累大量病例并进行临床分析研究。证明顺铂是治疗上皮性卵巢癌较为理想的药物。通过不同用药方案的对照比较，发现以下几点：①顺铂联合用药比顺铂单一用药好。②顺铂加环磷酰胺（PC 方案）可以取得与顺铂、环磷酰胺及多柔比星（PAC 方案）相同的效果，而前者毒性较后者小。③卡铂取代顺铂也可获类似效果。紫杉醇是 90 年代发现的疗效较好的新抗癌药，由于其独特的作用机制，即促进微管蛋白聚并发抑制其解聚，从而抑制细胞的分裂，故与其他化疗药物无交叉耐药。化疗途径可以采用腹腔化疗、腹腔与静脉双途径化疗和动脉灌注化疗。

（三）上皮性卵巢癌的放射治疗

不是主要的治疗方法，只有下列情况可以考虑放射治疗：

（1）Ⅱ期上皮性卵巢癌手术基本切除干净或残余病灶直径在 2cm 以下，可术后加用盆腔放射。

（2）Ⅲ期患者手术基本切除病灶或残余病灶直径在 0.5cm 以下，可加用腹盆腔照射。

（3）晚期病例的姑息性放射治疗，仅可减轻痛苦，稍延长生命。

（四）复发癌治疗

卵巢癌是实体瘤中对化疗较为敏感的肿瘤之一，经过彻底手术再辅以正规的化疗，大部分患者都有良好的反应，但是绝大多数晚期卵巢癌仍容易复发，并可能产生耐药。如何正确处理复发性卵巢上皮癌是当前妇科肿瘤临床最为棘手的问题，至今国内外尚无统一意见。化疗是复发性卵巢癌的主要治疗手段，可以这样认为，只有在没有比较好的二线化疗方案选择余地时，才考虑是否再次手术。在对复发性卵巢癌进行化疗时，为了评估患者的化疗疗效和选择合适的化疗方案，GOG 将复发性卵巢癌患者分成以下 4 类：①复发性卵巢癌（化疗敏感性卵巢癌）：初次采用以铂类为基础的化疗并已获得临床缓解，停药超过 6 个月后出现的复发，认为属于化疗敏感型患者。②耐药性卵巢癌：初次化疗有效，但是，在完成化疗后 6 个月之内出现复发，应考虑为铂类耐药。③持续性卵巢癌：是指已经完成初次化疗并且明显缓解，但存在残余病灶的患者，又名顽固性卵巢癌。④难治性卵巢癌：初次治疗达不到部分缓解，包括治疗中疾病稳定甚至不断进展的患者。

以上分类法是确定化疗方案的前提，其实在众多研究和临床实践中，常常把耐药性、持续性、难治性的患者归为一组，与铂类敏感的患者分开。总之，复发性卵巢癌的治疗原则是姑息性的而不是为了治愈，尽管二次化疗铂类敏感的患者，可能观察到无疾病进展期与总的生存时间得以延长，耐药性卵巢癌患者，对某些二线药物也能产生暂时有意义的主观或客观的缓解，但是，再次治疗并不具有真正的治愈价值，所以在选择化疗方案和药物剂量时要充分考虑到药物的不良反应，以保证患者的生存质量为前提。一般认为，对铂类敏感的患者，停铂类化疗的时间越长，再治疗缓解的可能性越大，初次治疗后，无瘤生存超过两年，重新治疗缓解的可能性最大。可选择与一线化疗相似的方案，包括顺铂、卡铂、紫杉醇等，也可选择目前明确有效的二线化疗药物，如和美新、吉西他滨、拓扑替康等，可单药或多药联合应用。耐药性、难治性卵巢癌治疗相当棘手，预后很差。总的原则是，应该接受可以耐受的单药治疗，或者鼓励参与临床试验，以期发掘并评价新的有效的抗癌药物以及生物治疗方法、姑息放疗或支持疗法，尤其是对活动状态差的患者。持续性卵巢癌或晚期卵巢上皮癌不理想的肿瘤细胞减灭术后，残余灶较大，对治疗缓解的可能性也大，可认为是对化疗有潜在性反应的持续性卵巢癌，治疗的重点在于最大限度地延长无进展生存时间，可以继续使用已经产生疗效的药物，包括增加几个疗程的铂类、单用紫杉醇、紫杉醇联合用药或者选择已经考虑用紫杉醇等非铂类药物。随着种类繁多的卵巢癌二线化疗药物不断问世，似乎让人们觉得二线治疗选择有很大空间。但是，分析目前资料，总的有效率始终徘徊于 10% ~ 20%，疗效有限而且维持时间短。所以，综合相关的因素，选择某二线方案化疗，两个疗程后就应该认真评价疗效，如果连续两次治疗失败，就不必再盲目尝试，应考虑支持疗法。总之，在复发性卵巢上皮癌的诊治中，还存在大量有争议的问题，目前的治疗策略并不完善，随着研究的不断深入和新的治疗方法的出现，治疗策略也会不断更新。

五、交界性上皮性卵巢肿瘤的治疗方案

与上皮性卵巢癌相比，卵巢交界性上皮肿瘤是以上皮异常增生而无间质浸润，低速生长和预后好为特征，约占卵巢上皮肿瘤的 10% ~ 15%。与浸润性上皮癌不同，大多数交界性肿瘤初次诊断时局限于卵巢（1期），约占 70% ~ 85%，Ⅳ期患者很罕见。从组织学类型看，最常见的是浆液性和黏液性交界性肿瘤，分别占 50% 及 46%，其他类型较罕见。卵巢交界性上皮肿瘤的手术病理分期同上皮性卵巢癌的 FIGO 分期。卵巢交界性上皮肿瘤与典型卵巢上皮癌相比，另一个特点是发病倾向于较年轻的妇女，其平均年龄为 40 ~ 45 岁，5 年生存率为 90% ~ 100%，10 年生存率大约为 95%。所以其治疗有别于浸润性卵巢上皮癌。

（一）手术

与上皮性卵巢癌相同，手术治疗是卵巢交界性上皮肿瘤的主要治疗手段，治愈率高。临床医师根据患者的年龄、肿瘤的组织类型和分期、对生育的要求选择相应的手术方式和范围。

1. 分期手术 卵巢交界性上皮肿瘤没有特别的分期标准，临床上仍按照上皮性卵巢癌的 FIGO 分期标准来分期。对初次诊治的患者如无生育要求与上皮性卵巢癌相同应行全面分期手术，包括腹水或腹腔冲洗液细胞学检查；盆腔、腹主动脉旁淋巴结活检；部分网膜切除；盆腔任何可疑处活检以及两侧腹股沟、子宫、肠窝、膀胱子宫陷凹、盆壁和左横膈处活检。黏液性交界瘤的患者还包括阑尾切除。

大部分患者，到肿瘤专科医院就诊时，已在其他医院经过了不完整的手术，对这部分患者特别是肉眼观局限于卵巢的交界性肿瘤已行手术，但未行手术分期或未行阑尾切除者到底选择什么治疗方案，一直是肿瘤专科医师面临的问题，因为卵巢交界性上皮肿瘤多局限于卵巢生长，发现时多为早期。早期患者淋巴结转移率低，所以完整分期手术显得不像上皮性卵巢癌那么重要。选择治疗方法之前，临床医师必须尽量多搜集资料，首先复习初次手术病理切片，确诊为交界性肿瘤或低度恶性潜能肿瘤；其次临床医师还需要明确初次手术剖腹探查的范围，复习以往的手术记录以了解病变和手术范围；患者腹部瘢痕的大小和位置也可显示初次手术时探查的范围。搜集以上资料的目的在于进一步确定是否为真的交界性肿瘤并确定分期。临床医师可根据以上掌握的资料进行分析，决定是否进行再分期手术。

（1）考虑有病灶残留，不管是否有生育要求均应行再次分期手术。

（2）估计没有病灶残留，患者没有生育愿望且年龄大也要行再次分期手术。

（3）没有病灶残留且初次手术发现肿瘤只局限于单侧或双侧卵巢，其他部位无肿瘤浸润种植的年轻患者可不行再次分期手术，密切随访观察即可。

（4）对初次手术发现肿瘤已有其他部位浸润种植，但手术已切除干净，无病灶残留，也可选择随访观察或按照上皮性卵巢癌治疗。

2. 治疗性手术 具体如下。

（1）保守性手术：是指患侧附件切除术或者患侧卵巢切除术、单纯囊肿（一侧或双侧）切除术、单侧囊肿与对侧卵巢或对侧附件切除术，同时进行完整的手术分期。保守性手术主要适用于年轻希望保留生育功能的早期（Ⅰ期）患者，尤其是Ⅰa期；对Ⅱ~Ⅳ期患者，如果强烈要求保留生育功能，也可行保守性手术，但要根据术中情况决定术后是否加用辅助治疗。

（2）细胞减灭术：对所有期别的卵巢交界性上皮肿瘤患者，如果没有生育要求，均应行标准的分期手术或细胞减灭术。术后根据情况可选择雌激素替代治疗。手术范围应遵循浸润性卵巢癌的治疗原则，包括腹式全子宫、双附件、大网膜切除、腹腔冲洗液检查、腹膜后淋巴结在内的多处活检及肿瘤切除、黏液性肿瘤还包括阑尾切除、切除肿瘤累及的脏器。

（3）再次灭减术：这是复发性卵巢交界性上皮肿瘤患者的首选治疗方案，也是最有效的治疗措施。卵巢交界性上皮肿瘤多为腹腔内复发，远处转移比较少见，大部分复发灶仍为交界性肿瘤，对化疗不敏感，再次灭减是最佳选择，并且术后长期生存率高。

（二）化疗

因交界性肿瘤缺乏足够的有丝分裂活性，对化疗不敏感，所以早期卵巢交界性肿瘤术后不需辅助治

疗，这是大多数学者一致的意见。因为早期患者术后辅助治疗不但无益，且有严重不良反应，影响患者的生存质量。对Ⅱ～Ⅳ期卵巢交界性肿瘤术后是否需要辅助化疗迄今仍有争议。有学者认为以铂类为基础的化疗证明有效；有学者认为术后加用辅助性化疗不能改善卵巢交界性肿瘤患者的生存率；甚至有学者认为化疗不仅无益，反而会带来更严重的不良反应。所以对晚期卵巢交界性肿瘤患者术后是否加用辅助性化疗，可由各肿瘤专科医师根据自己的临床经验决定。

六、随访和检测

在妇科恶性肿瘤中，卵巢上皮癌是死亡率最高的，虽然经过理想的肿瘤细胞减灭术和正规系统的联合化疗，70%～80%的患者可以获得临床完全缓解，但是，还是会有70%～80%的患者在术后2～3年内复发，部分患者产生耐药。加强对卵巢癌的随访检测，及早发现复发，及时调整治疗方案，是卵巢癌治疗过程中的一个重要环节。

（一）治疗过程中的随访检测

卵巢癌的正规治疗包括理想的肿瘤细胞减灭术和术后辅助系统的联合化疗，化疗是每隔3～4周一次，总共6～8个疗程，甚至更多，所以卵巢癌的治疗是一个马拉松式的长期治疗，并且化疗常常伴有许多让患者难以承受的不良反应，如果没有专人随访管理，鼓励督促患者定期治疗，可能50%以上的患者不能坚持完整治疗，影响疗效。此外，在治疗过程中的随访检测还包括根据患者对治疗的反应定期评价疗效，及时调整治疗方案，才能达到最佳的治疗效果。

（二）治疗后的随访检测

卵巢癌患者经过第一阶段的长期治疗后，仍需有专职医师在门诊密切随访检测。随访间隔时间：术后1年内，每个月1次；术后第2年，每3个月1次；术后第3年，每6个月1次；3年以上者，每年1次。

主要随访检测内容：

1. 盆腔检查　卵巢癌的复发以盆、腹腔局部复发多见，所以盆腔检查对卵巢癌复发诊断的准确性并不比CT和其他检测手段低，特别是对阴道残端的复发，更优于CT检查，并且盆腔检查具有价廉、简便、无创、快速等优点，临床医师应该重视盆腔检查的重要性，做到随访每位患者，都行盆腔检查，包括三合诊。

2. 影像学检查　超声、CT、MRI是临床上普遍使用的影像学检查方法，特别是经阴道超声检查是临床上最常用的诊断卵巢癌复发的影像学检查方法，主要缺点与盆腔检查相同，对上腹腔复发病灶很难发现。CT检查可弥补超声的不足，对上腹或远处转移病灶起到诊断作用，但CT很难发现1～2cm的病灶，对空腔脏器的病变和阴道残端复发的诊断率也较低。MRI却对软组织肿块和1～2cm的病灶的诊断均比CT好，但价格昂贵，限制了临床普遍应用。

3. CA125　CA125是目前最常用的诊断和检测卵巢癌的肿瘤标记物，特别是对术前有升高的卵巢癌患者，治疗后随访中，CA125的轻度升高就要警惕卵巢癌复发，应引起医师和患者的重视，适当缩短随访时间或做一些积极的检查，尽早发现复发病灶，及时治疗。

4. PET检查　PET（正电子发射体层显像）是一种放射性成像的新技术，在对卵巢癌复发的诊断上要优于CT，是一种很有价值的新技术。缺点是价格昂贵。

第三节　卵巢性索间质肿瘤

一、组织分类

卵巢性索间质肿瘤（sex cord stromal tumors）亦称性索间质肿瘤（gonadal stromal tumors）包括由性腺间质来源的颗粒细胞、泡膜细胞、成纤维细胞、支持细胞或间质细胞（Leydig cells）发生的肿瘤。这些肿瘤可由上述细胞单独形成或由不同细胞以不同的组合形式形成，占卵巢恶性肿瘤的5%～8%。传统地讲脂质细胞肿瘤（lipid cell tumors）或类固醇细胞肿瘤（steroid cell tumors）亦包括在性索间质肿瘤这一大类内。以下分类是Fox Buckley（1992）改良的Young Scully（1984）的分类：

（一）颗粒－间质细胞肿瘤

由性索的颗粒细胞及间质的衍生成分如成纤维细胞及卵泡膜细胞组成。

1. 颗粒细胞瘤　为低度恶性肿瘤，占卵巢恶性肿瘤的 3%～6%，占性索间质肿瘤的 80%。可发生于任何年龄，肿瘤能分泌雌激素，故有女性化作用。根据病理结构不同又分为成人型和幼女型两个类型。

2. 泡膜细胞瘤　为良性肿瘤，多为单侧实性肿瘤，能分泌雌激素，故有女性化作用。常与颗粒细胞瘤并发存在（以颗粒细胞瘤成分为主者称颗粒－卵泡膜细胞瘤，以卵泡膜细胞瘤成分为主者称卵泡膜－颗粒细胞瘤）。常并发子宫内膜病变。恶性卵泡膜细胞瘤较少见。根据病理结构不同又分为典型的泡膜细胞瘤、黄素化泡膜细胞瘤和含 Leydig 细胞的泡膜细胞瘤。

3. 纤维瘤　为常见的良性卵巢肿瘤，占卵巢肿瘤的 2%～5%。单侧居多，多见于中年女性。偶见伴有腹水或胸水，称梅格斯综合征（Meigs syndrome），切除肿瘤，胸腹水自然消失。根据病理结构不同又分为含性索成分的纤维瘤、细胞性纤维瘤、纤维肉瘤。

（二）支持细胞—间质细胞瘤（男性母细胞瘤）

又称睾丸母细胞瘤，罕见。多发生于 40 岁以下的妇女，单侧居多。多为良性，具有男性化作用。根据组成成分不同又分为支持细胞瘤、间质细胞瘤和支持－间质细胞瘤。

（三）其他

两性母细胞瘤，环管状性索肿瘤，类固醇细胞瘤，不能分类的性索间质肿瘤。

二、治疗

对于良性卵巢性索间质肿瘤的治疗应根据手术分期、组织学分类、患者年龄、生育愿望和不同的预后因素选择不同的治疗措施。对于没有潜在恶性的几种性索间质肿瘤患者仅需行手术治疗即可，而对于晚期以及分化差的支持－间质细胞肿瘤或伴有异源性成分的患者，需要加以术后的辅助治疗。

（一）手术治疗

对卵泡膜细胞瘤、纤维瘤、两性母细胞瘤、间质黄素瘤、间质细胞瘤、硬化型间质瘤、支持细胞瘤以及分化好的支持间质细胞瘤等良性肿瘤，如果要求保留生育功能，可以仅切除卵巢肿瘤进行组织学检查，如果是绝经期或绝经后妇女需行子宫加双附件切除术。在手术过程中，应像上皮性卵巢癌患者一样，首先对腹水或盆腔冲洗液进行细胞学检查，全面探查腹、盆腔内是否有大的肿块。术前必须对宫颈管和子宫内膜进行检查和监测，以防漏掉宫颈恶性腺瘤和子宫内膜病变。

对于颗粒细胞瘤，中度或低分化的支持间质细胞瘤，环管状性索瘤不伴有 PJS 以及类固醇细胞瘤（非特异型）需要确切的分期手术，首先从高度怀疑的部位多处取活检，并行大网膜切除术以及盆腔和腹主动脉旁淋巴结取样和切除。对于 Ia 期患者如果要求保留生育功能，由于无瘤生存期较长，且对侧肿瘤发生率低，可行患侧附件切除术，保留子宫和健侧卵巢，术后密切随访，分娩结束后再行全子宫和对侧附件切除；如果发现有卵巢外扩散，应切除子宫和对侧的输卵管和卵巢。如果患者无生育要求，可行细胞减灭术。与良性卵巢性索间质肿瘤一样，术前需排除宫颈和子宫内膜病变。

（二）术后辅助治疗

与卵巢上皮性肿瘤不同，卵巢性索间质肿瘤症状出现早，初次诊断时 60%～78% 为 I 期，文献报道对于 I 期患者，手术后是否辅以化疗，5 年存活率相同，所以对 I 期无高危因素（术前肿瘤破裂、高分裂象或分化差）的患者，治疗以手术和随访即可；但对于有高危因素的 I 期、Ⅱ 期以上或复发患者，术后需辅以化疗和放疗。化疗以顺铂、VP–16 和博来霉素（PEB）方案为首选，其次以顺铂、长春新碱和博莱霉素（PVB）方案为次选。

颗粒细胞瘤对放射治疗敏感，照射量较小时即可得到长期控制，许多试验肯定了术后辅助性放疗的作用。特别适用于弥漫型或晚期患者，放疗的有效率可达 50%。虽然对放疗的反应率较高，但化疗和放疗对患者的无瘤生存期和长期生存率的影响还不明确，需要进一步的大样本临床试验。

第四节　卵巢生殖细胞肿瘤

一、组织分类

20世纪70年代以前,由于生殖细胞肿瘤较少见,组织学表现复杂,对恶性生殖细胞肿瘤缺乏足够了解,诊断及命名很不统一。1977年,世界卫生组织(WHO)提出了卵巢肿瘤的现代分类系统,确立了国际统一的卵巢肿瘤的组织形态分类。以后,Scully(1988)等进行了补充和修改。

(1)卵巢无性细胞瘤(dysgerminoma of ovary)。

(2)卵巢胚胎癌(embryonal carcinoma of ovary)。

(3)卵巢卵黄囊瘤(yolk sac tumor of ovary)。

(4)卵巢多胚瘤(polyembryoma of ovary)。

(5)卵巢绒毛膜上皮癌(choriocarcinoma of ovary)。

(6)卵巢畸胎瘤(teraloma of ovary)

①成熟型畸胎瘤

A. 成熟型囊性畸胎瘤。

B. 成熟型囊性畸胎瘤恶变。

C. 成熟型实性畸胎瘤。

②未成熟型畸胎瘤。

③单胚层或高度特异性畸胎瘤

A. 卵巢甲状腺肿。

B. 卵巢类癌。

C. 卵巢甲状腺肿类癌。

D. 卵巢黏液性类癌。

④卵巢神经外胚叶畸胎瘤。

⑤卵巢黑色素性神经外胚瘤。

二、治疗

(一)手术

卵巢生殖细胞肿瘤的首选治疗方式是手术治疗,包括首次手术、二次手术和二探术等。

1. 首次手术　疑有卵巢恶性生殖细胞肿瘤的患者初始治疗是采用手术,手术的目的是明确诊断、确定分期和切除肿瘤。术中切除肿瘤后立即取材作快速冰冻切片,明确肿瘤的类型和分级,选择合适的手术方式。由于卵巢恶性生殖细胞肿瘤发病时多处于早期,病变多局限于单侧(无性细胞瘤除外),患者大多数年轻未婚,可行单侧附件切除术,保留对侧卵巢和子宫,以维持其正常内分泌和生育功能。术中必须仔细而全面地探查盆腹腔,常规吸取腹水或腹腔冲洗液做细胞学检查,盆、腹腔进行多处活检包括大网膜、盆腹腔腹膜(右横膈下、结肠旁沟、子宫直肠窝、膀胱子宫反折腹膜)和后腹膜淋巴结(腹主动脉旁及盆腔淋巴结)等处并取活检。然而在纯型无性细胞瘤,应考虑做对侧卵巢活检。如冰冻切片检查显示为恶性病变或一发育不全的性腺,则有应做两侧输卵管卵巢切除术,如为良性囊性畸胎瘤,建议仅行卵巢囊肿剥除术,以保留正常卵巢组织。对于无生育要求的患者可行完整的分期手术。淋巴结转移是卵巢生殖细胞肿瘤转移的重要途径,转移率高达20%,且早期就有淋巴结转移的倾向,转移的淋巴结几乎对化疗无明显反应,主要方法是手术清除。由于腹主动脉旁淋巴结阳性率较高,所以手术时最好包括肠系膜下动脉分支以下的腰淋巴结链。亦有学者主张淋巴结切除要高达整个腰淋巴结。但手术难度大,有一定风险,这一操作是否能提高生存率则为人们所关注。

2. 二次手术　二次手术包括第一次未完成分期手术的患者和需二次减灭的患者。对前者来说,因为生殖细胞肿瘤对化疗敏感并且多有灵敏的肿瘤标志物随访，所以估计为临床 I 期的无性细胞瘤患者或临床 I 期分化 I 级的未成熟性畸胎瘤患者可不再行分期手术，临床密切随访。其他患者需再次分期手术或化疗。恶性生殖细胞肿瘤二次缩瘤术的作用尚有争论。对一线化疗后，有耐药的孤立病灶存在时，如肺、肝、后腹膜等，是先作孤立病灶切除，还是再选择二线药物治疗？有学者认为最好首次手术一次切净（<1cm），特别是对内胚窦瘤患者而言，不推荐二次缩瘤术，因为二次缩瘤即使很成功，对患者预后也没多大改善。理由是：①对先期化疗药产生耐药性，使之有效化疗药物选择范围缩小。②患者经过两次手术和化疗的打击，使机体免疫功能明显下降。③手术耽误了化疗的及时性和连续性，使残余癌和转移癌得以喘息，并产生耐药，以致最终导致癌瘤不能控制，预后不良。而对卵巢未成熟畸胎瘤患者来说，若首次手术有残余肿瘤经化疗未达完全缓解者或治疗后复发者，应积极进行二次缩瘤术。因为未成熟畸胎瘤具有自未成熟向成熟转化的特点。这种转化是一个渐进的过程，由低分化向高分化转化，由恶性向良性转化，所需时间大约 1 年，因此对这些患者进行两次甚至 3～4 次手术再辅以化疗是必要的，可望使未成熟畸胎瘤转化为高分化甚至是成熟畸胎瘤。

3. 二探术　二探术的目的是为了评估肿瘤治疗的疗效，但是否对临床治疗具有指导意义尚存在争论。如同上皮性卵巢癌，二探术不能改善患者的生存率并且二探术阴性者仍有一定复发的危险。因此，阴性结果不能作为停用化疗的依据，主张尽可能限制二探术。

（二）化疗

方案：

VAC：长春新碱 1～1.5mg/m² 第 1 天；放线菌素 D 400μg/d，第 1～5 天；环磷酰胺 150mg/m²，第 1～5 天；每 4 周 1 次。

PVB：顺铂 20mg/m²，第 1～5 天，每 3～4 周 1 次；长春碱 0.2mg/（kg·d），第 1～2 天，每 3～4 周 1 次；博来霉素 20mg/（m²·d），第 2 天，以后每周 1 次，共 12 次。

BEP：博来霉素 20mg/（m²·d），第 2 天，以后每周 1 次，共 12 次；依托泊苷 100mg/（m²·d）第 15 天；顺铂 20mg/m²，第 1～5 天；每 3～4 周 1 次。5-FU 加放线菌素 D：5-FU 25mg/（kg·d），第 1～8 天；放线菌素 D 300μg/d，第 1～8 天；每 4 周 1 次。

70 年代以前，人们曾经尝试多种治疗方案，试图改善恶性生殖细胞肿瘤的预后，但均告失败。直到 1975 年采用 VAC 联合化疗方案，继之于 1981 年提出 PVB 方案，1984 年提出 BEP 联合方案，实现了卵巢生殖细胞肿瘤化疗的两次重大突破，使过去几乎无法治愈的卵巢恶性生殖细胞肿瘤成为目前疗效最佳的卵巢恶性肿瘤，预后明显改观。近年来对这些方案的比较研究证明，VAC 方案对早期卵巢恶性生殖细胞肿瘤有较好疗效，但还是不十分理想，特别是对晚期病例的治疗生存率较低。BEP 与 PVB 相比疗效相似，但毒性较低，所以目前国内外已一致公认 BEP 优于 PVB 方案，已被誉为金标准方案。卵巢恶性生殖细胞肿瘤的化疗到底应该持续多久为最佳？尚无前瞻性的对比研究。美国妇科肿瘤学组（GOG）建议如果手术仅大部分病灶切净，化疗至少应在肿瘤标志物正常后再用 2 个疗程或以上。

（三）放疗

卵巢生殖细胞肿瘤根据对放射治疗的敏感性可以分为两大类，一类为对放射治疗敏感性好的无性细胞瘤，另一类为对放射治疗敏感性差的非无性细胞瘤。卵巢无性细胞瘤是一种未分化的肿瘤，对放疗、化疗均高度敏感，以往除极早期外，手术治疗后常规采用盆腔放射治疗，有时辅加腹主动脉旁淋巴结照射。但放射治疗能破坏卵巢功能，使患者产生诸多不适症状，特别是不适合有生育要求的妇女，随着化学药物治疗的发展，以顺铂为基础的联合化疗，尤其是以博来霉素为主的联合化疗临床应用以来，已逐渐取代了放射治疗。不过放射治疗在生殖细胞肿瘤中仍有一定地位，有其独特作用。与化疗可获得同样疗效，且放射治疗对患者经济负担相对比较少，放射治疗剂量较少，不良反应轻，对经济拮据患者是一种很适合的治疗方法。对少数晚期或化疗后残留病灶或复发的患者，放射治疗不失为一种最好的挽救治疗手段。对非无性细胞瘤术后残留病灶，复发或转移病灶，局部照射，能缓解症状，减少患者痛苦，延长生存期。

第五节　卵巢转移性肿瘤

其他器官原发肿瘤的癌细胞经过淋巴、血液或直接蔓延等途径转移至卵巢，形成与原发肿瘤组织特征相似的肿瘤，并且两者没有解剖部位关系，均称为转移性卵巢肿瘤（metastasis ovarian tumors）或继发性卵巢肿瘤（secondary ovarian tumor）。由于卵巢丰富的淋巴和血运可能是有利于转移肿瘤生长的因素，不少原发于消化道和乳腺的肿瘤常常首先转移到卵巢。但转移性卵巢肿瘤的确切发病率，不同文献报道的数字差别很大，大约占所有卵巢恶性肿瘤的 6% ~ 20%。国外报道更高一些。

一、原发灶来源

（一）生殖道

生殖道的恶性肿瘤，都可能转移至卵巢，约占所有转移性卵巢肿瘤的 22%。最常见的是子宫内膜癌转移到卵巢，病理组织学特点有时很难与卵巢内膜样癌相鉴别；输卵管癌可直接蔓延到卵巢，子宫颈癌转移到卵巢的比较少见，外阴及阴道癌转移到卵巢的就更属罕见。

（二）消化道

卵巢转移性肿瘤约 20% ~ 47% 来源于消化道，其中 90% 的原发灶是在胃，少数在肠道，偶见在胆囊，也有找不到原发灶者。临床上将显微镜下表现具备以下三种基本形态；印戒细胞结构、条索状结构、黏液腺癌的转移性卵巢肿瘤称为库肯勃瘤（Krukenberg tumor），肿瘤多为双侧性，中等大，多保持卵巢原状或呈肾形，一般无粘连，多伴腹水。

（三）乳腺

乳腺癌也是转移性卵巢癌常见的原发病灶之一，占转移性卵巢癌的 14% ~ 39%，文献报道约 20% 的乳癌患者有卵巢转移性癌。乳腺癌的癌细胞通过淋巴下行或血行转移至卵巢。肿瘤多为实性、结节状，卵巢增大不明显，症状隐匿，病程缓慢。所以乳癌患者术后应定期做盆腔检查。

（四）其他器官

除上述器官外，膀胱癌、肾癌、胰腺癌也可转移至卵巢，恶性淋巴瘤、甲状腺癌等都可转移至卵巢。

二、治疗

（一）手术治疗

在确诊为转移性卵巢癌后，首先应寻找原发癌来源，如果可能，尽量按照常规施行原发肿瘤的根治性切除术，无论是一侧或双侧卵巢转移，在没有其他部位转移时，如果患者病情允许，都应施行全子宫、双附件和大网膜切除术；如果除卵巢外还有盆腔内转移，可按原发卵巢癌行细胞减灭术；如果患者病情不能耐受手术，可行双附件切除术。

胃肠道癌的卵巢转移率很高，有些看来正常的卵巢可能已有隐性转移，所以女性胃肠道癌患者手术中应由妇科肿瘤医师协助仔细探查双侧卵巢，必要时活检，这是因为：早期卵巢转移癌肉眼形态无明显异常，术中仔细触诊双侧卵巢，注意其形态、大小、质地，看其有无转移之可能或切除可疑卵巢送冰冻切片，以发现亚临床转移灶，这对提高早期诊断率十分重要。甚至对绝经期女性胃肠道癌患者手术时一起行预防性全子宫和双附件切除。乳房癌术后转移至卵巢的间隔时间一般较长，并且患者多无症状，往往不易及时发现，所以如雌激素水平高者，在行乳癌手术后可考虑作预防性卵巢切除。

（二）化疗

化疗是一种相当重要的辅助治疗手段，可根据原发肿瘤的部位和性质，选择合适的抗癌药物和方案进行辅助化疗，或者根据原发肿瘤对放疗的敏感性决定是否选择放射治疗。若原发肿瘤在乳房还可选择激素治疗。

三、预后

本病预后不良，术后生存率很低。文献报道术后中位生存期 2 ~ 3 个月。有学者报告一组胃癌卵巢转移患者，术后平均生存期 5.8 个月。一组大肠癌卵巢转移者术后平均生存期为 14.25 个月，较文献报道的生存期要好，可能与本组病例术中、术后辅以较系统的化疗有关。

第六节 其他类型卵巢肿瘤

一、恶性腹膜间皮瘤

恶性腹膜间皮瘤是一种比较罕见的肿瘤，虽然早在 1870 年就有间皮瘤的报道，但是被人们认识则在 20 世纪 60 年代以后，起源于间皮细胞或间皮下的一种比较原始的先驱细胞。可以发生在任何被间皮覆盖的体腔上皮上，其中以胸膜间皮瘤最为常见，腹膜次之，而在心包膜及睾丸鞘膜则极少见。恶性腹膜间皮瘤是原发腹膜的恶性肿瘤。该病与接触石棉有关，恶性间皮瘤在一般人口中年发生率为 1/100 万 ~ 2/100 万。

（一）治疗

因腹膜间皮瘤发病率低，不易积累治疗经验，制订标准的治疗方法，一般认为先经手术切除肿瘤，然后辅以化疗、放疗。

1. 手术治疗 无论是局限型还是弥漫型，若无手术禁忌证，均应接受手术探查，根据病变的范围可作病变切除、大网膜切除及部分腹膜切除，这样可减少肿瘤负荷，加强手术后化疗或放疗的效果，而且尚可缓解患者的症状。局限型间皮瘤手术效果颇佳。

2. 化疗 恶性腹膜间皮瘤比较少见，没有足够的病例探索有效的化疗方案。化疗药中顺铂、多柔比星、丝裂霉素、环磷酰胺、达卡巴嗪等对间皮瘤有效。近年来一致认为以顺铂为主的联合化疗最为有效，尤其推荐腹腔化疗，腹腔给药的效果是静脉给药的 15 倍。$100mg/m^2$ 一次腹腔化疗，每 28 天为一疗程。

3. 放射治疗 迄今为止，放射治疗似乎是最有效的一种方法。在各种治疗方法中，长期幸存的人数最多。包括腹腔内注射 32p 和全腹外照射。

（二）预后

恶性间皮瘤预后较差，多在确诊后 1 ~ 2 年内死亡。腹膜间皮瘤预后较胸膜差，儿童较成人差。预后与诊断时临床期别、病理类型有关。上皮型预后较混合型、肉瘤型好。

二、卵巢小细胞癌

原发性卵巢小细胞癌（ovarian small cell carcinoma，SCC），是一种非常罕见的常伴有高钙血症的高度恶性的肿瘤。自 1982 年至 1991 年，世界文献报道仅有 36 例，国内仅有极少数个案报道。多数作者认为很可能起源于卵巢体腔上皮、生殖细胞和性索间质这三类常见的卵巢肿瘤中的一类。

治疗和预后：

对 SCC 的治疗包括手术、放射和化学治疗，以手术为主，手术范围一般为全子宫加双附件切除术，少数患者作了腹膜后盆腔淋巴结切除。晚期患者行肿瘤细胞减灭术，术后辅以盆腹腔放射治疗或化学治疗。用过的化疗方案有 PAC、VAC、PVB 等。无论手术、放疗、化疗或联合治疗效果都不理想，早期病例也不例外。平均存活期为 18 个月。

微信扫码
◆ 临床科研
◆ 医学前沿
◆ 临床资讯
◆ 临床笔记

第八章

输卵管肿瘤

第一节　输卵管良性肿瘤

输卵管肿瘤占女性生殖系统肿瘤的 0.5% ~ 1.1%，其中良性肿瘤罕见。来源于副中肾管或中肾管。大致可分为：①上皮细胞肿瘤：腺瘤、乳头瘤；②内皮细胞肿瘤：血管瘤、淋巴管瘤；③间皮细胞肿瘤：平滑肌瘤、脂肪瘤、软骨瘤、骨瘤；④混合性畸胎瘤：囊性畸胎瘤。

一、输卵管腺瘤样瘤（adenomatoid tumor of fallopian tube）

输卵管腺瘤样瘤为最常见的一种输卵管良性肿瘤。以生育期年龄妇女为多见。80% 以上伴有子宫肌瘤，未见恶变报道。腺瘤样瘤由 Golden 和 Ash 于 1945 年首先报道并命名，它的组织发生一直有争议，近几年的免疫组化和超微结构研究均支持肿瘤起源于多能性间叶细胞。

输卵管良性肿瘤无特异症状，多数患者是以其并发疾病如子宫肌瘤，慢性输卵管炎的症状而就诊，易被其他疾病所蒙蔽，临床极少有确诊病例，在妇科手术时无意中被发现者居多，造成大体标本检查易忽略而漏诊，导致检出率低。肿瘤体积较小，直径约 1 ~ 3cm，位于输卵管肌壁或浆膜下。大体形态为实性，灰白色或灰黄色，与周围组织有分界，但无包膜。镜下可见紧密排列的腺体，呈隧道样、微囊样或血管瘤样结构，被覆砥柱状上皮，核分裂象罕见。间质由纤维、弹力纤维及平滑肌组成。肿瘤可以浸润性的方式生长到管腔皱襞的支持间质中去。诊断有困难时组织化学和免疫组化可帮助诊断，AB 阳性，CK、Vim、SMA、Galretinin 阳性即可确诊。治疗为手术切除患侧输卵管，预后良好。

二、输卵管乳头状瘤（papilloma of fallopian tube）

输卵管乳头状瘤多发生于生育期妇女，与输卵管积水并发率较高，偶尔亦与输卵管结核或淋病并存。肿瘤直径一般 1 ~ 2cm。一般生长在输卵管黏膜，突向管腔，呈疣状或菜花状，剖面见肿瘤自输卵管黏膜长出。镜下典型特点：见乳头结构，大小不等，表面被覆无纤毛细胞或少数纤毛细胞，细胞扁平，立方或柱形，核有中等程度的多形性但是核分裂象很少见，组织学上需要将这种良性病变与输卵管腺癌进行鉴别。输卵管周围及管壁内可见少量的嗜碱性粒细胞和淋巴细胞为主的炎症细胞浸润。

肿瘤早期无症状，患者常常并发输卵管周围炎，常因不孕、腹痛等原因就诊，随肿瘤发展逐渐出现阴道排液，无臭味，并发感染时呈脓性。管腔内液体经输卵管伞端流向腹腔即形成盆腔积液，当有多量液体向阴道排出时，可出现腹部绞痛。盆腔检查可触及附件形成的肿块，超声检查和腹腔镜可协助诊断，但最后诊断有赖于病理检查。治疗为手术切除患侧输卵管，如有恶变者按输卵管癌处理。

三、输卵管息肉（polyp of fallopian tube）

输卵管息肉可发生于生育年龄和绝经后，一般无症状，多在不孕患者行检查时发现。输卵管息肉的发生不明，多位于输卵管腔内，与正常黏膜上皮有连续，镜下可无炎症证据。宫腔镜检查和子宫输卵管造影均可发现，但前者优于后者。乳头瘤和息肉的鉴别是前者具有乳头结构。

四、输卵管平滑肌瘤（leiomyoma of fallopian tube）

较少见，查阅近年国内外文献共报道 20 例左右。输卵管平滑肌瘤的发生与胃肠道平滑肌瘤相似，而与雌激素无关。同子宫平滑肌瘤，亦可发生退行性病变。临床上常无症状，多在行其他手术时偶尔发现。肿瘤较小，单个，实质，表面光滑。肿瘤较大时可压迫管腔而致不育及输卵管妊娠，亦可引起输卵管扭转而发生腹痛。处理可手术切除患侧输卵管。

五、输卵管成熟性畸胎瘤（mature teratoma of fallopian tube）

比恶性畸胎瘤还少见。文献上仅有少数病例报道，大多数为良性，其来源于副中肾管或中肾管，认为可能是胚胎早期，生殖细胞移行至卵巢的过程中，在输卵管区而形成。一般病变多为单侧，双侧少见，常位于输卵管峡部或壶腹部，以囊性为主，少数为实性病变，少数位于输卵管肌层内或缚于浆膜层，肿瘤体积一般较小，1 ~ 2cm，也有直径达 10 ~ 20cm 者，镜下同卵巢畸胎瘤所见，可含有三个胚层成熟成分。患者年龄一般在 21 ~ 60 岁。常见症状为盆腔或下腹部疼痛、痛经、月经不规则及绝经后流血，由于无典型的临床症状或无症状，因此术前很难做出诊断。输卵管畸胎瘤可并发输卵管妊娠，治疗仅行肿瘤切除或输卵管切除。

六、输卵管血管瘤（angioma of fallopian tube）

罕见，有学者认为女性性激素与血管瘤有关。但一般认为在输卵管内的扩张海绵样血管是由于扭转、损伤或炎症引起。血管瘤一般较小。肿瘤位于浆膜下肌层内，分界不清，可见很多不规则小血管空隙，上覆扁平内皮细胞。血管被疏松结缔组织及管壁平滑肌纤维分隔。临床通常无症状，常在行其他手术时发现，偶可因血管瘤破裂出血而引起腹痛。处理可作患侧输卵管切除术。

第二节　输卵管恶性肿瘤

一、原发性输卵管癌

原发性输卵管癌（primary carcinoma of fallopian tube）是少见的女性生殖道恶性肿瘤。发病高峰年龄为 52 ~ 57 岁，超过 60% 的输卵管癌发生于绝经后妇女，占妇科恶性肿瘤的 0.1% ~ 1.8%。在美国每年的发病率 3.6/10 万。其发生率排列于子宫颈癌、卵巢癌、宫体癌、外阴癌和阴道癌之后居末位。在临床上常容易与卵巢癌发生混淆，而造成临床和病理诊断上的困难。子宫与输卵管皆起源于副中肾管，原发性输卵管癌由于早期诊断困难，其 5 年生存率一直较低，过去仅为 5% 左右。目前随着治疗措施的改进，生存率为 50% 左右。

肉眼所见的原发性输卵管癌与卵巢癌的比例在 1 ∶ 50 左右。最近，上皮性卵巢癌的卵巢外起源学说认为输卵管浆液性癌可能是卵巢高级别浆液性癌的先期病变，所谓的"原发性"上皮性浆液性卵巢癌很可能是原发性输卵管癌的继发性种植病变。很多卵巢高级别浆液性癌病例经严格标准的输卵管病理取材，可见到输卵管上皮内癌或早期癌病变。临床上见到的单纯输卵管癌可能是由于输卵管炎症粘连阻碍了输卵管癌播散形成浆液性卵巢癌。因此，输卵管癌的真正发病率可能远高于传统概念上的数字，预计将来输卵管癌和卵巢癌的诊断及分期病理标准可能将会发生变化。

（一）病因

病因不明，慢性输卵管炎通常与输卵管癌并存，多数学者认为慢性炎症刺激可能是原发的诱因。由于慢性输卵管炎患者相当多见，而原发输卵管癌患者却十分罕见，因此两者是否有病因学联系尚不清楚。另外，患输卵管结核者有时亦与输卵管癌并存，这是否由于在输卵管结核基础上，上皮过度增生而导致恶变，但两者并发率不高。此外，遗传因素可能在输卵管癌的病因中扮演着重要角色，输卵管癌可能是遗传性乳腺癌—卵巢癌综合征的一部分，与 BRCA1、BRCA2（乳癌易感基因）变异有关。输卵管癌患者易并发乳腺癌、卵巢癌等其他妇科肿瘤，发病年龄及不孕等一些特点也与卵巢癌、子宫内膜癌相似，常有 c-erbB-2、p53 基因变异，故认为其病因可能与卵巢癌、子宫内膜癌的一些致病因素相关。

（二）临床分期

见表 8-1。

表 8-1　输卵管癌 TNM 和 FIGO 的分期系统及诊断标准

FICO 分期			TNM 分类
		原发肿瘤无法评估	T_s
		无原发肿瘤证据	T_0
0		原位（浸润前癌）	T_{is}
	I	肿瘤局限于输卵管	T_1
	I A	肿瘤局限于一侧输卵管，浆膜表面无穿破，无腹水	T_{1a}
	I B	肿瘤局限于双侧输卵管，紫膜表面无穿破，无腹水	T_{1b}
	I C	肿瘤局限于单或双侧输卵管，但已达到或穿破浆膜表面，或腹水中或腹腔冲洗液有恶性细胞	T_{1c}
	II	肿瘤累及一侧或双侧输卵管并有盆腔内扩散	T_2
	II A	扩散和（或）转移到子宫和（或）卵巢	T_{2a}
	II B	扩散到其他盆腔脏器	T_{2b}
	II C	II A 或 II B 腹水或腹腔冲洗液中有恶性细胞	T_{2c}
	III	肿瘤累及一侧或双创输卵管并有盆腔以外腹膜种植和（或）区域淋巴结阳性	T_3 和（或）N_1
	III A	显微镜下见盆腔外腹膜转移	T_{3a}
	III B	肉眼见盆腔外腹膜转移，转移灶最大径线 ≤2cm	T_{3b}
	III C	腹膜转移最大直径 >2cm 和（或）区域淋巴结阳性	T_{3b} 和（或）N_1
	IV	腹腔外远处转移（腹膜转移除外）	M_1

注：肝包膜转移属于 T_3 或 III 期；肝实质转移属于 M_1 或 IV 期；出现胸水必须有细胞学阳性证据才列为 M_1 或 IV 期。

（三）诊断

1. 病史　具体如下。

（1）发病年龄：原发性输卵管癌 2/3 发生于绝经期后，以 40～60 岁的妇女多见。其发病年龄高于宫颈癌，低于外阴癌而与卵巢上皮癌和子宫内膜癌相近。Peters 和 Eddy 报道的输卵管癌的发病年龄分别为 36～84 岁和 21～85 岁。

（2）不育史：原发性输卵管癌患者的不育率比一般妇女要高，约 1/3～1/2 病例有原发或继发不育史。

2. 临床表现　临床上常表现为阴道排液、腹痛、盆腔包块，即所谓输卵管癌"三联征"。在临床上表现为这种典型的"三联征"患者并不多见，约占 11%。输卵管癌的症状及体征常不典型或早期无症状，故易被忽视而延误诊断。

（1）阴道排液或阴道流血：阴道排液是输卵管癌最常见且具有特征性的症状。其排泄液为浆液性稀薄黄水，有时呈粉红色血清血液性，排液量多少不一，一般无气味。液体可能由于输卵管上皮在癌组织刺激下所产生的渗液，由于输卵管伞端闭锁或被肿瘤组织阻塞而通过宫腔从阴道排出。当输卵管癌有坏死或浸润血管时，可产生阴道流血。水样阴道分泌物占主诉的第三位，分泌物多时个别患者误认为尿失禁而就医。有时白带色黄类似琥珀色（个别患者在输卵管黏膜内含有较多胆固醇，但胆固醇致白带色黄的机制不清），有时为血水样或较黏稠。

（2）下腹疼痛：为输卵管癌的常见症状，约有半数患者发生。多发生在患侧，常表现为阵发性、间歇性钝痛或绞痛。阴道排出水样或血样液体，疼痛可缓解。经过一阶段后逐渐加剧而呈痉挛性绞痛。其发生的机制可能是在癌肿发展的过程中，管腔伞端被肿瘤堵塞，输卵管腔内容物潴留增多，内压增加，引起输卵管蠕动增加，克服输卵管部分梗死将积液排出。

（3）下腹部或盆腔肿块：妇科检查时可扪及肿块，亦有患者自己能扪及下腹部肿块，但很少见。肿块可为癌肿本身，也可为并发的输卵管积水或广泛盆腔粘连形成的包块。常位于子宫的一侧或后方，活动受限或固定不动。

（4）外溢性输卵管积液：即患者经阴道大量排液后，疼痛减轻，盆腔包块缩小或消失的临床表现，但不常见。当管腔液被肿瘤堵塞，分泌物郁积至一定程度，引起大量的阴道排液，随之管腔内压力减少，腹痛减轻，肿块缩小，由于输卵管积水的病例也可出现此现象，因此该症状的出现对关注输卵管疾病有价值，但并不是输卵管癌的特异症状。

（5）腹水：较少见，约10%的病例伴有腹水。其来源有二：①管腔内积液经输卵管伞端开口流入腹腔；②因癌瘤科植于腹膜而产生腹水。

（6）其他：当输卵管癌肿增大或压迫附近器官或癌肿广泛转移时可出现腹胀、尿频、肠功能紊乱及腰骶部疼痛等，晚期可出现腹水及恶病质。

3. 辅助检查　具体如下。

（1）细胞学检查：若阴道脱落细胞内找到癌细胞，特别是腺癌细胞，而宫颈及子宫内膜检查又排除癌症存在者，则应考虑输卵管癌的诊断。但按文献报道阴道脱落细胞的阳性率都较低，在50%以下，其原因可能是因为腺癌细胞在脱落和排出的过程中易被破坏变形，也可能与取片方式有关。对于有大量阴道排液的患者，癌细胞可能被排出液冲走，导致细胞学阴性，需重复涂片检查。可行阴道后穹隆穿刺和宫腔吸出液的细胞学检查，亦可用子宫帽或月经杯收集排出液，增加阳性率，以提高输卵管恶性肿瘤的诊断。当肿瘤穿破浆膜层或有盆腹腔扩散时可在腹水或腹腔冲洗液中找到恶性细胞。

（2）子宫内膜检查：黏膜下子宫肌瘤、子宫内膜癌、宫体癌、宫颈癌均可出现阴道排液增多的症状，因此宫腔探查及全面的分段诊刮很必要。若宫腔探查未发现异常，颈管及子宫内膜病理检查阴性，则应想到输卵管癌的可能。若内膜检查发现癌灶，虽然首先考虑子宫内膜癌，但亦不能排除输卵管癌向宫腔转移的可能。

（3）宫腔镜及腹腔镜检查：通过宫腔镜检查，可观察子宫内膜情况的同时，还可以看到输卵管开口，并吸取液体做脱落细胞学检查；通过腹腔镜检查可直接观察输卵管及卵巢情况，对可疑的病例，可通过腹腔镜检查以明确诊断，早期输卵管癌可见到输卵管增粗，如癌灶已穿破输卵管管壁或已转移至周围脏器，并伴有粘连，则不易与卵巢癌鉴别。

（4）B型超声检查及CT扫描：B型超声检查是常用的辅助诊断方法，B型超声及CT扫描均可确定肿块的部位、大小、形状和有无腹水，并了解盆腔其他脏器及腹膜后淋巴结有无转移的情况。

（5）血清CA125测定：到目前为止，CA125是输卵管癌仅有的较有意义的肿瘤标志物，CA125可作为诊断和随诊原发性输卵管癌的指标。亦有报道CA125结果阳性的病例术后临床分期均为Ⅲ、Ⅳ期，术后一周检查CA125值明显降低，甚至达正常范围，提示CA125可能对中、晚期输卵管癌术后监测有参考意义，并对预后判断有指导意义。

（6）子宫输卵管碘油造影：对输卵管恶性肿瘤的诊断有一定的价值，但有引起癌细胞扩散的危险，也难以区分输卵管肿瘤、积水、炎症，故一般不宜采用。

4. 鉴别诊断　具体如下。

（1）继发性输卵管癌：要点有以下三点：①原发性输卵管癌的病灶，大部分存在于输卵管的黏膜层，继发性输卵管癌的黏膜上皮基本完整而病灶主要在间质内；②原发性输卵管癌大多数都能看出乳头状结构，肌层癌灶多为散在病灶；③原发性输卵管癌的早期癌变处可找到正常上皮到癌变的过渡形态。

（2）附件炎性肿块：输卵管积水或输卵管卵巢囊肿都可表现为活动受限的附件囊性包块，在盆腔检查时很难与原发性输卵管癌区分并且两者均有不孕史，如患者年龄偏大，且有阴道排液，则应要考虑输卵管癌，并进一步作各项辅助检查，以协助诊断。

（3）卵巢肿瘤：无输卵管癌的典型症状，输卵管癌多表现为阴道排液，而卵巢癌常为不规则阴道流血。盆腔检查时，卵巢良性肿瘤一般可活动，而输卵管癌的肿块多固定；卵巢癌表面常有结节感，若伴有腹水者多考虑卵巢癌，还可辅以 B 型超声及 CT 等检查以协助鉴别。

（4）子宫内膜癌：多以不规则阴道流血为主诉，可因有阴道排液而与输卵管恶性肿瘤相混淆。通过诊刮病理以鉴别。

（四）治疗

输卵管癌的治疗原则应与卵巢癌一致，即进行手术分期、肿瘤细胞减灭术、术后辅助治疗等。至于早期患者是否应行淋巴结清扫术，现仍有争议。输卵管癌的治疗以手术治疗为主，化学治疗等为辅的原则，应强调首次治疗的彻底性。

1. 手术治疗　彻底的手术切除是输卵管癌最根本的治疗方法。手术原则应同于上皮性卵巢癌。早期患者行全面的分期手术，包括全子宫、双侧附件、大网膜切除和腹膜后淋巴结清扫；晚期病例行肿瘤细胞减灭术，手术时应该尽可能切净原发病灶及其转移病灶。由于输卵管癌的播散方式与卵巢癌相同，即盆腹腔的局部蔓延和淋巴结转移。输卵管癌的双侧发生率为 17% ~ 26%，子宫及卵巢转移常见，盆腹膜转移率高，故手术应该采用正中切口，进行以下操作：仔细评估整个盆、腹腔，全面了解肿瘤的范围；全子宫切除，两侧输卵管卵巢切除；盆腔、腹主动脉旁淋巴结取样；横结肠下大网膜切除；腹腔冲洗；任何可疑部位活检，包括腹腔和盆腔腹膜。

（1）早期输卵管癌的处理

①原位癌的处理：患者手术治疗如前所述范围切除肿瘤。输卵管原位癌手术切除后不提倡辅助治疗。

②FIGO Ⅰ期、FIGO Ⅱ期的处理：此期患者应该进行手术分期。若最终的组织学诊断为腺癌原位癌或Ⅰ期，分化Ⅰ级，手术后不必辅助化疗。其他患者，应该考虑以铂为基础的化疗。偶然发现的输卵管癌（例如，患者术前诊断为良性疾病，术后组织学诊断含有恶性成分）应该再次手术分期，若有残留病灶，要尽可能行细胞减灭术，患者应该接受以铂类为基础的化疗。

（2）晚期输卵管癌的处理

①FIGO Ⅲ期的处理：除非另有论述，所有输卵管癌都指腺癌，和卵巢癌类似，应该采用以铂类为基础的化疗。患者接受减灭术后应该行以铂类为基础的化疗。若患者初次诊断时因为医学禁忌证而未行理想的减灭术，应该接受以铂为基础的化疗，然后再重新评估。化疗 3 个周期以后，再次评估时可以考虑二次探查，如有残留病灶，应该行二次细胞减灭术。然而，这种治疗未经任何前瞻性研究证实。

②FIGO Ⅳ期的处理：患者若有远处转移，必须有原发病灶的组织学证据。手术时应尽可能切出肿瘤病灶，如果有胸膜渗出的症状，术前要抽胸水。患者如果情况足够好，像卵巢癌那样，应该接受以铂类为基础的化疗。其他患者情况不能耐受化疗，应该对症治疗。

（3）保留生育功能的手术：少数情况下，患者年轻、希望保留生育功能，只有在分期为原位癌的情况下，经过仔细评估和充分讨论，可以考虑保守性手术。然而，如果双侧输卵管受累的可能性很大，则不提倡保守性手术。确诊的癌症，不考虑保守手术。

2. 化学治疗　化疗应与手术治疗紧密配合，是主要的术后辅助治疗，输卵管癌的化学治疗与卵巢癌相似。紫杉醇和铂类联合化疗在卵巢癌的成功应用现在也用于输卵管癌的化疗。很多回顾性分析提示，对于相同的组织学类型，这个方案的疗效优于烷化剂和铂类的联合。因此，目前紫杉醇和铂类联合的化疗方案是治疗输卵管癌的一线用药。

3. 内分泌治疗　由于输卵管上皮源予副中肾管，对卵巢激素有反应，所以可用激素药物治疗。若输卵管癌肿瘤中含有雌、孕激素受体，可应用抗雌激素药物如他莫昔芬及长期避孕激素如己酸孕酮、甲羟孕酮等治疗。但目前对激素的治疗作用还没得到充分的肯定。

4. 放射治疗　放疗仅作为输卵管癌的综合治疗的一种手段，一般以体外放射为主。对术时腹水内找到癌细胞者，可在腹腔内注入 32p。对于Ⅱ、Ⅲ期手术无肉眼残留病灶，腹水或腹腔冲洗液细胞学阴性，淋巴结无转移者，术后可辅以全腹加盆腔放疗或腹腔内同位素治疗。对不能切除的肿瘤患者，放疗可使癌块缩小，粘连松动，以便争取获得再次手术机会，但残留病灶者效果不及术后辅助化疗。盆腔照射量不应低于 5 000 ~ 6 000cGy/4 ~ 6 周；全腹照射剂量不超过 3 000cGy/5 ~ 6 周。有学者认为在外照射后再应用放射性胶体 32p 则效果更好。在放疗后可应用化疗维持。

5. 复发的治疗　在综合治疗后的随诊过程中，如出现局部盆腔复发或原有未切除的残留癌灶经化疗后可考虑第二次手术。

（五）预后

原发性输卵管癌预后差，但随着对输卵管癌的认识、诊断及治疗措施的提高和改进，其 5 年生存率明显提高。因此对晚期的患者术后积极地放、化疗，虽不能根除癌瘤，但能延长生存期。输卵管癌的预后更多地取决于期别，因此分期和区分肿瘤是原发性抑或转移性更为重要。转移性输卵管癌远远多于原发性输卵管癌。

影响预后的因素：

1. 临床分期　是重要的影响因素，期别愈晚期预后愈差。随期别的提高生存率逐渐下降。Peter 等研究了 115 例输卵管癌患者，发现管壁浸润越深，预后越差，术后残留病灶大者预后差。

2. 初次术后残存瘤的大小　也是影响预后的重要因素。Eddy 分析了 38 例输卵管癌病理，初次手术后未经顺铂治疗的患者中，肉眼无瘤者的 5 年生存率为 29%，残存瘤大于或等于 2cm 者仅为 7%。初次手术后用顺铂治疗的病例，肉眼无瘤者的 5 年生存率为 83%，残存瘤大于或等于 2cm 者的为 29%。

3. 输卵管浸润深度　肿瘤仅侵犯黏膜层者预后好，相反穿透浆膜层则预后差。

4. 辅助治疗　是否接受辅助治疗对其生存率的影响有显著性差别，接受了以顺铂为主的化疗患者其生存时间明显高于没有接受化疗者。

5. 病理分级　关于肿瘤病理分期对预后的影响尚有争议，近年来多数研究报道病理分期与预后无明显关系，其对预后的影响不如临床分期及其他重要。

（六）随访

目前还没有证据表明密切监护对于改善输卵管癌无症状患者的预后、提高生活质量有积极意义。然而，对于治疗后长期无瘤生存患者复发时早期诊断被认为可以提供最好的预后。随访的目的：①观察患者对治疗后的近期反应；②及早认识，妥善处理治疗相关的并发症，包括心理紊乱；③早期发现持续存在的病灶或者疾病的复发；④收集有关治疗效果的资料；⑤对早期患者，提供乳腺癌筛查的机会；保守性手术的患者，提供筛查宫颈癌的机会。

总的来说，随访的第一年，每 3 个月复查一次；随访间隔逐渐延长，到 5 年后每 4 ~ 6 个月复查一次。每次随访内容：详细复习病史，仔细体格检查（包括乳房、盆腔和直肠检查）排除任何复发的征象。虽然文献中 CA125 对预后的影响仍不清楚，但仍应定期检查血 CA125，特别是初次诊断发现 CA125 升高的患者。影像学检查例如盆腔超声检查、CT、MRI 应当只在有临床发现或者肿瘤标记物升高提示肿瘤复发时才进行检查。所有宫颈完整患者要定期行涂片检查。所有 40 岁以上或有强的乳腺癌家族史的年轻患者，每年都要行乳房扫描。

二、其他输卵管恶性肿瘤

（一）原发性输卵管绒毛膜癌（primary tubal choriocarcinoma）

本病极为罕见，多数发生于妊娠后妇女，和体外受精（IVF）有关，临床表现不典型，故易误诊。输卵管绒毛膜癌大多数来源于输卵管妊娠的滋养叶细胞，少数来源于异位的胚胎残余或具有形成恶性畸胎瘤潜能的未分化胚细胞。来源于前者的绒癌发生于生育期，临床症状同异位妊娠或伴有腹腔内出血，常误诊为输卵管异位妊娠而手术；来源于后者的绒癌，多数在 7 ~ 14 岁发病，可出现性早熟症状，由于滋养叶细胞有较强的侵袭性，能迅速破坏输卵管壁，在早期就侵入淋巴及血管而发生广泛转移至肺脏、肝脏、骨及阴道等处。肿瘤在输卵管表面呈暗红色或紫红色，切面见充血、水肿、管腔扩张，腔内充满坏死组织及血块。镜下见细胞滋养层细胞及合体滋养层细胞大量增生，不形成绒毛。诊断主要依据临床症状及体征，结合血、尿内绒毛膜促性腺激素（HCG）的测定，X线胸片等检查，但最终确诊有待病理结果。本病应与以下疾病鉴别：

1. 子宫内膜癌　可出现阴道排液，但主要临床症状为不规则阴道流血，诊刮病理可鉴别。

2. 附件炎性包块　有不孕或盆腔包块史，妇检可在附件区触及活动受限囊性包块。

3. 异位妊娠　两者均有子宫正常，子宫外部规则包块，均可发生大出血，但宫外孕患者HCG滴度增高程度低于输卵管绒癌，病理有助确诊。治疗同子宫绒毛膜癌。可以治愈。先采用手术治疗，然后根据预后因素采用化疗。如果肿瘤范围局限，希望保留生育功能者可以考虑保守性手术，如输卵管绒毛膜癌来源于输卵管妊娠的滋养叶细胞，其生存率约50%，如来源于生殖细胞，预后很差。

（二）原发性输卵管肉瘤（primary sarcoma of fallopian tube）

罕见，其与原发性输卵管腺癌之比为1：25。迄今文献报道不到50例。主要为纤维肉瘤和平滑肌肉瘤。肿瘤表面常呈多结节状，可见充满弥散性新生物，质软，大小不等的包块。本病可发生在任何年龄妇女，临床症状同输卵管癌，主要为阴道排液，呈浆液性或血性，继发感染时排出液呈脓性。部分患者亦以腹胀、腹痛或下腹部包块为症状。由于肉瘤生长迅速常伴有全身乏力，消瘦等恶病质症状。此病需与以下疾病相鉴别：

1. 附件炎性包块　均可表现腹痛、白带多及下腹包块，但前者有盆腔炎症病史，抗感染治疗有效。

2. 子宫内膜癌　有阴道排液的患者需要与子宫内膜癌鉴别，分段诊刮病理可确诊。

3. 卵巢肿瘤多无临床症状，伴有腹水，B型超声可协助诊断。治疗参考子宫肉瘤治疗方案，以手术为主，再辅以化疗或放疗，预后差。

（三）输卵管未成熟畸胎瘤（immature teratoma of fallopian tube）

极少见。可是本病却可以发生在有生育要求的年轻女性，虽然治愈率高，但进展较快，因此早期诊断早期治疗十分重要，输卵管未成熟畸胎瘤预后较差。虽然直接决定患者的预后因素是临床分期，但肿瘤组织分化程度、幼稚成分的多少和预后有密切关系。治疗采用手术治疗，然后根据相关预后因素采用化疗。如果要保留生育功能，任何期别的患者均可以行保守性手术。化疗方案采用卵巢生殖细胞肿瘤的化疗方案。

（四）转移性输卵管癌（metastatic carcinoma of fallopian tube）

较多见，约占输卵管恶性肿瘤的80%~90%。其主要来自卵巢癌、子宫体癌、子宫颈癌，远处如直肠癌、胃癌及乳腺癌亦可转移至输卵管。临床表现因原发癌的不同而有差异。镜下其病理组织形态与原发癌相同。其诊断标准如下：

（1）癌灶主要在输卵管浆膜层，肌层、黏膜层正常或显示慢性炎症。若输卵管黏膜受累，其表面上皮仍完整。

（2）癌组织形态与原发癌相似，最多见为卵巢癌、宫体癌和胃肠癌等。

（3）输卵管肌层和系膜淋巴管内一般有癌组织存在，而输卵管内膜淋巴管很少有癌细胞存在。治疗按原发癌已转移的原则处理。

第九章

分娩期并发症

第一节 羊水栓塞

一、概述

羊水栓塞（amniotic fluid embolism）又称产科栓塞，是指在分娩过程中羊水突然进入母体血液循环引起急性肺栓塞、过敏性休克、弥散性血管内凝血（DIC）、肾衰竭或猝死的严重分娩并发症。羊水栓塞的发病率为4/10万～6/10万。发生于足月妊娠时，产妇死亡率高达80%以上；也可发生于妊娠早、中期流产，病情较轻，死亡少见。羊水栓塞是由于污染羊水中的有形物质（胎儿毳毛、角化上皮、胎脂、胎粪）和促凝物质（具有凝血活酶的作用）进入母体血液循环引起。羊膜腔内压力增高（子宫收缩过强或强直性子宫收缩）、胎膜破裂（其中2/3为人工破膜，1/3为自然破膜）和宫颈或宫体损伤处有开放的静脉或血窦是导致羊水栓塞发生的基本条件。高龄初产妇和多产妇（较易发生子宫损伤）、自发或人为的过强宫缩、急产、胎膜早破、前置胎盘、胎盘早剥、子宫不完全破裂、剖宫产术、孕中期钳刮术、羊膜腔穿刺形成胎膜后血肿（分娩时此处胎膜撕裂）、巨大胎儿（易发生难产、滞产、胎儿宫内窒息致羊水混浊）、死胎不下（胎膜强度减弱而渗透性显著增加）等，均可诱发羊水栓塞的发生。近年研究认为，羊水栓塞主要是过敏反应，是羊水进入母体循环后，引起母体对胎儿抗原产生的一系列过敏反应，故建议命名为"妊娠过敏反应综合征"。

二、诊断

羊水栓塞起病急骤、来势凶险是其特点，多发生于分娩过程中，尤其是胎儿娩出前后的短时间内。羊水栓塞的诊断应根据临床表现和辅助检查结果做出判断。

典型临床经过分为三阶段。

1. 呼吸循环衰竭和休克　在分娩过程中，尤其是刚破膜不久，产妇突感寒战，出现呛咳、气急、烦躁不安、恶心、呕吐，继而出现呼吸困难、发绀、抽搐、昏迷；脉搏细数、血压急剧下降；听诊心率加快、肺底部湿啰音。病情严重者，产妇仅在惊叫一声或打一个哈欠后，血压迅速下降，于数分钟内死亡。

2. DIC引起的出血　患者度过呼吸循环衰竭和休克，进入凝血功能障碍阶段，表现为难以控制的大量阴道流血、切口渗血、全身皮肤黏膜出血、血尿以及消化道大出血。产妇可死于出血性休克。

3. 急性肾衰竭　后期存活的患者出现少尿（或无尿）和尿毒症表现。主要为循环功能衰竭引起的肾缺血及 DIC 前期形成的血栓堵塞肾内小血管，引起缺血、缺氧，导致肾脏器质性损害。羊水栓塞临床表现的三阶段通常按顺序出现，有时也可不完全出现，或出现的症状不典型，如钳刮术中发生羊水栓塞仅表现为一过性呼吸急促、胸闷后出现阴道大量流血。因此，胎膜破裂后、胎儿娩出后或手术中产妇突然出现寒战、呛咳、气急、烦躁不安、尖叫、呼吸困难、发绀、抽搐、出血、不明原因休克等临床表现，应考虑为羊水栓塞。立即进行抢救。为确诊做如下检查。

1. 血涂片查找羊水有形物质　采集下腔静脉血，离心沉淀后，取上层羊水碎屑涂片，染色，显微镜下检查，找到鳞状上皮细胞、黏液、毳毛等，或做特殊脂肪染色，见到胎脂类脂肪球即可确定羊水栓塞之诊断。

2. 床旁胸部 X 线摄片　90% 以上的患者可出现肺部 X 线异常改变，胸片见双肺弥散性点片状浸润影，沿肺门周围分布，可伴有肺部不张、右侧心影扩大，伴上腔静脉及奇静脉增宽。

3. 床旁心电图或心脏彩色多普勒超声检查　提示有心房、右心室扩大，S–T 段下降。

4. 凝血检查　凝血功能障碍及有关纤溶活性增高的检查。

5. 肺动脉造影　是诊断肺动脉栓塞最正确、最可靠的方法，其阳性率达 85% ~ 90%，并且可确定栓塞的部位及范围。X 线征象：肺动脉内充盈缺损或血管中断，局限性肺叶、肺段血管纹理减少可呈剪枝征象。肺动脉造影同时还可以测量肺动脉楔状压、肺动脉压及心输出量，以提示有无右心衰竭。若患者死亡应行尸检。可见肺水肿、肺泡出血；心内血液查到羊水有形物质；肺小动脉或毛细血管有羊水有形成分栓塞；子宫或阔韧带血管内查到羊水有形物质。

三、治疗纵观

羊水进入母体血液循环后，通过阻塞肺小血管，引起变态反应并导致凝血机制异常，使机体发生一系列病理生理变化。因此，羊水栓塞患者主要死于呼吸循环衰竭，其次是难以控制的凝血功能障碍，因此应围绕以上两个关键问题展开积极而有效治疗。

（一）纠正呼吸循环衰竭

羊水内有形物质，如胎儿毳毛、胎脂、胎粪、角化上皮细胞等直接形成栓子，经肺动脉进入肺循环，阻塞小血管并刺激血小板和肺间质细胞释放白三烯、PGF2α 和 5- 羟色胺使肺小血管痉挛；同时羊水有形物质激活凝血过程，使肺毛细血管内形成弥散性血栓，进一步阻塞肺小血管。肺小血管阻塞反射性引起迷走神经兴奋，引起支气管痉挛和支气管分泌物增加，使肺通气、换气量减少，肺小血管阻塞引起肺动脉压升高，导致急性右心衰竭，继而呼吸循环功能衰竭、休克、甚至死亡。因此，遇有呼吸困难或青紫者，立即正压给氧，改善肺泡毛细血管缺氧状态，预防肺水肿以减轻心肌负担。昏迷者，可行气管插管或气管切开，通过人工呼吸，保证氧气的有效供应。同时，应用盐酸罂粟碱、阿托品、氨茶碱等解痉药物，以减轻迷走神经反射引起的肺血管及支气管痉挛，缓解肺动脉高压。为保护心肌及预防心力衰竭，除用冠状动脉扩张剂外，应及早使用强心剂。

（二）抗过敏性休克

羊水有形物质成为致敏原作用于母体，引起 I 型变态反应，导致过敏性休克。多在羊水栓塞后立即出现血压骤降甚至消失，休克后方有心肺功能衰竭表现。故应及早使用大剂量抗过敏药物，解除痉挛，改进及稳定溶酶体，保护细胞。并可根据病情重复使用。纠正休克除补足血容量外，应用升压药物多巴胺和间羟胺，增加心肌收缩及心输出量，使血压上升，同时扩张血管，增加血流量，尤其是肾血流量，此为治疗低血容量休克伴有。肾功能不全、心排量降低患者的首选药物（血容量补足基础上使用）。抗休克的原则为维持动脉收缩压 > 90mmHg，动脉血氧饱和度 >90%，动脉血氧分压 >60mmHg，尿量 ≥ 25mL/h，预防肺水肿和急性呼吸窘迫综合征（ARDS）。抗休克同时纠正酸中毒，有利于纠正休克及电解质紊乱。另外，尽快行中心静脉压测定，以了解血容量的情况，调整液体输入量，同时可抽血监测有关 DIC 的化验诊断指标，以及了解有无羊水有形成分。一般以颈内静脉下端穿刺插管较好。

（三）防治弥散性血管内凝血（DIC）

妊娠时母血呈高凝状态，羊水中含多量促凝物质，进入母血后易在血管内产生大量的微血栓，消耗大量凝血因子及纤维蛋白原，发生 DIC 时，由于大量凝血物质消耗和纤溶系统激活，产妇血液系统由高凝状态迅速转变为纤溶亢进，血液不凝固，极易发生严重产后出血及失血性休克。改善微循环的灌流量是防治 DIC 的先决条件。适当补充复方乳酸钠液、全血和中分子右旋糖酐液（低分子右旋糖酐虽然扩容疏通微循环效果好，但有诱发出血倾向），增加血容量，解除小动脉痉挛，降低血液黏稠度，促使凝聚的血小板、红细胞疏散。肝素是常用而有效的抗凝剂，但对已形成的微血栓无效。国内外一致主张，羊水栓塞患者尽快应用肝素，于症状发作后 10 分钟内应用效果最好。并经文献统计，羊水栓塞 DIC 及时应用肝素增高存活率。另外，在消耗性低凝血期补充凝血因子，如输新鲜血和新鲜冰冻血浆、纤维蛋白原（当 DIC 出血不止，纤维蛋白原下降至 1.25 ~ 1g/L 时）、血小板（血小板降至 $50 \times 10^9/L$，出血明显加剧时）等，除补充血容量，还能补充 DIC 时消耗的多种凝血因子。并可在肝素化的基础上使用抗纤溶药物。

（四）防治急性肾衰竭

由于休克和 DIC，肾血液灌注量减少，肾脏微血管缺血，导致急性肾小管坏死，出现肾功能障碍和衰竭。羊水栓塞的患者经过积极抢救，度过肺动脉高压、右心衰竭、凝血功能障碍等危险期后，常会进入肾衰少尿期。如休克期后血压已上升、血容量已补足，尿量仍少于 400mL/d 或 30mL/h，应使用利尿剂。若用药后尿量仍不增加，表示肾功能不全或衰竭，应按肾衰治疗原则处理，及早行血液透析。羊水栓塞患者往往出现尿毒症，故在一开始抢救过程中就应随时记录尿量，为后阶段治疗提供依据，争取最后抢救成功。

羊水栓塞患者，原则上应先改善母体呼吸循环功能，纠正凝血功能障碍。待病情稳定后，立即终止妊娠。否则，病因不除，病情仍有恶化可能。另外，羊水栓塞患者，由于休克、出血、组织缺氧等，使患者机体免疫力迅速下降，同时存在一定感染因素，故应正确使用抗生素（对肾功能无影响的药物，如青霉素、头孢霉素类等），以预防肺部以及宫腔感染。

四、治疗方案

一旦出现羊水栓塞的临床表现，应立刻抢救。抗过敏、纠正呼吸循环功能衰竭和改善低氧血症、抗休克、防止 DIC 和肾衰竭发生。

（一）抗过敏，解除肺动脉高压，改善低氧血症

1. 供氧　保持呼吸道通畅，立即行面罩给氧，或气管插管正压给氧，必要时行气管切开；保证供氧以改善肺泡毛细血管缺氧状况，预防及减轻肺水肿；改善心、脑、肾等重要脏器的缺氧状况。

2. 抗过敏　在改善缺氧同时，尽快给予大剂量肾上腺糖皮质激素抗过敏、解痉，稳定溶酶体，保护细胞。氢化可的松 100 ~ 200mg 加于 5% ~ 10% 葡萄糖液 50 ~ 100mL 快速静脉滴注，再用 300 ~ 800mg 加于 5% 葡萄糖液 250 ~ 500mL 静脉滴注，日量可达 500 ~ 1 000mg；或地塞米松 20mg 加于 25% 葡萄糖液静脉推注后，再加 20mg 于 5% ~ 10% 葡萄糖液中静脉滴注。

3. 缓解肺动脉高压　解痉药物能改善肺血流灌注，预防右心衰竭所致的呼吸循环衰竭。①盐酸罂粟碱：为首选药物，30 ~ 90mg 加于 10% ~ 25% 葡萄糖液 20mL 缓慢静脉推注，日量不超过 300mg。可松弛平滑肌，扩张冠状动脉、肺和脑小动脉，降低小血管阻力，与阿托品同时应用效果更佳。②阿托品：1mg 加于 10% ~ 25% 葡萄糖液 10mL，每 15 ~ 30 分钟静脉推注 1 次，直至面色潮红、症状缓解为止。阿托品能阻断迷走神经反射所致的肺血管和支气管痉挛。心率 >120 次 /min 慎用。③氨茶碱：250mg 加于 25% 葡萄糖液 20mL 缓慢推注。可松弛支气管平滑肌，解除肺血管痉挛，降低静脉压，减轻右心负荷，兴奋心肌，增加心搏出量。一般应用在肺动脉高压，心力衰竭、心率快以及支气管痉挛时。必要时可每 24 小时重复使用 1 ~ 2 次。④酚妥拉明（phentolamine）：5 ~ 10mg 加于 10% 葡萄糖液 100mL 中，以 0.3mg/min 速度静脉滴注。为 α - 肾上腺素能抑制剂，能解除肺血管痉挛，降低肺动脉阻力，消除肺动脉高压。

（二）抗休克

1. 补充血容量　扩容常用低分子右旋糖酐 -40 500mL 静脉滴注，日量不超过 1 000mL；并应补充新鲜血液和血浆。抢救过程中应测定中心静脉压（central venous pressure，CVP），了解心脏负荷状况、指

导输液量及速度，并可抽取血液检查羊水有形成分。

2. 升压药物　多巴胺 10～20mg 加于 10% 葡萄糖液 250mL 静脉滴注；间羟胺 20～80mg 加于 5% 葡萄糖液静脉滴注，根据血压调整速度，通常滴速为 20～30 滴 /min。

3. 纠正酸中毒　应作血氧分析及血清电解质测定。发现有酸中毒时，用 5% 碳酸氢钠液 250mL 静脉滴注，并及时纠正电解质紊乱。

4. 纠正心衰　常用毛花苷 C 0.2～0.4mg 加于 10% 葡萄糖液 20mL 静脉缓注；或毒毛花苷 K 0.125～0.25mg 同法静脉缓注，必要时 4～6 小时重复用药。也可用辅酶 A、三磷腺苷（ATP）和细胞色素 C 等营养心肌药物。

（三）防治 DIC

1. 肝素　羊水栓塞初期血液呈高凝状态时短期内使用。肝素 25～50mg（1mg =125U）加于 0.9% 氯化钠注射液或 5% 葡萄糖液 100mL 静脉滴注 1 小时；4～6 小时后再将 50mg 加于 5% 葡萄糖液 250mL 缓慢滴注。用药过程中应将凝血时间控制在 20～25 分钟。肝素 24 小时总量可达 100～200mg。肝素过量（凝血时间超过 30 分钟）有出血倾向（伤口渗血，产后出血，血肿或颅内出血）时，可用鱼精蛋白对抗，1mg 鱼精蛋向对抗肝素 100U。

2. 补充凝血因子　应及时输新鲜血或血浆、纤维蛋白原等。

3. 抗纤溶药物　纤溶亢进时，用氨基己酸（4～6g）、氨甲苯酸（0.1～0.3g）、氨甲环酸（0.5～1.0g）加于 0.9% 氯化钠注射液或 5% 葡萄糖液 100mL 静脉滴注，抑制纤溶激活酶，使纤溶酶原不被激活，从而抑制纤维蛋白的溶解。补充纤维蛋白原 2～4g/ 次，使血纤维蛋白原浓度达 1.5g/L 为好。

（四）预防肾衰竭

羊水栓塞发病第三阶段为肾衰竭阶段，注意尿量。当血容量补足后，若仍少尿应选用呋塞米 20～40mg 静脉注射，或 20% 甘露醇 250mL 快速静脉滴注（10mL/min），依他尼酸钠 50～100mg 静脉滴注，扩张肾小球动脉（有心衰时慎用）预防肾衰，并应检测血电解质。

（五）预防感染

应选用肾毒性小的广谱抗生素预防感染。

（六）产科处理

（1）若在第一产程发病，产妇血压脉搏控制平稳后，胎儿不能立即娩出，则应行剖宫产术终止妊娠去除病因。

（2）若在第二产程发病，则可及时产钳助产娩出胎儿。

（3）若产后出现大量子宫出血，经积极处理仍不能止血者，应在输新鲜血及应用止血药物前提下行子宫切除术。手术本身虽可加重休克，但切除子宫后，可减少胎盘剥离面开放的血窦出血，且可阻断羊水及其有形物质进入母体血液循环，控制病情继续恶化，对抢救与治疗患者来说均为有利措施。

（4）关于子宫收缩制剂的应用：羊水栓塞产妇处于休克状态下，肌肉松弛，对药物反应性差。无论缩宫素还是麦角新碱等宫缩制剂的使用都会收效甚微，而且还可能将子宫开放血窦中的羊水及其有形物质再次挤入母体血液循环，从而加重病情。因此，应针对患者具体情况及用药反应程度，权衡利弊，果断决定是否应用子宫收缩制剂。切勿因拖延观察时间而耽误有利的抢救时机。

第二节　子宫破裂

一、疾病概述

子宫破裂（rupture of uterus）是指在分娩期或妊娠晚期子宫体部或子宫下段发生破裂。若未及时诊治可导致胎儿及产妇死亡，是产科的严重并发症。国外报道其发生率为 0.005%～0.08%。梗阻性难产是引起子宫破裂最常见的原因。骨盆狭窄、头盆不称、软产道阻塞（发育畸形、瘢痕或肿瘤所致）、胎位异常（肩先露、额先露）、巨大胎儿、胎儿畸形（脑积水、连体儿）等，均可因胎先露下降受阻，为克服阻力子宫强烈收缩，使子宫下段过分伸展变薄发生子宫破裂。其次，剖宫产或子宫肌瘤剔除术后的瘢痕子宫，于妊娠晚期或分娩期宫腔内压力增高可使瘢痕破裂，前次手术后伴感染及切口愈合不良者再次妊娠，发生子宫破裂的危险性更大。另外，子宫收缩药物使用不当，尤其用于高龄、多产、子宫畸形或发育不良、有多次刮宫及宫腔严重感染史等的孕妇，更易发生子宫破裂；宫颈口未开全时行产钳或臀牵引术，暴力可造成宫颈及子宫下段撕裂伤；有时毁胎术、穿颅术可因器械、胎儿骨片损伤子宫导致破裂；肩先露无麻醉下行内转胎位术或强行剥离植入性胎盘或严重粘连胎盘，均可引起子宫破裂。子宫破裂按发生原因，分为自然破裂及损伤性破裂；按其破裂部位，分为子宫体部破裂和子宫下段破裂；按其破裂程度，分为完全性破裂和不完全性破裂。

二、诊断

子宫破裂多发生于分娩期，通常是个渐进发展的过程，多数可分为先兆子宫破裂和子宫破裂两个阶段。

（一）先兆子宫破裂

常见于产程长、有梗阻性难产因素的产妇。表现为：①子宫呈强直性或痉挛性过强收缩，产妇烦躁不安、呼吸、心率加快，下腹剧痛难忍，出现少量阴道流血。②因胎先露部下降受阻，子宫收缩过强，子宫体部肌肉增厚变短，子宫下段肌肉变薄拉长，在两者间形成环状凹陷，称为病理缩复环（pathologic retraction ring）。可见该环逐渐上升达脐平或脐上，压痛明显。③膀胱受压充血，出现排尿困难及血尿。④因宫缩过强、过频，胎儿触诊不清，胎心率加快或减慢或听不清。子宫病理缩复环形成、下腹部压痛、胎心率异常和血尿，是先兆子宫破裂四大主要表现。

（二）子宫破裂

1. 不完全性子宫破裂　子宫肌层部分或全层破裂，但浆膜层完整，宫腔与腹腔不相通，胎儿及其附属物仍在宫腔内，称为不完全性子宫破裂。多见于子宫下段剖宫产切口瘢痕破裂，常缺乏先兆破裂症状，仅在不全破裂处有明显压痛、腹痛等症状，体征也不明显。若破裂口累及两侧子宫血管可导致急性大出血或形成阔韧带内血肿，查体可在子宫一侧扪及逐渐增大且有压痛的包块，多有胎心率异常。

2. 完全性子宫破裂　子宫肌壁全层破裂，宫腔与腹腔相通，称为完全性子宫破裂。继先兆子宫破裂症状后，产妇突感下腹撕裂样剧痛，子宫收缩骤然停止。腹痛稍缓和后，因羊水、血液进入腹腔，又出现全腹持续性疼痛，伴有面色苍白、呼吸急促、脉搏细数、血压下降等休克征象。破裂口出血流入腹腔出现内出血。全腹压痛、反跳痛，腹壁下可清楚扪及胎体，子宫位于侧方，胎心胎动消失。阴道检查：阴道有鲜血流出，胎先露部升高，开大的宫颈口缩小，部分产妇可扪及宫颈及子宫下段裂口。子宫体部瘢痕破裂多为完全性子宫破裂，多无先兆破裂典型症状。

根据以上典型子宫破裂病史、症状、体征，容易诊断。子宫切口瘢痕破裂，症状体征不明显，诊断有一定困难。根据前次剖宫产手术史、子宫下段压痛、胎心改变、阴道流血，检查胎先露部上升，宫颈口缩小，或触及子宫下段破口等均可确诊。B型超声检查能协助确定破口部位及胎儿与子宫的关系。

但也有例外，有些病例可以毫无症状及临床体征。某些患者子宫破裂则因胎儿填塞裂口，压迫致出血不多，则无临床症状，在开腹手术时才获得诊断。值得一提的是，还有一类毫无临床症状的妊娠期子宫破裂，多发生在剖宫产术后瘢痕子宫妊娠者，称为妊娠期子宫"静止"破裂。临床表现为"开窗式"，尤其当破口未波及血管时，无明显症状和体征。分娩者多在宫缩当时发生，可用超声波诊断。另外，临床上，子宫破裂常需与以下疾病相鉴别。

1. 胎盘早剥　起病急、剧烈腹痛、胎心变化、内出血休克等表现，可与先兆子宫破裂混淆。但常有妊娠期高血压疾病史或外伤史，子宫呈板状硬，无病理缩复环，胎位不清；B型超声检查常有胎盘后血肿。

2. 难产并发腹腔感染　有产程长、多次阴道检查史，腹痛及腹膜炎体征，容易与子宫破裂混淆；阴道检查胎先露部无上升、宫颈口无回缩；查体及B型超声检查，发现胎儿位于宫腔内、子宫无缩小；患者常有体温升高和血白细胞计数增多。

三、治疗纵观

子宫破裂多发生于子宫曾经手术或有过损伤的产妇以及难产、高龄多产妇。治疗应根据破裂的不同原因，采取相应的抢救措施。

（一）瘢痕子宫破裂

以往行剖宫产术、子宫穿孔后子宫修补术、肌瘤剔除术切口接近或达到内膜层，留下薄弱部分，或曾发生过妊娠子宫破裂者，若原瘢痕愈合不良，伴随妊娠月份增加，子宫逐渐增大，尤其到妊娠晚期或分娩期，子宫张力更大，承受不了子宫内压力增加，瘢痕裂开，自发破裂。此时，应在积极抢救休克，预防感染同时，行裂口缝合术。如产妇已有活婴，应同时行双侧输卵管结扎术。子宫体部肌层较厚，对于曾行剖宫产术、子宫穿孔后修补术或妊娠子宫破裂者，术后子宫复旧时出现收缩，切口的对合和愈合均不如子宫下段创口，故子宫体部切口瘢痕比下段瘢痕容易发生破裂，前者发生率是后者的数倍。且子宫体部瘢痕破裂多为完全破裂而子宫下段瘢痕多为不完全破裂。但无论子宫体或子宫下段瘢痕裂开，处理原则都是一样的。也有报道妊娠晚期瘢痕子宫隐性破裂的病历，患者为瘢痕子宫，孕足月，无产兆，产前B超发现子宫下段异常，考虑有隐性子宫破裂的可能，及时行剖宫产手术，术中见子宫下段原切口瘢痕处有裂口，结果得到证实。产程中的先兆子宫破裂尚可被发现，但妊娠晚期的隐性子宫破裂不易被发现。Gibbs描述子宫破裂的情况有开窗、裂开、破裂3种。临床上极易被忽略的是，子宫瘢痕已逐渐裂开，但因出血少，子宫浆膜尚保持完整，胎儿仍能在宫内存活。这些产妇如果继续妊娠，甚至临产以至阴道试产，不可避免地造成子宫完全破裂，给母婴生命造成严重威胁。子宫隐性破裂的外因是妊娠晚期子宫腔张力逐渐增大，内因可能与以下几点有关：①上次手术切口愈合不良，至妊娠晚期下段形成时，原手术瘢痕限制了子宫下段的形成，造成子宫切口瘢痕裂开。②胎动、羊水流动，造成宫壁的压力不均匀。③妊娠晚期子宫自发性收缩，使手术瘢痕发生解剖学上的病理变化。由于瘢痕子宫隐性破裂诊断十分困难，应对瘢痕子宫妊娠晚期进行常规的B超检查，进行认真的探查子宫瘢痕处。若发现子宫下段厚薄不均，或手术瘢痕处出现缺陷，子宫下段局部失去原有的肌纤维结构，或羊膜囊自菲薄的子宫下段向母体腹部膀胱方向膨出，应考虑先兆子宫破裂的可能。因此，凡有剖宫产史的产妇均应于预产期前2~3周入院，详细了解上次手术、术中、术后情况，并行产前B超检查。结合此次B超检查报告，对伤口愈合情况进行综合判断，决定分娩方式及时间。子宫切口瘢痕愈合好坏是剖宫产后阴道试产的先决条件。

（二）无瘢痕子宫破裂

可分为自然破裂和损伤性破裂。

1. 自然破裂　梗阻性难产为自然破裂最常见和最主要的原因，尤其好发于子宫肌壁有病理性改变，如畸形子宫肌层发育不良，或曾经多次分娩、多次刮宫、甚至子宫穿孔史，以及人工剥离胎盘史等。当出现头盆不称、胎位异常，如忽略性横位、骨盆狭窄、胎儿畸形如脑积水等情况时，胎儿先露下降受阻，造成梗阻性难产。为克服阻力，子宫体部肌层强烈收缩，宫体变厚、缩短；子宫下段肌层则被过度牵拉、变薄，伸展，受阻的胎儿先露随将子宫下段薄弱处撑破。裂口为纵行或斜纵行，多位于前壁右侧，亦可延伸至宫体部和宫颈口、阴道甚至撕裂膀胱。遇此情况，应考虑行子宫全切术，开腹探查时，除注意子宫破裂的部位外，还应仔细检查宫颈、阴道以及膀胱、输尿管，同时行邻近损伤脏器修补术。

2. 损伤性子宫破裂　主要是由于分娩时手术创伤或分娩前子宫收缩剂使用不当引起。不适当和粗暴的实行各种阴道助产术，如臀牵引手术手法粗暴；忽略性横位行内倒转术、断头术、毁胎术等手术操作不慎；人工剥离胎盘；暴力或不妥当的人工加压子宫底助产，促使胎儿娩出同时，致使子宫破裂。宫口未开全时行臀牵引助产或产钳助产，以及困难产钳，均可造成宫颈裂伤，甚至延伸至子宫下段造成子宫破裂。根据损伤情况不同，针对性给予处理：破裂口较大，有感染可能或撕裂不整齐者，考虑行子宫次全切除术；损伤不仅在下段，且自下段延及宫颈口，应行子宫全切术；个别产程长，感染严重的病例，应尽量缩短手术时间，为抢救产妇生命，手术宜尽量简单、迅速，达到止血为目的。是做次全子宫切除术，还是全子宫切除，或者仅行裂口缝合术加双侧输卵管结扎术，需视具体情况而定。同时术前、术后应用大剂量抗生素防治感染。

使用缩宫素引产或催产，适应证为胎位正常，头盆相称。若子宫收缩剂使用不当，如分娩前肌注缩宫素；无适应证，无监护条件下静脉滴注缩宫素；或前列腺素阴道栓剂、麦角制剂等用法用量不正确，均可引发强烈子宫收缩，导致子宫破裂。特别是高龄、多产和子宫本身存在薄弱点者，更容易发生子宫破裂。由于孕妇个体对缩宫素敏感程度不同，有的即便按照原则使用缩宫素，也可能出现强直性宫缩。因此，应采取稀释后静脉滴注缩宫素，同时专人负责观察产程进展情况，随时调整滴速，使产生近乎生理性的有效宫缩。

一旦出现异常宫缩，如宫缩过强、过频、持续时间过长或宫缩强度基线过高等，应立即停止使用缩宫素，或紧急使用宫缩抑制剂舒张子宫。据报道，海索那林（hexoprenaline）等 β 肾上腺素受体激动剂能有效地抑制宫缩，但有显著的不良反应，包括心动过速、心悸、高血压等。阿托西班（atosiban）是新开发的宫缩抑制剂，能与缩宫素竞争性结合子宫平滑肌上缩宫素受体而无缩宫素活性，不良反应轻微。此外，偶见植入性胎盘穿透子宫浆膜层造成子宫破裂。若子宫破裂已发生休克，尽可能就地抢救，以避免因搬运而加重休克与出血。如必须转院，也应在大量输液、抗休克、输血以及腹部包扎后再行转运。2006 年浙江省立同德医院曾报道一例孕中期、前置胎盘伴胎盘植入、导致子宫破裂、出血性休克、DIC、败血症抢救成功案例。其经验概括为：①救治及时，患者从入院到手术仅用了 20 分钟。②及时深静脉置管至关重要，使患者在最短时间内补充血容量，避免了重要脏器的缺血缺氧及再灌注损伤，进而避免了 MODS 的发生。③及时补充血容量及凝血因子，保证了有效血容量的维持，改善了组织细胞的缺血缺氧，并且随着自身凝血功能的代偿，DIC 渐渐得到控制。④相关科室密切配合，使患者得到全方位抢救。

四、治疗方案

（一）先兆子宫破裂

应立即抑制子宫收缩：肌注哌替啶 100mg，或静脉全身麻醉。立即行剖宫产术。

（二）子宫破裂

在输液、输血、吸氧和抢救休克的同时，无论胎儿是否存活均应尽快手术治疗。

1. 子宫破口整齐、距破裂时间短、无明显感染者，或患者全身状况差不能承受大手术，可行破口修补术。子宫破口大、不整齐、有明显感染者，应行子宫次全切除术。破口大、撕伤超过宫颈者，应行子宫全切除术。

2. 手术前、后给予大量广谱抗生素控制感染。

（三）特殊子宫破裂

即妊娠期子宫"静止"破裂。

1. 疑有先兆子宫破裂时，应尽量避免震动，转送前注射吗啡，在腹部两侧放置沙袋，以减少张力，同时有医护人员护送。

2. 在家中或基层发生子宫破裂，应在检查无小肠滑入宫腔内后，谨慎用纱布行宫腔填塞。若技术条件和经验受限，在填塞纱布时，一定要注意不宜盲目实施，可考虑用腹部加压沙袋包裹腹带，适当应用吗啡，边纠正休克边转送。严重休克者应尽可能就地抢救，若必须转院，应输血、输液、包扎腹部后方可转送。发生 DIC 患者，应按 DIC 的抢救措施处理（详见羊水栓塞节）。

（四）预防

究其子宫破裂的潜在根源，基本上都包含有人为因素存在，如瘢痕子宫破裂的手术史，损伤性子宫破裂的手术创伤或分娩前子宫收缩剂使用不当，自然破裂中的多次分娩、刮宫、甚至子宫穿孔史，人工剥离胎盘史等，极少数患者因子宫先天发育不良而引发。因此，规范手术操作和治疗，减少子宫破裂发生隐患。同时，严密观察产程，及时发现和处理可能发生的危险，提高产科质量，绝大多数子宫破裂可以避免发生。

1. 做好计划生育工作　避免多次人工流产，节制生育、减少多产。

2. 做好围生期保健工作　认真做好产前检查，有瘢痕子宫、产道异常等高危因素者，应提前 1～2

周入院待产。

3. 提高产科诊治质量

（1）正确处理产程：严密观察产程进展，警惕并尽早发现先兆子宫破裂征象并及时处理。

（2）严格掌握缩宫剂应用指征：诊为头盆不称、胎儿过大、胎位异常或曾行子宫手术者产前均禁用；应用缩宫素引产时，应有专人守护或监护，按规定稀释为小剂量静脉缓慢滴注，严防发生过强宫缩；应用前列腺素制剂引产应慎重。

（3）正确掌握产科手术助产的指征及操作常规：阴道助产术后应仔细检查宫颈及宫腔，及时发现损伤给予修补。

（4）正确掌握剖宫产指征：包括第1次剖宫产时，必须严格掌握手术适应证。因瘢痕子宫破裂占子宫破裂的比例越来越高，术式尽可能采取子宫下段横切口式。有过剖宫产史的产妇试产时间不应超过12小时，并加强产程监护，及时发现先兆子宫破裂征象转行剖宫产术结束分娩。对前次剖宫产指征为骨盆狭窄、术式为子宫体部切口、术式为子宫下段切口有切口撕裂、术后感染愈合不良者、已有两次剖宫产史者均应行剖宫产终止妊娠。

第三节　脐带脱垂

一、概述

胎膜未破时脐带位于胎先露部前方或一侧，称为脐带先露（presentation of umbilical cord）或隐性脐带脱垂。胎膜破裂脐带脱出于宫颈口外，降至阴道内甚至露于外阴部，称为脐带脱垂（prolapse of um-bilical cord）。多发生在胎先露部尚未衔接时，如头盆不称、胎头入盆困难，或臀先露、肩先露、枕后位及复合先露等胎位异常时，因胎先露与骨盆之间有空隙脐带易于滑脱。另外，胎儿过小，羊水过多，脐带过长，脐带附着异常以及低置胎盘等均是脐带脱垂的好发因素。脐带是连接母体与胎儿之间的桥梁，一端连于胎儿腹壁脐轮，另一端与胎盘胎儿面相连。它由两条脐动脉和一条位于脐带中央的宫腔较大脐静脉组成，血管周围为华通胶，是胎儿与母体进行气体交换、营养物质和代谢产物交换的重要通道。一旦发生脐带脱垂，不但增加剖宫产率，更主要对胎儿影响极大：发生在胎先露部尚未衔接、胎膜未破时的脐带先露，因宫缩时胎先露部下降，一过性压迫脐带导致胎心率异常，久之，可引起胎儿宫内缺氧；胎先露部已衔接、胎膜已破者，脐带受压于胎先露部与骨盆之间，快速引起胎儿缺氧，甚至胎心完全消失，其中，以头先露最严重，肩先露最轻。若脐带血液循环阻断超过7～8分钟，则胎死宫内。

（一）胎心听诊监测

临产后听胎心，耻骨联合上有明显的杂音，脐带杂音是提示脐带血流受阻的最早标志，但非唯一体征。胎膜未破，于胎动、宫缩后胎心率突然变慢，改变体位、上推胎先露部及抬高臀部后迅速恢复者，应考虑有脐带先露的可能。无论自然破膜或人工破膜后，胎心突然减慢，可能发生了脐带脱垂。在第二产程时胎先露下降幅度最大，也是引发脐带受压的危险期，更应密切观察胎心变化，一旦出现胎心快慢节律不均或宫缩后胎心持续减速等异常，均应及时考虑脐带因素致胎儿窘迫的潜在危险存在。而此时胎心听诊仍是最简单实用、及时有效、可靠且经济的一种监测手段。

（二）胎心电子监测

胎心电子监测是近十多年来临床应用最多的监测脐带因素致胎儿窘迫的方法，以其能够实时反映脐带受压时胎心的瞬时变化为特征，且反应灵敏。在持续监护过程中，如果频繁出现胎心变异减速，且胎心率基线变异小，但减速持续时间短暂且恢复快，氧气吸入无明显改善，改变体位后有好转，提示脐带受压，可能有隐性脐带脱垂；若破膜后突然出现重度减速（胎心常低于70次/min），考虑脐带脱垂发生，胎心宫缩监护（CST或OCT）监测，宫缩时脐带受压引起的典型可变减速（VD）波形特点：先是脐静脉受压使胎儿血容量减少，通过压力感受器调节使胎心在减速前可有一短暂加速，随后当脐动脉受压，通过压力及化学感受器双重调节产生胎心减速；当脐带压力缓解时，又是脐静脉梗阻解除滞后于脐动脉，产生一个恢复胎心基线率前的又 1 次胎心加速；重度 VD 胎心减速最低可 ≤ 70 次 /min，持续 ≥ 60 秒。其他不典型的 VD 可表现为减速与宫缩无固定联系，变异波形不定可表现为 W 型、K 型、U 型等，可发生延长减速（超过 60 ~ 90 秒，但 <15 分钟的减速）或心动过缓（>15 分钟的减速）。合并晚期减速，多提示胎儿预后危急。但使脐带受压的因素很多，应动态监测并密切结合临床，综合判断。

（三）阴道检查

适用于产程中胎心突然减慢或不规则及肛门指诊可疑脐带脱垂时，及时改行阴道检查若触及前羊水囊内或宫颈外口处有搏动条索状物即可确诊。但无搏动时也不能完全排除脐带血肿、囊肿脱垂甚至脐带脱垂后完全受压、血流中断或已胎死宫内的可能，需进一步结合胎心等其他临床检查诊断，包括产后脐带检查。

（四）超声检查

B 超诊断对脐带异常很有意义，彩色多普勒或阴道探头检查更为清楚。脐带先露者，脐带位于胎头与宫颈内口之间的羊水暗区内，B 超容易诊断，且部分病例经产科采取干预措施脐带位置可恢复正常。而隐性脐带脱垂者因脐带周围无足够的羊水衬托，B 超诊断相对困难，且须与脐带绕颈鉴别。前者脐带回声位于胎儿耳部及以上水平，呈团状多条索样回声；后者则可于胎儿颈项部见到脐带横断面，呈圆形低回声，中间可见 "=" 样强回声，转动探头可见到脐带长轴断面，仔细观察，可以鉴别。而显性脐带脱垂则多为破水后脐带娩出于宫颈或阴道外，超声诊断意义不大。

二、治疗纵观

脐带是维系胎儿生命的重要通道。胎儿心脏每一次搏动将含氧较低、二氧化碳较高的血液经脐动脉输向胎盘，经过绒毛的毛细血管，与绒毛间隙的母血根据血氧及二氧化碳的浓度梯度差进行氧及二氧化碳的交换，交换后，将含氧较高、二氧化碳较低的血经脐静脉回输给胎儿；当然，此中还兼有输送各种胎儿所赖以生存的各种营养成分和经代谢之后需要排出的产物。因此，一旦脐带脱垂，血运受阻，将造成胎儿的急性缺氧，以致死亡。故解除脐带受压，恢复血液循环是处理脐带脱垂的关键。因脐带受压血流量减少，反射性刺激迷走神经，使胎心率减慢，终至胎儿死亡。为改善脐血流量，可以采取头低臀高位，检查者用手指经宫颈将胎先露上推，并将脱出的脐带轻轻托于阴道内，以消除脐带受压，同时应用宫缩抑制剂。有人曾用地西泮 10mg 静脉推注，国外也有学者用 500 ~ 700mL 生理盐水灌注膀胱，使充盈的膀胱向上推移胎头，减少对脐带的压迫，同时持续给氧，将已脱出阴道外的脐带轻柔送入阴道内，避免脐带受外界冷空气刺激，引起脐血管痉挛及迷走神经兴奋所致的循环障碍，再用 37℃左右生理盐水浸泡的温湿棉垫放入阴道下 1/3 处，以防脐带再度脱出。

经上述处理后要根据胎儿情况、宫口开大的程度及胎先露高低确定分娩方式：①宫口已开全，胎儿存活且先露较低者，应立即行阴道助产结束分娩。②不具备阴道分娩条件者，应立即在局麻下就地（待产室或产房）行剖宫手术。③如果胎儿小、不足月或胎心音消失，估计不能存活时，可等待宫口开全后自然分娩或酌情行毁胎术。也有臀位，脐带脱垂，因先露较低，宫口开大约 8cm，而行宫颈口扩张并加用 2% 丁卡因棉球浸润宫颈，5 分钟后宫口开全，行会阴侧切 + 臀牵引术结束分娩而抢救成功的案例。目前不主张脐带还纳术，是因为脐带有一条较粗的静脉及两条旋绕在其外侧的动脉，因脐动脉是由内环层平滑肌、内纵层平滑肌、大盘旋平滑肌及小盘旋平滑肌组成，其中内纵层平滑肌对不同浓度的肾上腺素、去甲肾上腺素、乙酰胆碱等物质的反应不敏感，但对机械刺激可发生明显收缩，甚至使血管完全关闭。

脐带脱垂发生率为 0.4% ~ 10%，大部分由于胎位异常造成，其中臀位高于头位发生率，足先露高于单臀和混合臀位。86.43% 的脐带脱垂发生于第一产程活跃期及第二产程。因此，如发现胎心突然变化，耻骨联合上方听到脐带杂音，即行阴道检查。产程中除脐带脱垂高危因素外，若不能排除隐性脐带脱垂或脐带先露者，绝对不能人工破膜；胎膜已破，先露未入盆，绝对卧床休息，抬高床尾，不能下蹲小便。而且，产程中严密监护胎心音，一旦发生胎心音改变，寻找原因要快、稳、准，争取产房就地立即剖宫产挽救胎儿生命。同时，加强医护人员责任心，不断提高业务技术水平，力争做到有发生立即抢救，有抢救就成功。脐带隐性脱垂致脐带受压超过 30 分钟，将发展成脑瘫，对新生儿危害极大。在隐性脐带脱垂中首要征象为胎儿窘迫，脐带隐性脱垂的处理，关键在于早期发现，及时处理。一旦考虑到本病，除给氧、静推三联等外，必须立即停用催产素，改变体位或上推先露部，以缓解对脐带的压迫，使用得当可立即见效。胎心极慢，上述效果不显时，尚可用哌甲酯 20mg 加入 5% 葡萄糖 500mL 静滴。如估计阴道助产能立即娩出者，可不必等待胎心好转。宫口开全、先露较低，可负压吸引助产。如胎心不好，短期内不能经阴道分娩，应尽快行剖宫产术。剖宫产时一般可取平卧位，如平卧后胎心再度减慢，可恢复改善时的体位姿势手术。足位隐性脐带脱垂一旦临产宜尽快行剖宫产术。

脐带隐性脱垂的重要诱因是产科操作。破膜前应充分注意是否存在脱垂原因，可降低其发生率。有资料显示，胎先露在坐骨棘 0.5cm 以上者几乎为坐骨棘 0.5cm 以下的 3 倍（23/8），LOA 位的发生率（0.77%）为 ROA 位（0.46%）的 1.7 倍。提示先露在坐骨棘 0.5cm 以上、LOA 位为高危因素，此外前羊水囊较充盈者，无论是自然破膜还是人工破膜均易导致脐带隐性脱垂。故先露在坐骨棘上 0.5cm 以上、前羊水较充盈、尤为 LOA 位者，破膜时应慎重，宜使羊水缓慢流出，避免发生脐带隐性脱垂。在一些边远落后地区，无条件手术时或产妇和家属不同意剖宫产时，可行改良脐带还纳术。

改良脐带还纳器的制作：①采用 18 号 1 次性塑料导尿管取代传统脐带还纳术中的肛管，把导尿管剪至子宫探针的长度，可将导尿管侧孔适当扩大到足以通过粗棉绳。②子宫探针。③粗棉绳取代传统脐带还纳术中棉纱条。

操作方法：取胸膝卧位或骨盆臀高位，脐带脱垂处取高位，用粗棉线在脐带脱垂的远端套系成一个约 5cm 直径的棉线环，探针穿入尿管至侧孔处，把棉线环套入探针后，将探针顶在导尿管顶端。稍推开先露，在一手食指和中指的引导下，将导尿管送入宫腔，至宫口无脐带，并保证脐带不受胎先露挤压，争取在宫缩间歇时完成。待胎心恢复，取出探针，其余部分暂保留于宫腔，助手下推宫底，促使先露下降堵塞宫口，以免脐带再度脱垂，当经阴道或剖宫产娩出胎儿后取出导尿管。此法较以往脐带还纳术成功率高，可将脐带送到有效深度，将变形的塑料导尿管及棉线保留于宫腔，既不妨碍先露下降，又不会因肛管过粗留置后造成空隙过大而引起脐带再度脱垂，同时又可避免取导尿管造成脐带再次脱垂和不必要的操作导致延误抢救时机。操作中应注意以下几点：①采取适当的体位，以避免脐带在操作中受压。②可将脱出阴道内的脐带稍向外拉，使脱出脐带的远端近阴道口处，以方便操作，可缩短操作时间。③操作时可在多普勒或 B 超监护下进行。④一旦还纳成功，应尽早剖宫产。

三、治疗方案

根据 Llsta 等的统计，与产科干预有关的脐带脱垂情况有所增加，可达 40% 左右。产科的干预包括：①人工破膜，尤其是先露高浮的情况下。②水囊等引产。③外倒转术。④促宫颈成熟。⑤旋转胎头。⑥羊水灌注。⑦胎儿头皮电吸的应用等。虽脐带脱垂很大部分与产科的干预措施有关，但正确的产科干预措施并不增加脐带脱垂的发生率。故采取有效的预防措施及积极的处理是必要的。

1. 孕妇有高危因素如对胎位异常，先露高浮的孕妇提前 1 ~ 2 周入院，注意数胎动，嘱破膜后立即平卧；减少不必要的肛查与阴道检查；如多胎妊娠、臀位可适当放宽剖宫产指征。

2. 产程中加强监护，全程的胎心监护对有高危因素或经产科干预的孕妇是很有效的监测手段，它可以及时发现胎心异常、及时做阴道检查。胎心监护的可变减速是一个信号，可缩短诊断的时间。

3. 掌握人工破膜指征及方法：破膜前尽可能摒除脐带先露的存在，在宫缩间隙期行高位、小孔破膜。

4. B 超发现隐性脐带脱垂，胎儿已成熟可行剖宫产。

5. 对有症状者酌情给以吸氧、静脉注射三联（50% 葡萄糖、维生素 C、尼可刹米）、5% 碳酸氢钠、阿托品、哌甲酯，提高胎儿缺氧的耐受能力。

6. 产程中隐性脐带脱垂而胎心尚存者：宫口开全、先露不高，可行阴道助产；臀位行臀牵引术；宫口开大 8cm 以下且估计胎儿娩出后能存活者则尽快行剖宫产术。

7. 显性脐带脱垂，胎心尚存宫口开全、先露不高者，可行阴道助产；臀位行臀牵引术；宫口未开全的孕妇，取头低臀高位或胸膝卧位，由助手用手经阴道上推先露；吸氧；膀胱内注入 500 ~ 750mL 等渗盐水；脱出阴道的脐带轻轻还纳入阴道，避免冷刺激。局麻下行剖宫产。关于脐带脱垂时对胎儿情况的判断，除了手摸脐带搏动、听诊器或超声多普勒听胎心外，有条件者还可用 B 超检查显示胎心率。

有报道 2 例患者用前述方法已听不到胎心，而 B 超诊断胎心 50 ~ 80 次 /min，剖宫产后胎儿存活。故胎心到底是多少次以上应该行剖宫产抢救胎儿，尚没有定论。应根据胎心率、胎儿的成熟度、孕妇的切盼程度以及产科的抢救能力来综合考虑。

8. 预防产后出血及感染：产后及时按摩子宫，促使其收缩，常规宫体注射缩宫素 20U；检查胎盘是否完整、有无宫腔残留，软产道有无损伤及有无异常出血等情况，及时对症处理；分娩后保持会阴部清洁，聚维酮碘（碘附）每天 2 次，常规擦洗外阴，有会阴侧切口者，应嘱其取健侧卧位，并应用抗生素，防止恶露污染伤口引起感染。

9. 胎儿存活，宫口未开全又无剖宫产条件，可行脐带还纳术：术者手托脐带进入阴道，手指将先露向上推，助手腹部向上推胎体并要求产妇张口深呼吸，吸氧气同时，还纳脐带从近端开始单方向旋转，争取在宫缩间歇时迅速完成，脐带处于先露之上越高效果越好，待宫缩后将手慢慢退出，直至先露部固定，但还纳术有一定的困难，常边送边滑脱。另外，因脐带受刺激，脐血管收缩加重胎儿缺氧情况，常在还纳的过程中胎儿脐带搏动停止。可试行改良脐带还纳术。同时加强围生期保健，做好定期的产前检查，增强孕产妇自我保健意识，提高整个社会人群卫生保健素质，也是预防脐带脱垂，降低围产儿病死率的关键。

第四节　胎儿窘迫

一、概述

胎儿窘迫（fetal distress）是指胎儿在子宫内因急性或慢性缺氧和酸中毒危及其健康和生命的综合征，严重者可遗留神经系统后遗症或发生胎死宫内。发病率为 2.7% ~ 38.5%。胎儿窘迫分为两种类型：急性胎儿窘迫多发生在分娩期；慢性胎儿窘迫常发生在妊娠晚期，在临产后往往表现为急性胎儿窘迫。母—胎间血氧运输及交换障碍或脐带血液循环障碍，可引起胎儿急性缺氧，如缩宫素使用不当，造成过强及不协调宫缩，宫内压长时间超过母血进入绒毛间隙的平均动脉压；前置胎盘、胎盘早剥；脐带异常，如脐带绕颈、脐带真结、脐带扭转、脐带脱垂、脐带血肿、脐带过长或过短、脐带附着于胎膜；母体严重血液循环障碍致胎盘灌注急剧减少，如各种原因导致休克等；孕妇应用麻醉药及镇静剂过量，抑制呼吸。引起胎儿慢性缺氧的因素，如母体血液含氧量不足，合并先天性心脏病或伴心功能不全，肺部感染，慢性肺功能不全，哮喘反复发作及重度贫血等；子宫胎盘血管硬化、狭窄、梗死，使绒毛间隙血液灌注不足，如妊娠期高血压疾病、妊娠合并慢性高血压、慢性肾炎、糖尿病、过期妊娠等；胎儿严重的心血管疾病、呼吸系统疾病，胎儿畸形，母儿血型不合，胎儿宫内感染、颅内出血及颅脑损伤致胎儿运输及利用氧能力下降等。

二、诊断

胎儿窘迫的主要临床表现为胎心率异常、羊水粪染及胎动减少或消失。因此，诊断胎儿窘迫不能单凭 1 次胎心听诊的结果，应综合其他因素一并考虑。

（一）急性胎儿窘迫

1. 胎心率异常　胎心率变化是急性胎儿窘迫的一个重要征象。正常胎心率为 120 ~ 160 次 /min，缺氧早期，胎心率于无宫缩时加快，> 160 次 /min；缺氧严重时胎心率 <120 次 /min。若行胎儿电子监护可出现多发晚期减速、重度变异减速。胎心率 <100 次 /min，基线变异 <5 次 /min，伴频繁晚期减速提示胎儿缺氧严重，可随时胎死宫内。

2. 羊水胎粪污染　根据程度不同，羊水污染分 3 度：Ⅰ度浅绿色，常见胎儿慢性缺氧。Ⅱ度深绿色或黄绿色，提示胎儿急性缺氧。Ⅲ度呈棕黄色，稠厚，提示胎儿缺氧严重。当胎先露部固定，当胎心率 <100 次 /min 而羊水清时，应在无菌条件下，于宫缩间歇期，稍向上推胎先露部，观察后羊水性状。

3. 胎动异常　缺氧初期为胎动频繁，继而减弱及次数减少，进而消失。

4. 酸中毒　采集胎儿头皮血进行血气分析，若 pH <7.2，PO_2< 10mmHg，PCO_2> 60mmHg，可诊断为胎儿酸中毒。

（二）慢性胎儿窘迫

1. 胎动减少或消失　胎动 < 10/12h 为胎动减少，为胎儿缺氧的重要表现之一，临床上常见胎动消失 24 小时胎心消失，应予警惕。监测胎动的方法：嘱孕妇每日早、中、晚自行计数胎动各 1 小时，3 小时胎动之和乘以 4 得到 12 小时的胎动计数。胎动过频或胎动减少均为胎儿缺氧征象，每日监测胎动可预测胎儿安危。

2. 胎儿电子监护异常　胎儿缺氧时胎心率可出现以下异常情况。①NST 无反应型：即持续监护 20 分钟，胎动时胎心率加速 ≤ 15 次/min，持续时间 ≤ 15 秒。②在无胎动与宫缩时，胎心率 >180 次/min 或 < 120 次/min 持续 10 分钟以上。③基线变异频率 <5 次/min。④OCT 可见频繁重度变异减速或晚期减速。

3. 胎儿生物物理评分低　根据 B 型超声监测胎动、胎儿呼吸运动胎儿肌张力、羊水量及胎儿电子监护 NST 结果进行综合评分（每项 2 分）：≤ 3 分提示胎儿窘迫，4 ~ 7 分为胎儿可疑缺氧。

4. 胎盘功能低下　24 小时尿雌三醇值（E_3）<10mg 或连续监测减少 >30%，尿雌激素/肌酐比值 <10；妊娠特异 β_1 糖蛋白（SP_1）<100mg/L；胎盘生乳素 <4mg/L，均提示胎盘功能不良。

5. 羊水胎粪污染　通过羊膜镜检查可见羊水呈浅绿色、深绿色及棕黄色。

6. 脐动脉多普勒血流　搏动指数（PI）和阻力指数（RI）可以了解胎盘阻力高低，间接推测胎儿有无宫内缺氧。有关脐动脉收缩期与舒张期血流速度比值（S/D 或 A/B）的下降幅度或正常的切点报道也不一致：第三军医大学大坪医院足月妊娠以 S/D 为 2.3 为预警指标。上海瑞金医院的标准是 36 ~ 40 周 S/D 为 1.7 ~ 3，平均 2.5 左右，一般认为 30 ~ 32 周以后 S/D <3。但当 B-O 或出现逆流意味着胎儿严重缺氧，有胎死宫内的可能。

三、治疗纵观

胎儿对宫内缺氧有一定的代偿能力。轻、中度或一过性缺氧，不产生严重代谢障碍和器官损害，而长时间中度缺氧则可引起严重并发症。

（一）心血管系统的变化

由于二氧化碳蓄积及呼吸性酸中毒，使交感神经兴奋，肾上腺儿茶酚胺及肾上腺素分泌增多，致血压升高、心率加快及血液重新分布：心、脑、肾上腺血管扩张，血流量增加，其他器官血管收缩，血流量减少。重度缺氧时，转为迷走神经兴奋，心功能失代偿，心率由快变慢。无氧糖酵解增加，丙酮酸及乳酸堆积，胎儿血 pH 值下降，出现混合性酸中毒。

（二）消化系统的变化

缺氧使肠蠕动亢进，肛门括约肌松弛，胎粪排出污染羊水，呼吸运动加深，羊水吸入，出生后可出现新生儿吸入性肺炎。

（三）中枢神经系统的变化

由于妊娠期慢性缺氧，使胎儿生长受限，分娩期急性缺氧可发生缺血缺氧性脑病及脑瘫等终生残疾。

（四）泌尿系统的变化

缺氧使肾血管收缩，血流量减少，胎儿尿形成减少而致羊水量减少。由此看来，胎儿窘迫的基本病理是缺血缺氧引起的一系列变化。胎儿在宫内慢性乏氧或缺氧初期，由于胎儿对缺氧有一定耐受力，通过低氧消耗、血液供应的重新分布及利用无氧糖酵解作为能量来源尚有一定代偿能力。但若缺氧时间长，胎儿一旦对缺氧失去代偿能力，则会对胎儿器官特别是心血管系统和中枢神经系统的功能产生影响，不但直接威胁胎儿在宫内的生命，还可造成出生后新生儿窒息及出生后永久性的神经损伤后遗症。因此胎儿宫内窘迫的出现表明胎儿处于危急状态，应进行紧急处理，当然最重要的措施在于早针对胎儿宫内窘迫的病因预防或早期治疗，以降低围产儿的患病率及死亡率。

胎儿氧供应来自母体血液循环，胎儿与母体间气体交换与运输对胎儿宫内健康生长与安危至关重要。

妊娠晚期近足月时母体从子宫动脉流向胎盘的血流量为 500 ~ 700mL/min，氧分压为 12.7kPa（95mmHg），流到绒毛间隙的血流量为 400 ~ 500mL/min，氧分压为 5.5kPa（400mmHg）；绒毛内胎儿毛细血管血流量为 300 ~ 400mL/min，而氧分压为 2.67kPa（21mmHg）。胎儿与母体间血氧与二氧化碳交换是通过单纯弥散方式按浓度与压力梯度原理进行，即物质在生物膜两侧交换时，从浓度高或压力高侧向低处弥散。因此胎儿与母体间气体交换系通过血管内皮细胞及绒毛细胞膜，由母侧血中氧分压 12.7kPa 先直接流向绒毛间隙，因其为混合血，PO_2 降至 5.33kPa，再弥散至胎血中，PO_2 为 2.67kPa 的低侧。母体中 PO_2 越高，绒毛面积越大，绒毛合体细胞膜越薄，则单位时间内母体向胎儿运送的 O_2 越多。母体的供氧，胎儿的输氧与胎儿的用氧三者间是密切相关的，三者中任何一方出现障碍，均可造成胎儿在宫内缺氧而出现胎儿窘迫。

临产后，胎儿宫内窘迫一般应用 5% 碳酸氢钠静推来缓解缺氧状况，但效果不理想，不能有效中断胎儿体内的无氧酵解。注射用内给氧（注射用碳酸酰胺过氧化氢）是一种白色结晶或结晶性粉末，易溶于水，遇强氧化剂或还原剂可分解，注入人体后，能分解出过氧化氢，然后再经过氧化氢酶催化释放出氧。氧可直接与血红蛋白结合，进入细胞膜和线粒体内，从而提高氧分压和血氧饱和度，缓解缺氧状态。碳酸酰胺则通过肾脏以原形排出体外。胎儿宫内窘迫根本原因为脐血氧供不足，造成胎儿宫内缺氧所致酸血症，鼻部吸氧使母体内血红蛋白结合氧增加与胎盘交换增多，但交换能力有限。内给氧直接通过血液进入胎儿体内，分解出过氧化氢再经过氧化氢酶催化释放出氧，氧直接与血红蛋白结合，进入细胞膜和线粒体内，从而提高氧分压，缓解缺氧状态，使胎儿缺氧得到改善。改善胎儿缺氧症状后，应尽快查明发生胎儿宫内窘迫的病因所在，如脐带绕颈、产道、产力异常等，要及时、恰当地给予处理，以保证胎儿安全和降低新生儿并发症。

围产儿死亡中 30% ~ 50% 与胎儿宫内窘迫有关，窘迫时间长、程度重者，可产生神经系统的各种后遗症，甚至直接威胁胎儿生命。因此，胎儿宫内窘迫的治疗是产科医师应该非常重视的问题。急性胎儿宫内窘迫主要的病理生理特点是，母血含氧量降低，或胎盘循环受阻，导致胎盘气体交换障碍、供氧不足而产生酸中毒，引起胎儿体内二氧化碳积聚。临床常见于滞产、子宫收缩过程及脐带过短、绕颈以及其他的胎盘老化、梗死等情况。现已确认，胎儿宫内窘迫的传统治疗方法，即应用高糖及呼吸兴奋剂可加重缺氧，而葡萄糖无氧代谢时及应用维生素 C 可加重酸中毒，目前已多不主张应用。氨茶碱是组织磷酸二酯酶抑制剂。动物试验表明，氨茶碱能使子宫胎盘血流量增加 21% ~ 45%，抑制子宫收缩，降低宫腔压力，从而缓解宫缩过强、脐带因素引起的缺氧状况。有文献报道对胎儿宫内发育迟缓（IUGR）的产妇给予氨茶碱后，用超声多普勒技术测定发现子宫动脉血流增加。对活跃期子宫收缩过程中因催产素使用不当导致胎儿宫内窘迫的产妇，氨茶碱有较好的治疗效果，这可能与扩张子宫血管、降低子宫压力、增加子宫胎盘血流量有关。氨茶碱还可提高母儿间氨基酸的转运能力，增加胎儿肝和胎盘的环磷酸腺苷（cAMP）含量，可导致肺表面活性物质产生，这有助于增强胎儿对缺氧的耐受性，提高抗病力。氨茶碱可提高 cAMP 含量，而 cAMP 可稳定平滑肌细胞膜电位，松弛平滑肌，并能抑制肥大细胞释放过敏性物质，使支气管扩张、黏膜水肿减轻，这有利于新生儿的复苏；氨茶碱具有心脏兴奋作用，可使心肌收缩力增强，心率明显增加，血二氧化碳水平明显下降，从而使 FHR 恢复。地塞米松通过胎盘进入胎肺诱导磷酸胆碱转换酶的合成，使羊水中卵磷脂／鞘磷脂比值加速上升，降低新生儿呼吸窘迫综合征的发生率。此外，地塞米松具有抗氧化、稳定溶酶体膜的作用，可维持小血管的紧张，并降低其通透性，恢复血脑屏障的功能，减轻脑水肿，这就大大降低了由于胎儿宫内缺氧引起脑及脑膜充血、水肿、出血的可能。氨茶碱与地塞米松联用治疗急性胎儿宫内窘迫，能提高胎儿对急性缺氧的耐受性，促进胎肺成熟，改善宫内循环状态和胎肺呼吸运动，从而纠正胎儿缺血状况缺氧。两药协同作用，还可减少胎儿在异常的呼吸动作下误吸羊水、胎粪而引起吸入性肺炎的可能；尤其是在严重胎儿宫内窘迫状态下需即刻行剖宫产结束分娩时，为宫内复苏抢救胎儿赢得了时间。因此，氨茶碱、地塞米松联用是一种有效的治疗急性胎儿宫内窘迫的方法。在应用中应注意氨茶碱需稀释后静脉缓慢注射，以避免恶心、呕吐、心动过速等不良反应。

胎儿宫内窘迫不论何种原因所致，就病理生理而言均为胎儿缺氧过程。沙丁胺醇兴奋 β_2 受体，能激活细胞膜上的腺苷酸环化酶，使ATP转化为环磷腺苷，调节钾、钠、钙等离子交换，降低钙离子水平以及肌液蛋白链激酶含量，抑制肌液蛋白磷酸化，使血管平滑肌松弛，动脉血管扩张，子宫胎盘血流量增加，因而致血压下降，脉压增大，改善宫内供氧环境，从而改善胎儿缺氧状况。所以，沙丁胺醇适用于急慢性胎儿缺氧的宫内复苏治疗，但不宜用于严重的胎儿宫内窘迫。对用沙丁胺醇后3~4小时不能分娩者，应立即采取剖宫产等，尽快结束分娩。有资料显示，沙丁胺醇与三联加地塞米松联用对比，在胎心率转归、降低剖宫产和阴道手术助产及新生儿窒息率方面，前者具有明显优越性。沙丁胺醇的抑制宫缩、扩张血管的作用不影响产后出血。沙丁胺醇偶有发生心动过速者，故合并心脏病者慎用。

另外，纳洛酮系阿片受体拮抗剂，可拮抗中枢神经系统和其他组织内源性阿片样物质内啡肽逆转，这些物质有抑制中枢神经系统的作用。纳洛酮5mg/kg可拮抗哌替啶引起的呼吸抑制，具有逆转中枢神经系统被抑制的作用。主要机制是纳洛酮直接作用于神经细胞，稳定细胞膜对钙离子的通透性，改善胎儿颅内缺氧状态，且对心血管及呼吸无抑制，起到了抗休克作用。胎儿缺氧可引起宫内窒息，吸入羊水或胎粪并致脑组织损害，造成永久性神经性后遗症。此药可提高患儿对缺氧的耐受力，减轻大脑皮层水肿对中枢呼吸的抑制，适用于分娩前和术前，抢救产后新生儿窒息成功率亦较高。治疗剂量的纳洛酮对母体很少有毒性作用，对胎心和新生儿的影响很小，一般情况下用0.4mg即可。如效果欠佳，可重复应用0.4mg。临床实验表明，纳洛酮不但对胎心和新生儿无不良反应，而且疗效明显，作用迅速、方便，有助于治疗产时胎儿窘迫和促进胎儿宫内复苏。胎儿窘迫后缺氧缺血常引起胎儿脏器功能损害，特别是缺氧缺血性脑病，临床和动物实验研究，发现其机制主要有：酸中毒，高能磷酸耗竭，ATP酶依赖钙泵失活，膜离子转运停止，神经元发生去极化，细胞内钙超载，兴奋性氨基酸释出，氧自由基积聚，炎症因子释出，这些因素可直接使细胞受损、坏死，也可通过凋亡基因表达，导致迟发性细胞死亡。在动物实验中发现许多细胞保护剂具有较好的脑保护作用。用多种细胞保护剂联合治疗胎儿窘迫具有协同作用，能阻断发病后细胞损伤连锁反应。含能量合剂，能改善心脑循环，扩张子宫动脉及脐血管，解除胎盘绒毛表面血管痉挛，增加胎盘绒毛膜氧合血流量，镁同时有抗钙离子、抗兴奋性氨基酸作用。ATP和CoA作为细胞活化剂也被临床广泛应用，脑缺血启动过程首先是ATP耗竭，有人监测，在缺血后10分钟ATP由2.2mmol/kg降至0.1mmol/kg，ATP不仅直接供给能量，它还具有类似发动机的引火作用；通过环磷腺苷而增加磷酸化酶的活性，增加氧的氧化，生成更多的ATP。CoA作为一种辅酶参与磷脂的生物合成。胞磷胆碱作为胆碱的活化剂形成在卵磷脂的生物合成中起关键作用，它具有稳定细胞膜的作用。醋谷胺在抗兴奋性氨基酸过程中起介质作用。尼莫地平是钙通道拮抗剂，能阻断病理情况下的钙离子过度内流造成的细胞损害。另一个功能，能选择性阻断病理状态下的钙离子通道，降低钙离子向血管壁平滑肌细胞内转移，轻血管痉挛，改善心、脑、肺、胎盘血液循环，从而起到防治胎儿窘迫脑损伤的作用，但对血压偏低孕妇不能盲目应用尼莫地平，以防低血压。甘露醇静脉滴注，它具有清除羟自由基、抑制脂质过氧化的作用，从而减轻了自由基所诱发的脑水肿，防止缺氧脑组织不可逆性损伤，甘露醇还可改善心脑循环，使神经细胞得以改善。地塞米松、维生素E、维生素C为自由基清除剂，起协同作用。故多种细胞保护剂联合治疗胎儿窘迫疗效明显。

胎儿窘迫是孕期和产期的一种严重并发症，若不及时治疗，有可能导致胎死宫内。常压下吸氧对改善胎儿窘迫的效果并不令人满意。对孕期确诊为胎儿窘迫的孕妇进行高压氧（HBO）治疗，以促进胎儿在宫内正常发育，对争取新生儿存活、减少近期并发症和远期后遗症，提高生存质量和民族健康素质都有积极的意义。胎儿能获取充分的氧气供给取决于以下五个环节：母血含量充足；子宫血液循环良好；胎盘绒毛交换功能健全；胎儿脐带血液循环通畅；胎儿血液循环功能正常。凡引起上述环节中任何一个环节失常的突发因素，均可导致胎儿窘迫。HBO能迅速提高血氧分压、血氧张力，增加氧含量及组织中的氧储备，舱压每提高1个标准大气压，吸入氧的氧分压即比常压下吸氧时提高0.1MPa，由于压强的增加，气体的密度亦成正比增加，HBO下吸入高分压、高密度的氧，形成了肺泡气-血液氧的高压力梯度，因而氧向血液内弥散的速度、距离、量与常压下吸氧时比有明显的增加。在常压下氧的有效弥散半径为30μm，而在3TAT下，可达100μm，在常压下吸氧，血氧张力达600mmHg，而在2.5~3TAT下吸氧，血氧张力可升至1 770~2 140mmHg，物理溶解氧量比常压下高17~20倍，能向组织和细胞提供充足的氧，从而改善子宫血液供应和血流迟滞，同时改善胎盘的供养及功能。换言之，只要上述五个环节中任何一环节的功能仅存正常的 1/17 ~ 1/20，在 HBO 下均能得以补偿，这是常压氧无法达到的。跟踪随访出生 5 个月 ~ 3 岁的婴幼儿，眼底检查未发现晶状体后纤维增生，小儿生长发育情况良好。因此，HBO 治疗胎儿窘迫，有利于妊娠顺利进行，是安全、有效的，且无不良反应，可作为孕期胎儿窘迫首选的辅助治疗措施。

脐带因素致胎儿窘迫在围产儿死亡中占很大比重，脐带异常是孕妇中常见的病理妊娠。当脐带因素致胎儿宫内窘迫时对新生儿危害极大，如处理不及时，可导致新生儿死亡。脐带一端连接胎儿，另一端附着于胎盘，通过胎盘与母体相连，以进行营养和代谢物质交换，脐带异常直接影响胎儿的生长、发育和预后。无论是脐带过短、缠绕及打结均在临产后，由于胎儿下降时牵拉脐带血管过度延伸变窄，血流受阻，致胎儿血液循环减少，胎儿缺氧窒息。脐带因素所致胎儿窘迫常发生于临产后，多为急性胎儿窘迫，胎心监护图上表现为心率异常或变异减速。脐带受压引起的典型变异减速波形特点如下：先是脐静脉受压使胎儿血容量减少，通过压力感受器调节使胎心在减速前可有一短暂加速，随后当动脉受压，通过压力及化学感受器双重调节产生胎心减速。当脐带压力缓解时，又是脐静脉梗阻解除滞后于脐动脉，产生一个恢复胎心基线前的又 1 次加速，重度变异减速胎心减速最低可 ≤ 70 次 /min，持续 ≥ 60 秒，其他不典型的变异减速可表现为减速与宫缩无固定联系，变异波形不定，可表现为 W 型、A 型、U 型等，可发生延长减速（超过 60 ~ 90 秒，但 ≤ 15 分钟的减速），如脐带脱垂时，后两种情况可导致胎死宫内，应积极处理。因此，在妊娠晚期及临产后都应仔细观察胎心变化，当发现胎心异常或头先露有黏稠胎粪尚有 30 分钟缓冲期，如在 15 分钟内结束分娩，则新生儿病死率 0.5%，如持续 30 分钟以上可高达 11%，如同时有上述两种异常情况，新生儿病死率可达 50%。因此，应抓住时机果断处理。当发现胎儿宫内窘迫，应仔细检查，如宫口已开全，确能经阴道分娩，应立即侧切胎吸或产钳助产分娩。如不能经阴道分娩或宫口未开全，应立即剖宫产结束分娩。同时做好抢救新生儿准备，并应有儿科医师共同协作，才能使出生窒息的新生儿抢救成功。如在临产前发现脐带较重异常，则处理起来有足够时间。因此，利用彩超及脐血流图进行产前检查脐带情况是很有必要的。

不同职业的孕妇胎儿窘迫的发生率有很大差别，首先工人和农民孕妇劳动强度大，子宫肌张力紧张，增加子宫肌层间血管的外阻力，子宫胎盘血运受阻，故易引起胎儿缺氧，由于含氧量不足，特别是临产时，宫内缺氧加重引起一系列临床症状。其次，体力劳动者产程相对较短，子宫收缩较强，过频、过强的宫缩，胎盘血流停止时间较长，胎盘中氧的交换受到影响，而造成胎儿窘迫。因此，应该积极提倡产前休息，最好从预产期前 2 周开始休息。

胎儿宫内窘迫是指以胎儿胎盘系统的呼吸循环功能不全为主的一组综合征。护理胎儿宫内窘迫对减少围产儿死亡，改善预后，优生优育具有重要意义。因此，应做好胎儿窘迫的防治。

1. 胎儿宫内窘迫　应针对病因、孕周、胎儿成熟度和窘迫的严重程度进行处理。

2. 胎动计数　孕妇于 28 周开始自数胎动，于每日早、中、晚固定时间各测 1h/ 次胎动，将胎动数相加乘 4 即得出 12 小时的胎动数。胎动数 >30/12h 为正常，<20/12h 为异常，<10/12h 提示胎儿已明显缺氧，若胎动继续减少至消失，胎心也将在 24 小时内消失。应及时就诊，以免贻误抢救时机，胎动过缓往往是胎动消失的前驱症状。

3. 掌握听胎心的方法　每日定时听胎心并记录，正常指导孕妇左侧卧位，改善胎盘血流灌注。

4. 孕妇配合　用通俗易懂的语言向高危孕妇讲解有关妊娠并发症与发生胎儿宫内窘迫的因果关系，使她们对自身疾病有正确认识，能够积极配合治疗和护理，同时高危孕妇应每日吸氧 3 次，每次 30 分钟，增加母血氧饱和度含量，减轻因疾病所引起的胎儿宫内窘迫慢性缺氧。

四、治疗方案

（一）治疗原则

胎儿窘迫的治疗原则：根据胎儿窘迫的病理生理变化，必须抓住以下三个方面去治疗胎儿窘迫。

1. 提高胎儿大脑及其他重要器官对缺氧的耐受性和稳定性。

2. 消除窘迫时对胎儿造成的脑及其他重要器官的功能障碍。

3. 尽快消除母体对胎儿的不良影响因素或使胎儿尽快脱离其有不良影响因素的母体。

（二）治疗措施

1. 急性胎儿窘迫　应采取果断措施，改善胎儿缺氧状态。

（1）一般处理：左侧卧位。应用面罩或鼻导管给氧，10L/min，吸氧 30 分钟 / 次，间隔 5 分钟。纠正脱水、酸中毒及电解质紊乱。

（2）病因治疗：如缩宫素使用不当致宫缩过强、不协调宫缩，应立即停用缩宫素，口服宫缩抑制剂沙丁胺醇 2.4 ~ 4.8mg，每日 3 次，哌替啶 100mg 肌内注射，也可用硫酸镁肌内注射或静脉滴注抑制宫缩。如羊水过少（AFV<2cm）脐带受压，可经腹羊膜腔输液，将 250mL 生理盐水或乳酸钠林格注射液缓慢注入羊膜腔内，5 ~ 10mL/min。AFV 维持 8 ~ 10cm。

（3）尽快终止妊娠

①宫口未开全：应立即行剖宫产的指征有如下：a.胎心率 < 120 次 /min 或 >180 次 /min，伴羊水污染Ⅱ度。b.羊水污染Ⅲ度，伴羊水过少。c.胎儿电子监护 CST 或 OCT 出现频繁晚期减速或重度变异减速。d.胎儿头皮血 pH<7.20。

②宫口开全：骨盆各径线正常，胎头双顶径已达坐骨棘平面以下者，应尽快经阴道助娩。无论阴道分娩或剖宫产均需做好新生儿窒息抢救准备。

2. 慢性胎儿窘迫　应针对病因，视孕周、胎儿成熟度及胎儿窘迫程度决定处理。

（1）一般处理：左侧卧位休息。定时吸氧，每日 2 ~ 3 次，每次 30 分钟。积极治疗妊娠并发症。

（2）期待疗法：孕周小，估计胎儿娩出后存活可能性小，尽量保守治疗以期延长胎龄，同时促胎肺成熟，争取胎儿成熟后终止妊娠。

（3）终止妊娠：妊娠近足月，胎动减少，OCT 出现频繁的晚期减速、重度变异减速或胎儿生物物理评分 <3 分者，均应以剖宫产终止妊娠为宜。

在救治急性胎儿窘迫时尚应避免不合理的措施，即传统三联（50% GS 40mL、维生素 C 0.5g、尼可刹米 0.375g）疗法。因为，胎儿在缺氧状态下葡萄糖无氧酵解后生成的 ATP 很少，却产生过多的丙酮酸，因不能进入三羧酸循环而堆积肝内，且部分转变成乳酸，发生代谢性酸中毒。高渗糖的使用目的在于补充能量，但使无氧酵解增加，乳酸生成增多，加重代谢性酸血症的病情；呼吸兴奋剂的使用促使胎儿深呼吸，与此同时，可能会吸入更多的羊水，而已发生胎儿窘迫的羊水多伴胎粪污染、变浑浊，此羊水吸入到下呼吸道诱发 MAS。另外，用碳酸氢钠静滴，对产程长进食少，恶心呕吐严重，肠胀气明显者，能起到纠正酸中毒及电解质功能紊乱作用。国内专家认为胎儿酸中毒是母体的反映，给母体碱性药物可改善胎儿酸中毒。但由于碳酸氢钠通过胎盘速度缓慢，因而对急性缺氧的缓解不起很大作用。现多主张羊膜腔内给药，达到快速纠酸作用。发生胎儿宫内窘迫时产科医师应当机立断进行有效的宫内复苏。

1. 注射用内给氧治疗方案　注射用内给氧又名碳酸酰胺过氧化氢，其化学式为：$CO(NH_2)_2 \cdot H_2O_2$，它是在双氧水的基础上衍化过来的，是一种强氧化剂，对人体组织无损害无刺激。注射用内给氧 1g（内含 H_2O_2 0.3g）+10% 葡萄糖 250mL 静脉滴注，先快后慢（即快速滴注后胎心转好，后慢速维持，直至胎儿娩出）。但内给氧制剂仅能缓解、改善胎儿缺氧症状，不能解决病因问题，如胎盘早剥，脐带脱垂，产道、产力异常等。因此，胎儿缺氧症状改善后，应尽快查明病因，给予及时、恰当的处理，以保胎儿安全。

2. 氨茶碱与地塞米松联用治疗方案　地塞米松 5mg，立即静脉推注，再用 25% 葡萄糖 20mL 加氨茶碱 0.25g 静脉缓注（氨茶碱静推时间 ≥ 5 分钟）。氨茶碱可引起个别患者恶心、呕吐、心动过速、烦躁等不良反应。但只要推注缓慢，这些不良反应可以避免。

3. 沙丁胺醇治疗方案　沙丁胺醇喷雾吸入，0.1 ~ 0.2mg，30 分钟后含服 4.8mg，个别产妇不能在 4 小时内结束分娩者再服 2.4mg。沙丁胺醇不良反应小，偶发用药后心动过速，对合并心脏病及甲亢的孕妇应慎用；同时，注意防止产程延长及产后出血。

4. 多种细胞保护剂联合治疗方案　建立两路静脉通道，一路静脉缓慢推注地塞米松 10mg，继续给予 20% 甘露醇 150mL 静脉滴注，另一路予 10% 葡萄糖液 250mL 加 25% 硫酸镁 20mL、ATP 40mg、CoA200U、维生素 C 2g、胞磷胆碱 0.5g、醋谷胺 0.5g，静脉滴注，同时根据血压口服尼莫地平 10 ~ 20mg、维生素 E 0.2g。

5. 纳洛酮治疗 方案静推纳洛酮 0.4mg，30 ~ 120 分钟重复 1 次。

6. 高压氧治疗 方案采用 YYC18D-8 型空气加压舱，治疗压力 0.16MPa（1.6ATA），升压 10 分钟，面罩吸纯氧 30 分钟，匀速减压 10 ~ 15 分钟，全程 50 ~ 60 分钟，每日 1 次，共 2 ~ 10 次，同时记录孕妇的自觉症状。

1998 年 ACOG 提出的建议包括以下几点：

1. 改变孕妇体位 可缓解脐带受压，并可纠正仰卧位低血压；通过电子胎心监护仪，观察侧卧位后胎心率图形改变，以调整孕妇保持最合适的体位，并不仅限于左侧卧位。

2. 停止缩宫素的使用并缓解过强的宫缩 从而改善子宫胎盘血流灌注量。即使在等待剖宫产时，有条件者也应给予子宫松弛剂，如单次静脉慢推硫酸镁 4g 或静脉用利托君（ritodrine）；也可皮下或静脉单次注射特布他林（terbutaline）0.25mg。后两种药物不宜用于糖代谢异常孕妇。

3. 阴道检查 排除脐带脱垂等病因。

4. 纠正低血压 可适当给予升压药物，纠正因使用麻醉镇痛药物所致的低血压。

5. 通知麻醉师和助产士 做好紧急分娩的准备工作。

6. 注意胎心变化 可用电子胎心监护仪连续监护，也可间断听诊。在手术室，腹部皮肤消毒前，应始终注意胎心变化。

7. 通知新生儿科医师 请有经验的新生儿科医师到分娩现场，准备复苏的药品和器械。

8. 吸氧 给孕妇吸氧，最好采用高流量纯氧、面罩法间断给氧。

第五节 产后出血

一、概述

产后出血（postpartum hemorrhage）是指胎儿娩出后生殖道出血超过 500mL（阴道分娩中），早期产后出血发生在产后 24 小时内，晚期产后出血发生在产后 24 小时后到产后 6 周内。出血可能发生在胎盘娩出前、娩出时及娩出后。事实上，在没有并发症的阴道分娩中准确测量平均出血量为 600 ~ 700mL，而阴道助产和剖宫产可达 1 000 ~ 1 500mL。对产后出血量的估计通常存在低估。不论是在发达国家还是发展中国家产后出血都是引起孕产妇死亡的重要原因，特别是在非洲和亚洲的发展中国家，常是孕产妇死亡原因的第一位。产后出血在世界范围内的发生率是 10.5%，每年引起 13.2 万名产妇死亡，产后出血的死亡率为 1%。在我国产后出血近年来一直是引起孕产妇死亡的第一位原因，特别是在边远落后地区产后出血引起的死亡占到 50% 以上。降低孕产妇死亡率，减少和有效处理产后出血至关重要。

二、诊断

在阴道分娩时，胎儿娩出后，生殖道出血超过 500mL，在剖宫产时，胎儿娩出后出血超过 1 000mL 应诊断为产后出血。这种传统的定义对于临床的处理并没有太多的帮助，研究表明阴道分娩的平均出血在 500mL 左右，而剖宫产的平均出血在 1 000mL 左右，按照这种定义有一半孕产妇分娩时会发生产后出血。用能引起低血容量症状时的失血量来定义产后出血可能更为实用，比如，血细胞比容产后较产前降低 10% 或需要输血治疗，这种情况占到阴道分娩的 4%，剖宫产的 6%。

（一）产后出血的常见病因

1. 子宫收缩乏力 产后止血的重要生理机制就是胎盘附着部位围绕在血管周围的子宫肌纤维的强力收缩，使血管关闭从而达到止血的效果。子宫收缩乏力是指子宫肌纤维收缩不佳，是引起产后出血的最常见的原因（占 50% 以上）。引起子宫收缩乏力的危险因素有过多的宫腔操作，全身麻醉，子宫过度扩张（双胎、羊水过多），产程延长，多产，子宫肌瘤，手术助产及宫腔操作，缩宫素引产和催产，子宫感染，子宫卒中等。

2. 软产道损伤　会阴切开和（或）产道撕裂伤引起的大量出血占到了产后出血原因的20%。撕裂伤的部位包括子宫、宫颈、阴道及外阴，在急产及阴道助产中比较常见。有时在外阴和阴道的皮下发生血管的撕裂伤，引起皮下血肿，由于没有显性出血，容易被忽略，有时产后几小时后或发生休克了才发现。会阴切开时如果伤及动脉血管或曲张的静脉可能引起大量的出血，会阴切开的时机选择也很重要，胎儿娩出前切开过早，或是胎儿娩出后未及时缝合，都会明显增加出血量。世界卫生组织建议应有限制地进行会阴切开术，而不应作为一项常规。

产后如果子宫收缩好，持续有新鲜血液流出，应考虑撕裂伤的因素。发现宫颈和阴道撕裂伤需要在良好的暴露下仔细检查，如有撕裂伤应在充分的麻醉下及时修补。子宫自然破裂十分罕见，在多产、胎位异常、子宫瘢痕和催产素引产这些高危因素存在时应警惕。近年来越来越多剖宫产术后再次妊娠的情况，子宫破裂引起的产后出血有所增加。

3. 胎盘组织残留　胎盘胎膜组织残留造成的产后出血占到5%～10%，在胎盘植入、手剥胎盘、第三产程处理不正确、未及时发现副胎盘均可造成胎盘组织残留。B超发现宫腔内高回声团块支持宫内组织残留的诊断。在产后几个小时后或晚期产后出血时，应高度警惕胎盘组织残留，并及时进行B超检查。经阴道的彩色多普勒超声检查更为敏感。如超声未见明确的宫内占位，则没有必要进行清宫术。

4. 凝血功能障碍　在一些严重的产科并发症中可能出现凝血功能障碍，如胎盘早剥、死胎、羊水栓塞、重度子痫前期、子痫及败血症。临床表现可能有低纤维蛋白原血症、血小板减少及弥散性血管内凝血。如输血超过8个单位可能出现稀释性的凝血障碍，其他的内科并发症也可能引起凝血功能障碍，如白血病、血小板减少性紫癜等。对凝血功能障碍的诊断应重视孕产妇病史的采集和实验室检查。

（二）产后出血常见的危险因素

在一项对9 598例阴道分娩的孕产妇的调查中，有374例发生产后出血，发生率为4%，相关的危险因素有：

1. 产程延长（OR 7.56）。
2. 子痫前期（或HELLP综合征）（OR 5.02）。
3. 会阴侧切（OR 4.72）。
4. 有产后出血病史（OR 3.55）。
5. 双胎（OR 3.31）。
6. 先露下降停滞（OR 2.91）。
7. 软组织撕裂伤（OR 2.05）。
8. 使用催产素引产（OR 1.66）。
9. 手术助产（OR 1.66）。
10. 会阴正中切开（OR 1.58）。
11. 初产妇（OR 1.45）。

其他一些危险因素还包括：全身麻醉、子宫过度膨大（多胎妊娠、巨大儿、羊水过多）、多产、绒毛膜羊膜炎等。

三、治疗纵观

尽管产后出血有近90%没有明确的高危因素，但通过加强孕产期的管理，特别是产时正确的处理能减少产后出血的发生。世界卫生组织推荐的积极处理第三产程对预防产后出血的效果已经被多项研究所证实。积极处理第三产程包括及早钳夹脐带、有节制地牵拉脐带（controiled cordtraction）、排空膀胱和预防性使用缩宫药物。一项系统评价显示：与期待处理相比积极处理第三产程（在医院里）降低了产后出血的量，平均降低约80mL；产后出血超过500mL发生率由13.6%降至5.2%，出血超过1 000mL的发生率由2.6%降至1.7%；第三产程时间平均缩短9.77分钟。有节制牵拉脐带是积极处理第三产程的重要一环，传统的观点是在第三产程时要等到胎盘有剥离征象时方能协助胎盘娩出。但积极处理时要求胎儿娩出后，脐带停止搏动即钳夹切断脐带，在使用缩宫药物的同时，一手将钳夹的脐带一端握紧，另一只手放在产妇的耻骨联合之上，在牵拉脐带时，上面的手通过反向用力使子宫固定，防止引起子宫内翻，下面的手保持较低的牵拉力量，持续 2 ~ 3 分钟，当子宫变得圆硬，脐带变长，下拉脐带使胎盘娩出，而不要等出血（胎盘剥离）时才开始牵拉脐带。在整个过程中上面的手要持续用力保持子宫位置固定，切忌在没有上面的手向反方向推力的情况下，下拉脐带，造成子宫内翻。

宫缩剂的使用在预防产后出血中起到了至关重要的作用，常用的宫缩剂包括缩宫素（催产素）、麦角新碱、前列腺素制剂（米索前列醇片、卡孕栓、卡前列素氨丁三醇针）。多项随机对照试验表明缩宫素是目前预防产后出血效果明确，不良反应少的药物，但缩宫素应注意避免 1 次短时间大剂量使用（负荷剂量），如静脉推注 5U 以上，可能引起低血压、心慌、心悸，特别是在区域麻醉的情况下更容易发生。麦角新碱在高血压和心脏疾患时不宜使用，我国现已停产。米索前列醇使用后腹泻、发热、寒战等不良反应明显，可作为没有缩宫素时替代或应用缩宫素无效时使用。卡前列素氨丁三醇针（欣母沛）价格昂贵，并不适于广泛应用，在应用缩宫素无效的宫缩乏力引起的产后出血的治疗有一定的效果。

四、治疗方案

许多处理产后出血的方法还停留在专家的经验和一些个案的报道，缺乏随机对照研究和系统评价，但在目前证据的基础上，也能为我们有效地处理、抢救产后出血的产妇提供有价值的借鉴。国际助产士联盟（ICM）和国际妇产科联盟（FIGO）建议处理产后出血按以下的流程，共 11 个步骤，每个步骤的第一个字母组成英文单词"止血（HAEMO – STASIS）"。

止血步骤如下：

1. H（ask for help） 呼叫救援帮助，立即组成抢救小组。通知助产士、产科医师、麻醉医师、内科医师、护工及后勤保障部门，组成有效的抢救小组，由在场的职称最高的医务人员作为总指挥，统一协调，并指定专人记录，同时通知血库、手术室做好准备。将产妇转入高危病房或 ICU 病房。

2. A（assess and resuscitate） 评估（包括生命征、出血量）并开始抢救复苏。立即建立 2 个 14 或 16 号的静脉输液通道，每个通道输入晶体液 1 000mL，最初 15 ~ 20 分钟内可快速输入 1 000mL，在第一小时内至少输入 2 000mL，输液 20 ~ 30 分钟评估休克有无改善，如有改善则以每 6 ~ 8 小时 1L 的速度滴注晶体液。予面罩给氧，流量为 8L/min，并抬高下肢。抽血进行合血、血常规、凝血图（PT、APTT、Fib、D- 二聚体）、电解质检查；安放尿管，行尿液分析，记录每小时尿量；监测产妇生命征包括血压、心率、呼吸、氧饱和度及心电图，必要时行中心静脉插管监测中心静脉压。

3. E（establish etiology and check medication supply） 初步确定病因并检查药物准备情况（缩宫素、麦角等），立即备血。在经过补液治疗无改善则进一步处理，有血液应立即使用，危及生命时先输入"O"型 Rh 阴性血液，PT/APTT>1.5 倍正常值，输入冰冻血浆，有的建议每输入 6U 血液需输入冰冻血浆 1L，当纤维蛋白原 <1g，输入血浆冷沉淀物，血小板 $<50 \times 10^9$/L，输入血小板悬液。

4. M（massage uterus） 按摩子宫。让产妇躺在产床或手术台上，一手置于阴道前穹隆，另一手放于耻骨联合之上一起加压，按摩子宫。

5. O（oxytocin inftlsion） 使用缩宫素及前列腺素（经静脉、盲肠、肌肉或直接子宫肌壁）。剂量与方法：①缩宫素 5 – 10U 静脉缓推。②麦角新碱 0.4mg 静脉缓推。③缩宫素 10 ~ 20U +500mL 液体，125mL/h 静脉滴注。④卡前列素氨丁三醇（$PGF_{2\alpha}$）250μg 肌注，15 ~ 90 分钟可重复使用，总量不超过 2mg。

6. S（shift to operating room） 将产妇转入手术室，排除胎盘等组织残留以及产道的撕裂伤。可继续双手按摩子宫。

7. T（tamponade） 填塞止血。可考虑使用用于胃底静脉出血时的气囊填塞，在条件不具备的地区可使用自制避孕套水囊填塞。纱布填塞也可使用，但失败率在 50% 左右。在使用缩宫剂治疗无效的情况下，应立即考虑进行填塞试验，以确定是否需要手术干预。使用方法：消毒暴露宫颈后将无菌的单腔气囊放入宫腔，这时静脉持续滴入缩宫素，缓慢注入热的生理盐水可达 300 ~ 400mL，观察宫颈及引流管没有鲜血继续流出时停止注入。如有效为填塞试验阳性，保守治疗成功的希望有 87%，可持续滴入缩宫素，置保留尿管监测生命征，出血量及尿量。6 小时后如无继续出血可先放出生理盐水，但不取出气囊观察 30 分钟，如无出血可取出气囊停用缩宫素。如再次出血可考虑重新注入生理盐水填塞。常规使用抗生素 3 天。

8. A（apply compression sutures） 实施压迫子宫的缝合。填塞试验阴性，应考虑开腹进行手术止血。最常用的是 B－lynch 缝合，探查宫腔，清除积血，搬出子宫，用手加压子宫体以估计缝合成功的机会；用 0 号合成缝线自子宫切口右侧 3cm 的下缘 3cm 处进针，经宫腔自切口上缘侧方距 4cm 出针，拉紧肠线至宫底绕到子宫后壁，于前壁相当部位进针至宫腔，自右侧水平向左侧相应部位穿出至子宫后壁，肠线紧贴宫体表面绕过宫底到子宫前壁下段切口上 3cm 处进针，通过宫腔在切口左下缘与右侧进针处同一水平出针，拉紧可吸收线，切口下缘左右侧两线端打结，再加压宫体，检查子宫止血良好，缝合子宫切口。

9. S（systematic pelvic devascularization） 系统性的结扎盆腔血管。如果子宫压迫缝合失败，可试行供应子宫血管的结扎，包括双侧子宫动脉，接下来是双侧卵巢韧带远端的输卵管分支。子宫动脉可在打开膀胱腹膜反折下推膀胱后直接结扎，在距子宫侧缘 2cm 出进针穿入子宫肌层，从阔韧带无血管区出针，缝扎打结。对侧同法处理。如果出血仍持续，可考虑结扎双侧卵巢动脉的输卵管支。如果仍无效，可进一步结扎髂内动脉，这需要手术医师有熟练的技巧并熟悉盆腔的解剖结构。在子宫切除术中常规辨别髂内血管和输尿管可增强产科医师在急诊时处理的信心。双侧髂内动脉结扎后，远端动脉血管的脉压降低高达 85%，结扎远端的血流供应减少约 50%，这一方法的成功率为 40% ~ 75%，对避免子宫切除有很高的价值。可能的并发症有盆侧壁血肿、输尿管损伤、髂静脉撕裂伤、误扎髂外动脉等。

10. I（intervention radiologist） 放射医师干预，如出血继续，有条件的可行子宫动脉栓塞术。

11. S（subtotal or total abdominal hysterectomy） 子宫次全或全切术。选择全切或次全切要看出血的情况，如果出血主要在子宫下段（如前置胎盘），应考虑行子宫全切术。如果子宫收缩乏力则子宫次全切除术更合适。次全切的并发症发病率和死亡率均较低而且时间较短。子宫切除术是处理子宫收缩乏力及胎盘植入的最后手段，但如果患者的血流动力学不稳定或出血量大用药物和其他手术措施根本无法控制的情况下应及早施行。

第六节　产科休克

一、概述

休克（shock）是由于急性循环功能障碍，全身组织和脏器的血流灌注不足，引起组织缺血、缺氧、代谢紊乱和各种重要脏器功能发生严重障碍的综合征。休克可出现在各种疾病过程中，如不及时予以适当处理，全身组织器官会发生不可逆损害而引起死亡。产科休克是指产科特有的、与妊娠及分娩直接相关的休克，是威胁孕产妇和围生儿生命的重要原因之一。失血性休克占产科休克的首位，亦是造成孕产妇死亡的主要原因，如产后出血、前置胎盘、胎盘早剥、流产、异位妊娠、剖宫产后子宫切口裂开、子宫破裂、软产道严重撕裂伤等。其次是感染性休克，如感染性流产、长时间破膜后的绒毛膜羊膜炎、产后和手术后发生盆腔感染和切口感染、产褥感染、妊娠合并严重血小板减少性疾病所造成的感染等，如不及时处理，可致感染性休克。据统计约有 20% 的产妇死于感染性休克。此外，孕妇有可能因注入对其过敏的抗生素或不相容的血液制品而引起过敏性休克；妊娠使孕妇的血液处于高凝状态，HELLP 综合征等，有导致深静脉血栓形成，肺栓塞的危险性；还有羊水栓塞引起弥散性血管内凝血（DIC），大量微血栓形成，以上两种为产科常见的阻塞性休克；产科休克还包括心脏泵衰竭或心功能不足所引起的心源性休克；手术和麻醉引起的神经源性休克等。

二、诊断

（一）临床表现

休克早期表现为烦躁、焦虑或激动；休克晚期，表情淡漠或意识模糊，甚至昏迷。皮肤苍白或发绀、四肢湿冷。

（二）体征

1. 体温 体温的骤然变化，如突然升高至 39℃ 以上，或体温骤降至 37℃ 以下，或伴有寒战继而发生面色苍白、烦躁不安者，常常提示感染性休克即将发生。

2. 脉搏 休克早期，血压下降前，往往细数，随血压下降，更为细数；休克晚期，脉细缓提示病情危重。

3. 呼吸 休克早期呼吸加快，开始出现呼吸性酸中毒时，呼吸深而速；酸中毒加深后，呼吸转为深而慢，出现呼吸困难，提示病情危重。

4. 血压 动脉血压及脉压下降，收缩压 < 80mmHg 或下降 20% 以上，或原有高血压者收缩压较其基础血压下降 30mmHg，同时脉压 <20mmHg，伴有尿量减少、四肢湿冷等，则提示已有休克存在。

5. 尿量 尿量每小时低于 20 ~ 25mL 表示血容量不足，为内脏血液灌流量的一个敏感指标。在尿量足够而尿钠低的败血症患者，提示肾脏通过潴留钠以维持血容量，此时尽管尿量正常也应输液。

（三）中心静脉压监测

在失血性休克中，中心静脉压监测非常重要，正常中心静脉压为 6 ~ 12cmH_2O，<6cmH_2O，表示血容量不足，故中心静脉压监测以及血压变化可供补液、输血量参考。此外计算休克指数可作为低血容量休克的诊断参考。休克指数 = 脉率 ÷ 收缩压。指数为 0.5，表示正常血容量；指数为 1，表示失去 20% ~ 30%（1 000 ~ 1 500mL）的血容量；指数 >1，表示失去 30% ~ 50%（为 1 500 ~ 2 500mL）的血容量。

（四）实验室检查

1. 血红细胞计数 血红蛋白及血细胞比容。出血性休克时各项指标均降低；感染性休克时，白细胞计数及中性粒细胞明显升高，粒细胞内可出现中毒颗粒。

2. 血气分析 休克时 pH、PO_2 均下降，PCO_2 上升。

三、治疗纵观

产科休克一旦发生，贵在及时、迅速、配合、分秒必争地进行急救，对严重出血或感染性休克患者，应立即给予止血、输液、输血、止痛、保持呼吸道通畅和氧气输入、迅速改善血液循环等处理，常能缓和休克的进展，有时甚至可阻止休克的进展和防止休克的发生。近年研究表明，迅速有效地使用液体疗法抗休克，是挽救孕产妇及胎婴儿生命的关键。液体疗法成功与否与选择的液体性质、数量及输液速度密切相关，遵循"需多少，补多少"的原则，贵在及早补充。同时针对病因治疗，方能得到好的治疗效果。

四、治疗方案

（一）急救措施

1. 迅速确定出血来源和阻止继续出血 是治疗失血性休克的关键。根据不同的原因采取相应的措施，积极治疗原发病。

2. 保持有效通气量，经鼻导管供氧 是抢救休克的首要原则。休克时肺循环处于低灌注状态，氧和二氧化碳弥散受到影响，严重缺氧时，可引起低氧血症，低氧血症又加重休克，导致恶性循环。因此，必须保证充足供氧，鼻导管插入深度应适中，通常取鼻翼到耳垂间的长度，氧的流量应保持 5 ~ 6L/min。

3. 确保输液通道 可选用静脉输液。若达不到效果可采用套管针，选颈外静脉或颈内静脉穿刺，增加抢救成功率。

4. 补充血容量 扩充血容量是维持正常血流动力和微循环灌注的物质基础，是抗休克的基本措施。现推荐使用平衡液，如林格乳酸钠溶液。适当输全血，需要大量输血时，应按照 3：1 补充新鲜血。当失血量大于 25% 时，必须同时补充电解质。

5. 纠正酸中毒 代谢性酸中毒常伴休克而产生，酸中毒能抑制心脏收缩力，降低心排血量，并能诱发 DIC。因此，在抗休克同时必须注意纠正酸中毒。首次可给予 5% 碳酸氢钠 100 ~ 200mL，2 ~ 4 小时后酌情补充。有条件最好监测二氧化碳结合力，根据失衡情况给予治疗。

6. 预防心力衰竭　休克发生后，心肌缺氧，能量合成障碍，加上酸中毒的影响，可使心肌收缩无力，心搏量减少，甚至发生心力衰竭。因此，必须严格监测脉搏，注意两肺底有无湿啰音。有条件应做中心静脉监测。如脉率大于 140 次 /min，或两肺底部发现有湿啰音，或中心静脉压高达 1.18kPa 以上者，可给予快速洋地黄制剂，一般常用毛花苷 C 0.4mg，加入 25% 葡萄糖 20mL 中，缓慢静脉注射。4 ～ 6 小时后可酌情再给 0.2mg 毛花苷 C，以防治心力衰竭。

7. 预防肾功衰竭　当血容量补充已足，血压恢复正常，但每小时尿量仍少于 17mL 时，应适当给予 20% 甘露醇 250mL，于 30 分钟内滴入，以改善肾脏皮质的血流量，产生利尿作用，预防肾衰竭。

（二）不同类型产科休克的处理不同

1. 出血性产科休克　原则是迅速止血、纠正失血性休克及控制感染。迅速确定出血来源和阻止继续出血。对由于前置胎盘或胎盘早剥引起的产前出血，应先稳定母体情况，然后再选择适当的措施娩出胎儿；对产道撕裂引起的严重产后出血，通常采用缝合和修补以控制出血；异位妊娠破裂流产导致的大出血，应在充分补液的同时迅速手术治疗；对子宫乏力、子宫破裂或胎盘滞留等引起的出血，可选择各种止血药物（如催产素、麦角新碱、卡前列素氨丁三醇）和手术方法（如结扎子宫动脉或髂内动脉、子宫切除法、介入法和改良 B – Lynch 压缩缝合术）以挽救产妇的生命。

（1）宫缩乏力引起的产后出血

①按摩子宫和缩宫素的应用：常规治疗方法是按摩子宫，助产者迅速用一手置于宫底部，拇指在前壁，其余四指在后壁，作均匀按摩宫底，经按摩后子宫开始收缩，亦可一手握拳置于阴道前穹隆，顶住子宫前壁，另一手自腹壁按压子宫后壁，使子宫体前屈，两手相对紧压子宫并作按摩。必要时可用另一手置于耻骨联合上缘，按压下腹正中部位，将子宫上推，按摩子宫必须强调用手握宫体，使之高出盆腔，有节律轻柔按摩。按压时间以子宫恢复正常收缩，并能保持收缩状态为止，使之高出盆腔，有节律轻柔按摩。在按摩的同时，催产素 20U 子宫体直接肌内注射，20U 催产素加入平衡液 500mL 中静脉滴注，滴速 <80 滴 /min。切忌无限加大催产素的剂量，大剂量催产素可引起血压升高，使冠状血管平滑肌收缩。麦角新碱 0.2mg 静脉推注，作用时间慢，对宫颈、宫体有作用，一般用量为 1mg/d，1 次最大剂量为 0.5mg，如无效，需采取进一步治疗。

②前列腺素衍生物的应用：a. 米索前列醇：是一种新型口服前列腺素 E_1（PGE_1）的衍生物，吸收后转化为有活性的米索前列醇酸，不但有强烈的子宫收缩作用，而且能增加子宫收缩作用，增加子宫收缩频率，不影响血压，不增加心血管系统的负荷。米索前列醇给药途径主要为口服、舌下含化、宫腔内放置、直肠给药、阴道上药等途径。剂量一般为 200μg。b. 卡前列素氨丁三醇（欣母沛）：为甲基前列腺素，其活性成分为卡前列素氨丁三醇，是前列腺素 $PGF_{2\alpha}$ 的衍生物，对子宫平滑肌有较强的收缩作用，国外已广泛用于难治性产后出血的治疗。卡前列素氨丁三醇作为一种前列腺素，具有一定的不良反应，最常见的是腹泻、恶心呕吐、血压升高等；唯一禁忌证是过敏。剂量一般为 250 ～ 500μg，最大可达到 2 000mg。c. 卡孕栓：主要给药途径为舌下含服、阴道给药、直肠给药。剂量为 1mg。d. 氨甲环酸：剂量为 0.1 ～ 0.3g 加入生理盐水或 5% 葡萄糖液 20 ～ 100mL 静脉滴注。

通过如上处理，多能使子宫收缩而迅速止血。若仍不能奏效可采取以下措施。

①填塞宫腔：近代产科学中鲜有应用纱布条填塞宫腔治疗子宫出血者，若需行此术则宜及早进行，患者情况已差则往往效果不好，这是因为子宫肌可能收缩力甚差之故。方法为经消毒后，术者用一只手在腹部固定宫底，用另一只手或持卵圆钳将 2cm 宽的纱布条送入宫腔内，纱布条必须自宫底开始自内而外填塞，应塞紧。填塞后一般不再出血，产妇经抗休克处理后，情况可逐渐改善。若能用纱布包裹不脱脂棉缝制成肠形代替纱布条，效果更好。24 小时后缓慢抽出纱布条，抽出前应先肌内注射催产素、麦角新碱等宫缩剂。宫腔填塞纱布条后应密切观察一般情况及血压、脉搏等生命指征，注意宫底高度、子宫大小的变化，警惕因填塞不紧，纱布条仅填塞于子宫下段，宫腔内继续出血，但阴道则未见出血的止血假象。

②结扎子宫动脉：按摩失败或按摩半小时仍不能使子宫收缩恢复时，可实行经阴道双侧子宫动脉上行支结扎法。消毒后用两把长鼠齿钳钳夹宫颈前后唇，轻轻向下牵引，在阴道部宫颈两侧上端用 2 号肠

线缝扎双侧壁，深入组织约 0.5cm 处，若无效，则应迅速开腹，结扎子宫动脉上行支，即在宫颈内口平面，距宫颈侧壁 1cm 处，触诊无输尿管始进针，缝扎宫颈侧壁，进入宫颈组织约 1cm，两侧同样处理，若见子宫收缩即有效。

③结扎髂内动脉：若上述处理仍无效，可分离出两侧髂内动脉起始点，以 7 号丝线结扎，结扎后一般可见子宫收缩良好。此措施可以保留子宫，保留生育能力，在剖宫产时易于施行。

④子宫切除：结扎血管或填塞宫腔仍无效时，应立即行子宫次全切除术，不可犹豫不决而贻误抢救时机。

⑤血管性介入治疗：国内对阴道流血多少实行介入治疗尚无统一的意见。一般认为，凡是采用保守治疗方法不能有效止血的产后出血，均适合血管性介入治疗。无绝对禁忌证。相对禁忌证包括对造影剂慢性过敏、严重 DIC、严重的心肝肾及凝血功能障碍。介入治疗的术式有两种：一为经皮双髂内动脉栓塞术（IIAE），另一为经皮双子宫动脉栓塞术（UAE），两者均属经导管动脉栓塞术的范畴。目前，在我国选择介入治疗的患者病情危重，因此首选 IIAE；对部分一般情况较好的产后出血患者，或者术者插管技术相当熟练者可选用 UAE 以减少并发症的发生。这种治疗既可达到止血目的又可保全子宫，保留患者的生育功能。具有手术时间短、创伤小、恢复快、止血迅速、彻底、不良反应小和可保留子宫等优点。是治疗产后出血的一种全新有效的方法。

⑥改良 B–Lynch 压缩缝合术：剖宫产出血量大于阴道产，随着剖宫产率的逐年上升，产后出血率也明显上升。产后出血成了我们必须面对的一个严峻问题。宫缩乏力是产后出血最常见的原因，占90%。胎盘因素也因胎盘剥离面出血而影响子宫收缩，难以有效止血。以往对于保守治疗失败患者，急诊行子宫切除或次全切为最有效的方法。改良 B–Lynch 压缩缝合术操作简单，无须特殊器械和手术技巧，成功率高止血迅速可靠，如及时施行可减少失血及避免子宫切除。此法未发现术后并发症，对子宫收缩乏力性出血与胎盘剥离面出血均为有效的外科止血方法。

B–Lynch 子宫缝线术是英国 Milfon Keynes 医院报道一种新的外科手术控制产后出血的缝线方法，较动脉缝扎技术简单易行。其原理为机械性纵向挤压子宫平滑肌，使子宫壁的弓状血管有效地被挤压，血流明显减少减缓；局部加压后易于使血流凝成血栓而止血；同时因血流减少，子宫肌层缺血，刺激子宫收缩而进一步压迫血窦，使血窦关闭而持续止血。方法：首先将子宫托出腹腔，两手挤压子宫观察出血情况，若挤压后出血基本停止，则行改良缝线术成功的可能性极大。以 1/0 可吸收线从子宫下段切口的左侧中、外 1/3 交界处的切缘下方 2cm 处进针，穿过子宫肌层；然后从切口上缘对应部位出针，依次穿过肌层、浆膜层，均不穿透蜕膜层；出针后于宫体中部向宫底方向垂直褥式缝合 1 针，深达肌层，不穿透蜕膜层，缝线绕向宫底，于宫底部再次垂直褥式缝合 1 针（距宫角 3cm），不穿透蜕膜层；出针后将缝线绕过宫底达子宫后壁，子宫体中部与前壁缝合相对应部位向宫颈方向缝合 1 针（同前壁缝合法），出针后在相当于子宫下段切口水平，自左向右水平缝合 1 针，不穿透蜕膜层，进、出针部位相当于中、外 1/3 交界处。同法，继续右半部自后壁向前壁的缝合，但缝合方向相反，最后于切口右侧中、外 1/3 交界处的切缘下方 2cm 处出针。在助手挤压子宫的同时，小心、缓慢地拉紧缝线的两端后打结，使子宫呈纵向压缩状，大致将子宫纵向分为 3 等份。观察子宫出血情况，无出血或出血基本停止，可常规缝合子宫切口后关腹。

⑦压迫髂内动脉和子宫动脉：主要根据髂内动脉和子宫动脉的解剖位置，两手于下腹部压迫子宫同时通过子宫和盆腔组织传递性"压迫髂内动脉和子宫动脉"的方法治疗产后出血。此方法治疗产后出血简单、易行、经济、可靠，是首选而有效的治疗产后出血的方法。

⑧囊压塞术：Condous 等报道，在轻微止痛法或局部麻醉下，用宫颈钳夹宫颈前后唇，把Seng-stsken Blakemore 食管导管超过气囊处切去导管尾端，并经宫颈放入宫腔，在食管气囊内注入70～300mL 温热的生理盐水，直到腹部触及膨胀的气囊，子宫收缩好时停止。轻轻牵拉食管导管，使其位置固定，这时观察宫颈口或 Sengstsken Blakemore 食管导管胃腔管无流血或流血很少，则压塞成功。术后加强监护，并缓慢静滴催产素 40U 加 5% 葡萄糖液，在 24 小时内静脉用广谱抗生素，2/3 患者在 12 小时内拔除气囊管，最长放置 24 小时 14 分钟。在监护过程中，阴道出血仍多、血压下降、脉搏增快，

说明该手术失败，则气囊管放气，用其他方法治疗。气囊压塞术适用于宫缩乏力的患者。

（2）软产道裂伤：止血的有效措施是及时准确地修补缝合。一般情况下，严重的宫颈裂伤可延及穹隆及裂口甚至伸入邻近组织，疑为宫颈裂伤者应在消毒下暴露宫颈，用两把卵圆钳并排钳夹宫颈前唇并向阴道口方向牵拉，顺时针方向逐步移动卵圆钳，直视下观察宫颈情况，若发现裂伤即用肠线缝合，缝时第一针应从裂口顶端稍上方开始，最后一针应距宫颈外侧端 0.5cm 处止，若缝合至外缘，则可能日后发生宫颈口狭窄。阴道裂伤的缝合需注意缝合至底部，避免留下无效腔，注意缝合后要达到组织对合好及止血的效果。阴道缝合过程要避免缝线穿过直肠。缝合采取与血管走向垂直则能更有效止血。会阴部裂伤可按解剖部位缝合肌层及黏膜下层，最后缝合阴道黏膜及会阴皮肤。

（3）胎盘因素：治疗的关键是及早诊断和尽快去除此因素的存在。胎盘剥离不全、滞留及粘连均可徒手剥离取出。部分残留用手不能取出者，可用大号刮匙刮取残留物。若徒手剥离胎盘时，手感分不清附着界限则切忌以手指用力分离胎盘，因很可能是胎盘植入，此情况应剖腹切开子宫检查，若确诊则以施行子宫次全切除为宜。胎盘嵌顿在子宫狭窄环以上者，应使用乙醚麻醉，待子宫狭窄环松解后，用手取出胎盘当无困难。

（4）凝血功能障碍：若于妊娠早期，则应在内科医师协同处理下，尽早施行人工流产终止妊娠。于妊娠中、晚期始发现者，应协同内科医师积极治疗，争取去除病因或使病情明显好转。分娩期则应在病因治疗的同时，出血稍多即作处理，使用药物以改善凝血机制，输新鲜血液，积极准备做好抗休克及纠正酸中毒等抢救工作。

2. 感染性产科休克

（1）补充血容量并酌情应用血管活性药物：补液量 2 000 ~ 4 000mL/d，选用平衡盐液为主，适量低分子右旋糖酐、清蛋白、血浆等。低分子右旋糖酐以较快速度滴入（4 小时内滴入 500mL，但有肾功能不全出血倾向慎用），多巴胺 10 ~ 20mg/100mL，6 ~ 12μg/（kg×min）间羟胺 10 ~ 20mg/100mL，5 ~ 10μg/（kg×min）静脉滴注或输液泵泵入，视病情变化调整剂量，输液宜先快后慢，先多后少，用 4 小时至 5 天，力争在短时间逆转休克状态。

（2）去除感染病灶：是治疗感染性产科休克的关键。可根据具体情况选用药物或手术方法去除感染源。在消除感染灶之前，宜先以抗生素控制感染，使之局限化。使用抗生素的原则是：①休克发生时应停用、更换或追加休克前已用过的抗生素。②病原菌不明确者应选用广谱抗生素。③病原菌明确者应根据药敏试验选用 2 ~ 3 种抗菌药物。④长期大量使用抗生素者需注意预防真菌感染。⑤伴肾功能不良者应慎用具有肾毒性的抗生素。控制感染可联合使用 2 ~ 3 种抗生素，主要选用青霉素类、头孢类、喹诺酮类或大环内酯类抗生素。疑有厌氧菌感染加用替硝唑，真菌感染加用氟康唑。

（3）大剂量使用糖皮质激素，氟米松 30 ~ 60mg/d，2 ~ 3 天。

（4）纠正酸中毒维持酸碱平衡，适当应用碱性药物，一般选用 5% 碳酸氢钠静脉滴注。

（5）及时处理原发病灶，有手术指征予手术处理。

（6）维持重要脏器功能，及时处理并发症（心衰则强心，缺氧则吸氧，脑水肿予脱水等）。

3. 阻塞性产科休克　由肺栓塞引起的阻塞性休克患者，应立即取左侧头低卧位，以避免肺小动脉栓塞进一步加重，有条件者应置入高压氧舱；羊水栓塞引起的产科休克，处理关键是缓解肺动脉高压和改善肺循环。若发生 DIC，应积极治疗原发病，阻断内、外源性促凝物质的来源，是预防和终止 DIC 的关键。产科 DIC 病情凶险，但病因较明确，要抓紧时间，解决分娩问题，阴道分娩条件不成熟，不能迅速终止妊娠者应及时进行剖宫产，对于无法控制的出血则果断地切除子宫，使病情很快得到改善，即使在休克状态下也应在抢救休克的同时行剖宫产或子宫切除。同时补充新鲜血、冰冻血浆、低分子右旋糖酐、纠正酸中毒和水电解，酌情应用小剂量肝素治疗。

4. 过敏性产科休克　过敏性休克是由于抗原物质进入人体后，与相应的抗体相互作用，激发引起广泛的 I 型变态反应，使组织释放组胺、缓激肽、5- 羟色胺和血小板激活因子等，导致全身毛细血管扩张和通透性增加，血浆迅速内渗到组织间隙，循环血量急剧下降引起。若不及时抢救常可危及患者生命，但若急救措施得力，则救治效果良好。救治的关键是逆转血管扩张和支气管痉挛，寻找、证实和去除致敏原。急救药物首选肾上腺素，其作用机制为通过 β–受体效应使痉挛支气管快速舒张，通过 α–受体效应使外周小血管收缩，可及时消除过敏引起的哮喘，保护重要脏器的血液供应。联合应用肾上腺皮质激素效果更佳，其作用机制为抑制变态反应降低血管通透性，进一步加强肾上腺素的作用，甚至有报道是抗过敏最有效的药物。一般抢救措施包括：立即去除致敏原，吸氧保暖、平卧、保持呼吸道通畅等。综合抢救措施有：①首选 0.1% 肾上腺素 0.5 皮下注射，3 ~ 10 分钟重复 1 次。②立即建立静脉通道，琥珀酸氢化可的松钠 100mg 静脉注射，300mg 加入 5% 葡萄糖 500mL 持续静脉滴注。③多巴胺 40 ~ 100mg 加入 5% 葡萄糖 250mL 持续静滴。④心跳呼吸骤停者立即进行心肺脑复苏。

5. 心源性产科休克　常继发于其他类型的休克。因而应注意维持血压，以保证重要脏器（包括心脏本身）的血流灌注。可应用多巴胺、间羟胺与多巴酚丁胺等；需纠治心律失常，补充血容量和应用血管扩张剂，必要时应用合适的强心苷。

（1）利尿剂：减轻心脏前负荷，改善肺瘀血。

（2）血管扩张剂：硝普钠能扩张小动脉和静脉血管，常与多巴胺联合应用，增加冠状动脉灌注压。一般从 10 ~ 15 μg/min 开始，并逐渐加量。硝酸甘油一般剂量可扩张静脉系统，减轻前负荷，大剂量降低后负荷和左室舒张末压，增加心输出量；通常用量从 10 ~ 15μg/min 开始。酚妥拉明为 α–受体阻断剂，直接松弛血管平滑肌，降低外周阻力，0.05 ~ 0.1 mg/min 开始静滴，并逐渐加量。用血流动力学监测这类药物时应以 PCWP 不低于 15mmHg 为宜。如患者可以口服，可用血管紧张素转换酶抑制剂（ACEI）类药物。

（3）血管收缩剂：对于有持续性低血压及低心排血量时，可应用交感神经兴奋剂。多巴胺可直接作用于 α–受体、β–受体和多巴胺受体。小剂量 3 ~ 5μg/（kg·min）时可以扩张肾脏血管，保持足够的尿量，同时扩张脑和冠状动脉血管，有正性肌力作用，可降低外周阻力，增加组织灌注；大剂量 8 ~ 10μg/（kg·min）可进一步增加心肌收缩力，加快心率及增加外周阻力，减少肾血流。多巴酚丁胺主要兴奋 β₁ 受体，增加心肌收缩力，减轻后负荷，无血管收缩反应。但不适合有明显低血压的患者。静脉应用剂量为 2.5 ~ 10μg/（kg·min）。对于血流动力学恶化、持续性严重低血压、其他措施无效时可以选择去甲肾上腺素或肾上腺素。

（4）磷酸二酯酶抑制剂：氨力农、米力农为非儿茶酚胺类正性肌力药物；增加心肌收缩力及扩张血管。

（5）血管扩张剂与血管收缩剂联合应用：可以在改善心功能的同时减少不良影响。如多巴胺与硝酸甘油合用。

（6）其他药物：纳洛酮在休克状态下有升压作用，1，6 二磷酸果糖改善心功能，肾上腺皮质激素的应用有时可起到意想不到的良好效果。对于有感染存在的心源性休克，应恰当应用抗生素治疗。钙离子增敏剂左西孟旦（levosimendan）是一种新型的非洋地黄类正性肌力药物，和其他非洋地黄类正性肌力药物相比，其不增加钙超载和心肌耗氧量，不导致心律失常和细胞损伤，能明显改善血流动力学参数，有正性肌力作用，不损害舒张功能，也不延长舒张时间，对心肌有保护作用，并逐渐成为心肌保护的研究热点。

（三）分娩时间和方式的选择

发生休克时，由于子宫–胎盘血流减少而导致胎儿产生窘迫是颇为常见的。虽然立即分娩可避免胎儿死亡，但也可能进一步加重母体的休克状态。在这种情况下，首先应考虑母体的安全。经抢救休克，母体状况获得稳定之后，如果胎儿仍然存活，尤其是对产前出血和宫内感染的孕妇，剖宫产为常选的分娩方式。如果胎儿已死宫内，而延长妊娠所带给母体的危害性低于立即做剖宫产时，则宜选用阴道分娩。

第七节　产科 DIC

一、概述

产科领域的弥散性血管内凝血（disseminated inravascular coagulation，DIC）系妊娠期间在血液处于高凝状态的基础上，由多种产科并发症引起的，以异常凝血和继发性纤维蛋白溶解为主要表现的临床综合征。妊娠期妇女，特别是分娩期孕妇体内凝血、抗凝和纤溶功能均发生明显改变。血凝血因子Ⅱ、Ⅴ、Ⅶ、Ⅷ、Ⅸ、Ⅻ含量有不同程度增加（除Ⅺ和Ⅻ外）。而 AT－Ⅲ和蛋白 C、蛋白 S 下降，血小板略有减少。抗凝及纤溶功能减弱，血液呈现高凝状态，这一生理变化为产后快速有效止血提供了物质基础，但也易导致产科 DIC 的发生。DIC 的病理特点是广泛性血管内凝血与血栓形成，这可能是造成多系统或多器官功能障碍的主要病理机制，其中难以纠正的微循环障碍和休克最为常见，国内统计发生率可高达50%～60%。DIC 并非独立疾病，只是疾病发生发展中的一个病理过程，最常见发病诱因为羊水栓塞，其次为死胎、稽留流产、胎盘早剥、前次胎盘、感染、先兆子痫、产后出血及妊娠合并肝病等。DIC 起病急骤、发展迅速、病势凶险、治疗棘手，早期诊断和治疗可以降低母婴病死率。

二、诊断

（一）临床表现

根据病史，结合临床表现及实验室检查，诊断并不困难。

1. 多发性出血倾向　DIC 临床主要表现为皮肤瘀斑、瘀点，注射针眼出血，血液不凝，与出血量明显不成比例的休克与循环衰竭，血尿，上消化道出血，阴道壁血肿，休克，呼吸困难，意识障碍，脑疝，阴道流血等。最终呼吸功能障碍、心功能衰竭、肾衰竭。

2. 不易用原发病解释的微循环衰竭或休克　产前、产时及产后发现患者呼吸困难、胸闷、气急、伴随血压下降等主诉及症状，均应立即考虑是否存在羊水栓塞的可能。产妇在分娩过程中突然出现寒战、胸闷、气急、呼吸困难、发绀、伴随血压下降、昏迷等主诉及症状，均应立即考虑是否存在羊水栓塞的可能，应当监测血液中的羊水结晶。羊水栓塞患者约有 50% 可以发展为 DIC。

3. 多发性微血管栓塞的症状和体征　如皮肤、皮下、黏膜栓塞坏死即早期出现的肾、肺、脑等脏器功能不全。

4. 抗凝治疗有效。

（二）实验室检查

1. 血小板计数 $<100 \times 10^9/L$ 有诊断价值，特别是进行性降低。

2. 凝血时间　DIC 早期，即弥散性微血栓形成期，血液处于高凝状态，血液凝固时间缩短。后期继发纤溶为主，血液呈低凝状态，凝血时间延长。

3. 凝血酶原时间（PT）　是外在凝血途径的筛选试验。超过正常对照 3 秒以上有意义。

4. 部分凝血活酶时间测定（APTT）　是内在凝血途径的过筛试验。除因子Ⅶ和Ⅻ外，任何一个凝血因子缺乏都可使 APTT 延长。正常 35～45 秒，超过正常对照 10 秒以上有意义。DIC 的高凝期 APTT 缩短，在消耗性低凝血期 APTT 延长。

5. 纤维蛋白原定量　纤维蛋白原 $<1.5g/L$ 或呈进行性下降，或 $>4.0g/L$。

6. 凝血酶时间（TT）　反应凝血第三阶段的试验，正常 16～18 秒，比正常对照延长 3 秒以上有诊断价值。

7. 其他　优球蛋白溶解时间缩短或纤溶酶原减低；血浆副凝固时间。

三、治疗纵观

产科 DIC 一旦发生应尽快处理，以防延误最佳抢救时机而造成严重后果。积极治疗原发病，阻断内外源性促凝物质进入血液循环，是预防和终止 DIC 的关键。去除病因能阻断促凝物质继续进入血液循环，阻断 DIC 的进一步发展。稽留流产、死胎应尽快清宫；重型羊水栓塞或胎盘早剥应尽快行剖宫产术，必要时切除子宫，以阻断促凝物质（胎盘绒毛、羊水等）继续进入母体血液循环。产前 DIC 应尽快结束分娩，如阴道分娩条件不成熟，应尽快剖宫产结束分娩。如产后出血不止，经积极保守治疗无效时应及时果断行子宫切除。纠正引起 DIC 的诱因如补充血容量，防治休克，改善缺氧状态，纠正酸中毒及电解质紊乱等。DIC 时体内凝血因子大量消耗，故应及时补充凝血因子是抢救 DIC 的重要措施。补充凝血因子可输入新鲜全血，血小板，冰冻血浆，纤维蛋白原等。在治疗 DIC 的同时，要密切监测心率、尿量、中心静脉压、血氧饱和度，及时行床边胸片、心电图、血气分析，肝肾功能、电解质等检查。维持水电解质及酸碱平衡，纠正低蛋白血症，保持心、肺、肝、肾、脑等功能。一旦发生 MODS，应及时与 ICU 联合治疗。

产科 DIC 多数发生于分娩后，伴有不同程度的出血、休克。休克与 DIC 可互为因果，DIC 诊断明确时多数已进入消耗性低凝期，甚至纤溶亢进期，此时如已去除 DIC 诱因，治疗的关键为止血及抗休克、纠正缺氧、改善微循环、纠正酸中毒及电解质紊乱，补充新鲜全血和血浆凝血因子、输冰冻血浆、清蛋白、必要时结合实验室检查结果应用抗纤溶药物。给予大量皮质激素，并给氨茶碱、阿托品解除支气管痉挛，加压给氧，多巴胺及间羟胺升压。改善微循环灌流量是防治 DIC 的先决条件。补充全血、低分子右旋糖酐和复方乳酸钠溶液能有效增加血容量，解除小动脉痉挛，降低血液黏度，促使凝聚的血小板和红细胞离散。及时输入新鲜全血、冰冻血浆、清蛋白是补充各种凝血因子和血容量首选和最有效的措施，既可补充大量消耗的血小板及凝血因子达到止血的目的，又能迅速补充血容量达到抗休克的目的，输新鲜血和冰冻血浆最好使用 3 天以内的新鲜血，根据实验室检查补充纤维蛋白原、血小板和凝血酶原复合物。输入血浆在减少容积输入的同时，还能避免红细胞破坏产生红细胞素等促凝物质入血，在出血仍不能控制时，可结合实验室检查结果应用抗纤溶药物，多能在较短时间内控制出血。由于 DIC 发生的纤溶为继发性纤溶，常与微血栓形成同时存在，可消耗纤维蛋白，这是对机体的一种生理保护反应，所以不宜过早使用抗纤溶药物。在改善微循环、积极输血的同时静脉输注纤维蛋白原，首先静脉使用纤维蛋白原 1 ~ 2g，用药后 15 ~ 30 分钟见到凝血块，出血渐减少。若无凝血块，再重复使用，每次递增 0.5 ~ 1g，总量可达 4g。产科 DIC 多为急性失血引起，病情发展迅速，高凝期往往不明显而迅速进入消耗性低凝期及纤溶亢进期，因此在血液不凝固阶段补充凝血因子及纤维蛋白原至关重要。目前对于产科 DIC 时是否应用肝素治疗尚存在争论，主张使用肝素的理由是血管内高凝状态与继发性纤溶同时存在，肝素可以阻断凝血因子的进一步消耗，降低 DIC 的发生率和死亡率，强调肝素是一切 DIC 患者的首选治疗，而且应早用、足量、维持足够长时间。主张不使用的理由是肝素虽为强有力的抗凝剂，但对血管内已形成的血栓不起作用，肝素的抗凝作用有赖于抗凝血酶Ⅲ（AT－Ⅲ）的介入。DIC 时，AT－Ⅲ血浆水平不同程度下降，当下降超过正常的 60% 时，肝素的抗凝作用明显减弱。其次，DIC 早期临床表现无特异性，需动态观察及结合实验室检查结果方能做出诊断，而实验室指标受不同试剂、方法等因素影响，其结果均有差异。3P 试验特异性和敏感性均较差，早、晚期都可阴性，阳性时已是显性 DIC。

诊断方法中又缺乏判断是凝血占优势还是纤溶占优势的指标，这种判断对确定治疗方案有极其重要的意义。再次，在具有对照组的临床实验中并未证明肝素对急性 DIC 患者的有利作用。因此，认为 DIC 的主要死亡原因不是血管内凝血，肝素在抑制微血栓形成的同时，还抑制损伤血管，造成损伤血管无法止血，导致 DIC 加重。

四、治疗方案

（一）去除原发病

去除诱因是治疗产科 DIC 的关键。稽留流产、死胎应尽快清宫；重型羊水栓塞或胎盘早剥应尽快行剖宫产术，必要时切除子宫，以阻断促凝物质（胎盘绒毛、羊水等）继续进入母体血液循环。纠正引起 DIC 的诱因，如补充血容量，防治休克，改善缺氧状态，纠正酸中毒及电解质紊乱等。

（二）抗凝治疗

合理使用肝素是提高治愈率的重要手段。肝素具有强大的抗凝重要作用，可防止微血栓的形成。DIC 确立诊断后，应尽早使用肝素，用于高凝期治疗效果更为显著。肝素 25 ~ 50mg（1mg= 125U）加于生理盐水或 5% 葡萄糖液 100mL 内静脉滴注 1 小时，4 ~ 6 小时后可重复给药 1 次，50mg 加入 250mL 5% 葡萄糖液中缓慢滴注。用药过程中可用试管法测定凝血时间，控制在 20 ~ 25 分钟。肝素 24 小时总量可达 150 ~ 200mg。肝素过量（凝血时间超过 30 分钟）有出血倾向（伤口渗血，产后出血，血肿或颅内出血），可用鱼精蛋白对抗，1mg 鱼精蛋白对抗肝素 100U。

不同产科疾病引起 DIC 应用肝素治疗亦有区别。羊水栓塞并发 DIC，必须及早使用肝素，甚至不必等待化验结果。胎盘早剥并发 DIC，则应在补充血容量的情况下，迅速结束分娩，病因去除后，DIC 即可迅速被控制，而无须肝素抗凝治疗。

（三）抗血小板凝集药物

适用于轻型 DIC 或高度怀疑 DIC 而未肯定诊断或处于高凝状态的患者。双嘧达莫 400 ~ 600mg 口服或静脉注射有对抗血小板凝集和黏附作用，不良反应少，安全，病情严重者可配合肝素使用。

（四）补充凝血因子

在促凝物质不断入血时，不宜补充凝血因子及输血，以免加重 DIC。当病因已去除，在抗凝治疗的基础上，即 DIC 过程停止，而出血倾向严重，或失血过多，贫血时，应补充新鲜血或血浆、纤维蛋白等。库存血超过 7 天，不宜用于 DIC 抢救。

（五）抗纤溶药物应用

抗纤溶药物在 DIC 早期忌用，只有当继发性纤溶亢进成为出血的主要原因时才可与足量肝素同时应用。处于纤溶亢进时用甘氨酸（4 ~ 6g）、氨甲苯酸（0.1 ~ 0.3g）、氨甲环酸（0.5 ~ 1.0g）加入生理盐水或 5% 葡萄糖液 20 ~ 100mL 静脉滴注对抗或抑制纤溶激活酶，使纤溶酶原不被激活，从而抑制纤溶蛋白的溶解。补充纤维蛋白原 2 ~ 4g/ 次，达 1.5g/L 为好。

（六）预防产科 DIC

产科 DIC 发病诱因依次为产后出血、重度妊娠期高血压疾病、羊水栓塞、胎盘剥离、死胎、重症肝炎、前置胎盘等。因此预防产科 DIC，重点是加强围生期保健，特别是对农村地区的孕产妇要增强孕期保健知识，加强产前检查，积极治疗各种产科并发症，同时提高基层医院产科人员的诊疗水平，发现上述有并发症的孕妇及可疑 DIC 患者应及时转诊。对于正常分娩产妇，要严密观察产程进展，发现异常及时处理，同时严格掌握催产素使用指征，把握人工破膜的时机及方法，防止子宫及产道的裂伤，一旦出现产后出血，要积极处理。

第八节　软产道损伤

软产道是由子宫下段、子宫颈、阴道、盆底及会阴等软组织所组成的弯曲管道。在妊娠期内软产道发生一系列生理性改变，使其在分娩时能承受一定程度的压力和适当的扩张。如果在分娩过程中所需软产道扩张的程度超过其最大限度，或不能相应扩张，以及分娩时处理不当等，均可导致不同程度的软产道损伤。软产道损伤在产后出血中的发生率为 26% ~ 35%，当产妇分娩后出现不明原因的休克，或者大量新鲜的阴道出血时要除外软产道损伤的发生，尤其是多产妇女。临床中要重视导致软产道损伤的高危因素，早期发现和有效止血是关键。同时要给予正确的缝合，以预防远期盆底功能障碍的发生。软产道损伤主要包括：外阴、会阴、阴道和宫颈的裂伤，产道血肿以及子宫破裂。

一、外阴、会阴、阴道裂伤

（一）疾病概述

多发生于会阴部正中线，同时伴有阴道口部的裂伤，常见于初产妇。发生原因包括：

1. 胎儿先露部径线过大，如巨大儿、枕后位、面先露等胎儿以较大径线通过产道或产道狭窄，使胎儿与产道不相适应。

2. 过期妊娠，胎头较硬而不易变形。

3. 产力过强，胎儿娩出过快或产道未充分扩张。

4. 产妇会阴体发育差，坚硬，不易扩张；或会阴体过长、会阴组织肥厚，扩张不足：或会阴陈旧性瘢痕及会阴白斑病变，使会阴缺乏弹性，伸展性差。

5. 产妇骨盆出口狭窄，耻骨弓角度 <90°，耻骨弓下段较大，胎儿娩出时胎头后移，使用骨盆出口的后三角区，使会阴体过度受压，强迫伸展而撕裂。

6. 会阴切开术切口过小。

7. 因滞产、营养不良及全身重度水肿而致会阴水肿，均易致裂伤。

8. 保护会阴手法不当，未协助胎头充分俯屈，且未充分使会阴松弛或娩胎肩时未继续保护会阴等，均可造成会阴、阴道裂伤，或过分保护会阴而将胎头推向前方，引起前庭、小阴唇破裂。

9. 产钳助产或手转胎头操作不当可造成阴道裂伤，甚至可继发宫颈、子宫下段裂伤。

（二）诊断

症状与体征：在分娩过程中外阴、阴道裂伤多在后联合、大小阴唇、阴道口附近黏膜及阴道后联合浅层组织。如为复杂裂伤可使阴道两侧向上达阴道穹隆，深达直肠侧；向下可使会阴裂伤至肛门括约肌，甚至肛管及直肠。按裂伤程度分为三度。

会阴 I 度裂伤：指会阴皮肤及黏膜、前庭大腺黏膜、阴唇系带等处裂伤，但未累及肌层者。

会阴 II 度裂伤：指裂伤累及骨盆底肌肉和筋膜但肛门括约肌仍保持完整，裂伤多延及阴道侧沟常出血较多。

会阴 III 度裂伤：指肛门括约肌全部或部分撕裂，甚至达直肠前壁者，常伴有更深更广的阴道与盆底组织裂伤，如不及时正确缝合，可遗留大便失禁后遗症。

（三）治疗纵观

原则上，一经诊断，立即给予修补。如不及时修补或修补不完善近期有出血及感染的可能；远期则可使盆底组织松弛，并可能影响盆底组织功能。要求严格无菌操作，对活动性出血点必须一一结扎，第一针要在裂伤顶端上方0.5cm处进针，以防血管回缩漏缝而引起血肿形成。缝合时，还要注意应由里到外，由深到浅，达到止血并恢复正常解剖结构关系。

（四）治疗方案

1. 会阴 I 度裂伤　需用丝线或肠线缝合，会阴 II 度裂伤需逐层用肠线间断缝合，皮肤用丝线间断缝合。如能正确缝合，多数愈合良好。会阴 III 度裂伤缝合，需要先辨清解剖关系，如直肠前壁损伤时，用细丝线或 3/0 肠线间断内翻缝合直肠壁，不穿过直肠黏膜。然后将断裂的肛门括约肌断端查清，用鼠齿钳提起，用 7 号丝线间断缝合 2 针，这是 III 度裂伤缝合的关键。用肠线分层缝合肛提肌及阴道黏膜，应以处女膜为标志，将组织对合整齐。皮肤用丝线间断缝合。术后 5 天内给少渣、半流质饮食，术后给抗生素预防感染。用复方樟脑汀 4mL 或鸦片酊 0.5mL，每日 3 次，共 3 日，以防止粪便污染伤口而影响愈合。3 天后给润肠药使大便软化，保持伤口清洁，严禁灌肠。

2. 复杂外阴、阴道裂伤的处理　如系阴道深层裂伤，主要用纱布压迫止血，可让助手食指进入直肠，在指引下进行深肌层的缝合，以避免缝合时穿透直肠黏膜。肌层缝合完毕后，观察无出血，可继续缝合阴道黏膜、皮下脂肪组织及皮肤。在止血情况下，应用局麻及止痛药，即可完成手术，必要时也可在麻醉医师实施麻醉下进行手术。如出血较多，应迅速检查破裂情况，查清裂伤解剖部位，立即从底层向外用 0 或 1 号可吸收肠线分肌层及脂肪层进行缝合，缝合后，查看如有出血，则进行彻底止血后，再进行第二层缝合。缝合完毕后，要进行肛诊检查，以明确有无缝线穿透直肠黏膜。在不具备缝合复杂裂伤的医院如遇到这种情况，应立即用纱布填塞压迫止血，在保证输液通畅的情况下，迅速转上级医院处理。

二、宫颈裂伤

（一）疾病概述

初产妇分娩时宫颈常有轻度裂伤，深度 <1cm，多无出血，产后可自然愈合，但有可能使宫颈外口松弛，呈"一"字形。裂伤较深时，可发生不同程度的出血，如果不进行正确的缝合会引起产后出血或导致远期宫颈功能不全。困难剖宫产术中子宫切口延裂至宫颈时，应仔细缝合，术后严密监护生命体征，尤其是要及时发现缝合不当引起的腹腔内出血。

（二）诊断要点

阴道手术助产后均应常规检查宫颈，检查宫颈裂伤应在直视下，用阴道拉钩暴露宫颈，用 3 把无齿卵圆钳交替夹住宫颈并仔细检查是否有裂伤。宫颈两侧肌纤维组织少，撕裂易在此处发生，检查时应注意裂伤一般自子宫颈外口开始，然后向上扩展，可延至后穹隆，甚至累及子宫下段（如子宫下段有裂伤，属子宫破裂）。

其发生原因包括以下几种：

1. 自发性裂伤

（1）宫口未开全时产妇即用力屏气。

（2）宫缩过强，宫颈未充分扩张而被先露部冲破。

（3）相对头盆不称时，宫颈被压在胎头与骨盆之间，因压迫而致水肿、缺血、坏死、脱落。

2. 损伤性裂伤 宫口未开全即行阴道助产术，如产钳、胎头吸引、臀牵引造成宫颈裂伤。

（三）治疗纵观

第三产程胎盘娩出后，子宫收缩良好，但阴道有持续鲜血流出，应考虑有宫颈裂伤。宫颈裂伤查清后应立即缝合。

（四）治疗方案

用两把无齿卵圆钳夹持裂口两侧，向下牵引，找到裂伤顶端，用 1 号可吸收肠线间断缝合，第一针必须缝合在裂伤顶端上 0.5cm，使其能缝扎已回缩的血管，最后一针距宫颈外口 0.5cm，以免产后宫颈回缩，引起宫颈狭窄。术后应用抗生素预防感染。失血过多应及时输血。

三、产道血肿

（一）疾病概述

由于分娩造成产道深部血管破裂，而皮肤、黏膜保持完整，血液不能外流，积聚于局部形成血肿称为产道血肿。可以发生于外阴、阴道、阔韧带，甚至达腹膜后，严重者致失血性休克，危及生命。

（二）诊断要点

1. 产道血肿的类型 按血肿发生的部位分为：

（1）外阴血肿：血肿局限于外阴部，局部肿胀隆起皮肤或黏膜表面发紫，肉眼即可发现。

（2）外阴、阴道血肿：血肿自阴唇扩展至阴道旁组织，常累及会阴及坐骨直肠窝，肉眼仅能发现外阴局部血肿。

（3）阴道血肿：血肿范围限于阴道旁组织，常发生于阴膜黏膜和肛提肌筋膜间的血肿，向阴道内突出。

（4）阔韧带内血肿：阴道上段、直肠或膀胱阴道中隔处血管断裂，在子宫旁及阔韧带内形成血肿，并可沿腹膜后间隙向上延至肾区。

2. 产道血肿的诱因

（1）产程异常：产程过快或产程延长者，当产程过快时，胎头下降的冲力可直接造成组织损伤及组织深部血管受损撕裂，因阴道周围有丰富的静脉丛，并与痔下静脉、痔中静脉及膀胱下静脉丛相连通，一旦撕裂极易发生血肿。文献曾报道 1 例患者阴道分娩总产程 <3 小时，会阴完整，产后 3 天出院，一切正常。产后 10 天，因感到会阴和肛门处坠胀性疼痛而就诊，检查见阴道左侧壁血肿达 20cm×10cm×8cm，经切开清除血肿，缝扎止血后愈合。产程延长时软产道深部血管因长时间受压发生坏死破裂也可引起出血。

（2）产道裂伤或会阴侧切时由于修补缝合技术不佳，止血不彻底，漏缝了已回缩的血管而引起血肿。

（3）凝血功能障碍：如重度妊高征、肝病或血液病合并妊娠，使凝血因子、血小板等减少，分娩时如组织损伤，易发生血肿。

3. 症状 产后自觉阴道、肛门部剧烈胀痛，伴里急后重感，随时间延长而加重，如出血量多时，则有各种程度的失血表现。

4. 检查 外阴血肿可见阴唇膨大，皮肤黏膜表面呈紫色；阴道血肿多使一侧阴道壁向阴道腔膨出，阴道变窄，血肿壁组织十分紧张，表面黏膜呈紫色，触诊时剧痛；阔韧带血肿，由于疼痛症状不明显，往往产妇出现贫血或休克时才发生。在腹股沟韧带区或一侧处，可扪及包块且明显触痛。

（三）治疗纵观

应根据血肿部位及大小，血肿是否继续增大，症状及贫血程度全面考虑。原则上应切开血肿，将腔内血块清除，对活动性出血应用丝线缝扎止血。术后应用抗生素预防感染。

（四）治疗方案

1. 外阴血肿 血肿直径 <5cm，不继续增大，可冷敷，待其自然吸收，同时应用抗生素预防感染；如血肿直径 >5cm 或观察中血肿继续增大，应手术治疗，选用局麻或神经阻滞麻醉，选黏膜侧血肿最突出处切开血肿腔，将腔内血块清除，对活动性出血应用丝线缝扎止血，冷生理盐水冲洗血肿腔，然后用0 号肠线由血肿底部开始间断或荷包式缝合腔壁，避免无效腔，创面用丁字带加压防止渗血。

2. 阴道血肿 多为阴道黏膜下较深层血管破裂，应切开血肿，去除血块，缝合止血。因为阴道血管似网络交错的吻合枝，给止血带来一定难度，如找不到出血点，只有大片渗血，可用吸收性明胶海绵敷于创面处，然后用"0"号肠线"8"字缝合血肿腔，术毕于阴道内填塞纱布，24 ~ 48 小时后取出。术后留置尿管。如血肿延伸至后穹隆，则不要盲目缝合结扎，一定要在麻醉下充分暴露术野，避免伤输尿管，必要时可剖腹探查止血，也可选用血管介入技术。

3. 阔韧带血肿 如阴道血肿累及阔韧带，一侧阔韧带处形成血肿，如病情稳定，全身情况尚好，可仅处理阴道血肿，阔韧带血肿任其自然吸收，用抗生素预防感染。如全身情况差，有失血过多表现，应剖腹探查，寻找出血点结扎，如找不到出血点而又有明显出血，止血无效时应行同侧髂内动脉及子宫动脉结扎。有时产妇分娩后无明显阴道出血，但出现血压下降伴有心率增快等休克表现时，虽然阴道检查未发现软产道损伤，但在纠正休克的同时应行盆腔检查以早期发现侧附件区是否有包块存在，应警惕是否有阔韧带血肿形成的可能，以便早期发现早期处理。

4. 血肿 时间久，可疑感染者，不宜创面缝合，可用消毒纱条填塞血肿24 ~ 48 小时取出，每天换1 次，直至血肿基本愈合为止，因组织脆弱，适度填塞不宜过紧。

5. 介入治疗 在抢救难治性产后出血患者过程中快速及时有效的处理方法是至关重要的。子宫切除和介入性子宫动脉栓塞术均是产后出血晚期采取的手段。Heaston 等 1979 年报道首例在产后髂内动脉结扎后持续出血的成功应用动脉栓塞止血的病例。此后，UAE 对于控制术后、流产后，以及难治性的产后出血病例。凝血功能正常的情况下，手术的成功率为 90%。介入治疗的优势在于保留了患者的生育功能，而且止血确切，因为在血管造影过程中我们可以清晰可见出血的血管，而且与单纯的血管结扎比较，栓塞术可以对小的血管网也进行栓塞。血管造影可以发现平均流速 1 ~ 2mL/min 的血管溢出表现。与子宫切除术比较介入治疗的优势显而易见。既往的研究报道中动脉栓塞作为保留子宫的治疗手段应用于各种类型的产后出血。根据出血的病理生理学基础，不同的疾病选择有所区别。

应用血管性介入治疗产后出血的主要技术为盆腔动脉血管栓塞术，1979 年，Heaston 首次将该技术应用于产后出血的治疗获得成功，1992 年，国内的李选应用该方法成功治疗产后出血。血管性介入治疗技术结束了部分产妇因产后出血常规治疗失败不得不切除子宫的历史，开创了一种治疗产后出血的新技术，为重度产后出血的治疗提供了一个简单、方便、有效、损伤小的方法。随着介入技术的日臻完善，该技术治疗成功率达 90% ~ 100%，明显优于盆腔动脉的结扎术。近年有采用动脉栓塞疗法治疗产道裂伤所致产后出血的报告，产程进展快或胎儿过大，往往可致胎儿尚未娩出时宫颈和（或）阴道已有裂伤。保护会阴不当、助产手术操作不当也可致会阴、阴道裂伤。会阴、阴道严重裂伤可上延达阴道穹隆、阴道旁间隙、甚至深达盆壁。传统治疗方法是寻找出血点、结扎止血、缝合血肿腔隙。而发生腹膜后血肿时则必须经腹、经阴道联合手术，手术困难，且有时创面广泛渗血不能缝合止血或血肿超过 24 小时不宜创面缝合。相比之下，介入疗法栓塞髂内动脉则简便安全、快速有效。目前，在我国选择介入治疗的患者病情危重，因此产道裂伤所致产后出血的介入治疗术式选择，经皮双髂内动脉栓塞术（internal iliac arterial embolization，IIAE），由于盆腔供血呈明显的双侧性，因此仅栓塞一侧髂内动脉前干将导致治疗失败。

产道裂伤所致产后出血血管性介入治疗的目的是栓塞出血血管，因此栓塞剂的选择是十分重要的。目前临床常用的栓塞剂根据栓塞时间的长短分为：长效栓塞剂（如聚乙烯醇颗粒 –PVA、海藻酸钠微

球 –KMG 等）、中效栓塞剂（新鲜吸收性明胶海绵颗粒）和短效栓塞剂（新鲜血凝块等）。根据病情需要在产道裂伤所致产后出血中最常用的栓塞剂为新鲜吸收性明胶海绵颗粒，具体做法是将消毒的新鲜吸收性明胶海绵剪成直径 1 ~ 3mm 大小的颗粒，溶入造影剂和抗生素中进行栓塞。其他的栓塞剂不是栓塞强度过大会导致子宫的坏死，如 PVA 或 KMC，就是栓塞时间较短达不到治疗的目的，如新鲜血凝块。新鲜吸收性明胶海绵颗粒具有以下优点：①吸收性明胶海绵栓塞剂是无毒、无抗原性的蛋白类物质，其海绵框架可被红细胞填塞，在血管内引起血小板凝集和纤维蛋白沉积，并引起血管痉挛而达到较好的栓塞效果。②新鲜吸收性明胶海绵是可吸收的中效栓塞剂，14 ~ 19 天吸收，约 3 个月可以完全吸收，子宫动脉复通后可保全子宫的功能最大限度地避免栓塞后并发症的发生。③新鲜吸收性明胶海绵只能栓塞至末梢动脉，不能栓塞毛细血管前动脉及毛细血管床，保证了毛细血管小动脉平面侧支循环的通畅，使子宫、膀胱、直肠等盆腔脏器可获得少量血供，不致出现盆腔器官坏死。介入栓塞髂内动脉方法：在一侧腹股沟处消毒、局麻，扪及动脉搏动后，确定穿刺点。在穿刺针触及搏动后快速进针，拔去针芯，见搏动性血液从针尾喷出，插入导引钢丝。当导管插入一侧髂内动脉后，注造影剂，见到造影剂自血管外溢时，即可注入吸收性明胶海绵颗粒进行栓塞止血。造影示栓塞成功后拔去导管、导丝，局部压迫止血 15 分钟，加压包扎，卧床 24 小时以防止穿刺部位血肿形成。介入栓塞髂内动脉无绝对禁忌证。相对禁忌证包括对造影剂慢性过敏，严重 DIC，失血性休克，严重的心、肝、肾及凝血功能障碍。

6. 产道血肿的预防

（1）产前预防：产道血肿常常发生于妊娠高血压疾病、巨大儿、胎位不正、双胎等，所经产前应做好围产期保健工作，重视妊娠并发症防治，对于胎位不正的孕妇应在围产期及时纠正；应早期发现合并有妊娠高血压疾病等具有高危因素的孕妇，积极防治及时处理是防治血肿扩展的有效措施。

（2）产时预防：对初产妇、巨大儿、妊娠高血压疾病、急产、胎位不正及胎儿宫内窘迫急需缩短第二产程等产妇，应产时保护好产道，注意预防产道撕裂。如需实行胎吸、产钳等阴道助产，要掌握好时机及时会阴侧切，帮助胎头俯屈，以最小径线在宫缩间歇缓慢娩出，注意保护会阴；胎盘娩出后应及时检查产道，不仅要检查会阴切口，而且要检查阴道右侧壁，以免导致右侧及双侧壁血肿的发生。助产士应提高缝合技术，会阴切口及血肿切开时，缝扎必须超过裂口顶端 0.5cm，不留无效腔，对于产道撕裂缝合要彻底。

（3）产后预防：产后血肿多发生在分娩后数分钟至 2 小时。因此要加强产后观察，产后 24 小时，尤其是 2 小时，应严密观察巡视，注意阴道有无明显流血，重视产妇主诉如会阴、肛门坠痛，便急紧迫感，产妇出现不明原因的烦躁不安、面色苍白、脉搏、血压下降等休克表现，应阴道检查和肛门检查，及时发现血肿。

参考文献

［1］杨冬梓. 生殖内分泌疾病检查项目选择及应用. 北京：人民卫生出版社，2016.

［2］杨慧霞，狄文. 妇产科学. 北京：人民卫生出版社，2016.

［3］刘兴会，漆洪波. 难产. 北京：人民卫生出版社，2015.

［4］林其德. 自然流产. 北京：人民卫生出版社，2015.

［5］薛敏. 实用妇科内分泌诊疗手册. 北京：人民卫生出版社，2015.

［6］刘琦. 妇科肿瘤诊疗新进展. 北京：人民军医出版社，2015.

［7］孔玲芳，张素莉，刘军敏，李季滨. 妇产科疾病诊疗程序. 北京：科学出版社，2015.

［8］彭燕，王君洁. 实用助产技术. 上海：上海第二军医大学出版社，2015.

［9］张玉泉，王华. 妇产科学. 北京：科学出版社，2016.

［10］黎梅，周惠珍. 妇产科疾病防治. 北京：人民卫生出版社，2015.

［11］冯力民，廖泰平. 妇产科疾病学. 北京：高等教育出版社，2014.

［12］张艳玲. 现代妇产科疾病治疗学. 西安：西安交通大学出版社，2014.

［13］李颖川，黄亚绢. 产科危重症监护及处理. 北京：科学出版社，2014.

［14］张为远. 中华围产医学. 北京：人民卫生出版社，2012.

［15］曹泽毅. 中华妇产科学. 北京：人民卫生出版社，2010.

［16］张为远. 中国剖宫产现状与思考. 实用妇产科杂志，2011.

［17］乐杰. 妇产科学. 北京：人民卫生出版社，2008.

［18］张建平，王璺华. 子宫破裂的诊断和治疗. 中国实用妇科与产科杂志，2011.

［19］丰有吉，沈铿. 妇产科学. 北京：人民卫生出版社，2010.

［20］朱晶萍. 实用妇产科疾病诊疗常规. 西安：西安交通大学出版社，2014.

［21］俞钢. 临床胎儿学. 北京：人民卫生出版社，2016.

［22］谭文绮. 妇产科护理技术. 武汉：华中科技大学出版社，2015.

［23］闫金凤，韦秀宜. 助产技术. 北京：人民卫生出版社，2015.

［24］向阳，宋鸿利. 滋养细胞肿瘤学. 北京：人民卫生出版社，2012.